口腔機能訓練
患者説明用シート＆
口腔機能発達不全症
チェックリスト付き

患者さんにしっかり説明できる

2

口腔機能"実践"読本

口腔機能低下症 & 口腔機能発達不全症

高齢者および小児の口腔機能を正しく理解し臨床に活かす

[監著] 鈴木宏樹／松村香織
[著] 安藤壮吾／相宮秀俊／押村憲昭／稲吉孝介／吉岡和彦／中尾　祐／馬場　聡／川西真裕美／吉村聡美

クインテッセンス出版株式会社　2024

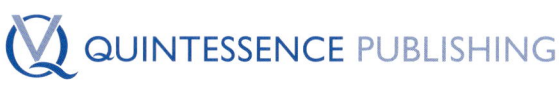

QUINTESSENCE PUBLISHING

Berlin | Chicago | Tokyo
Barcelona | London | Milan | Paris | Prague | Seoul | Warsaw
Beijing | Istanbul | Sao Paulo | Zagreb

はじめに

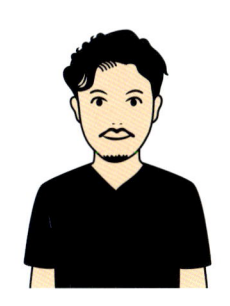

前著『患者さんにしっかり説明できる口腔機能低下症読本』は，歯科診療所における臨床の場に口腔機能低下症への対応を取り入れていただくことをおもな目的として執筆しました．実際に，多くの方々にわかりやすかった，役に立ったというお声をいただき非常にうれしく思っています．

第二弾である今作は，前作刊行後わずか数ヵ月という短い間隔での発刊となりましたが，それには理由があります．前作は多くの方に口腔機能低下症についてまずは知っていただきたいとの思いから，口腔機能低下症の病態，その判断のための口腔機能精密検査，検査の実施に関連する保険算定を中心に，できるだけわかりやすくお伝えすることに重点を置きました．今作は口腔機能低下症のことをある程度理解していただいたうえで，臨床で口腔機能の維持・向上につなげていただけるような内容で構成しました．

まず，前作でご好評をいただいた切り離せる付録を今作にも盛り込みました．今回の付録は，口腔機能訓練の選択や指導にお役立ていただける内容としています．また，以前から口腔機能の維持・改善に取り組んでいた先生方に，実際の臨床例における診断と治療の流れについてご提示いただきました．さらに，今後の高齢者の口腔機能の向上を考えるにあたっては小児期の口腔機能発達不全症を知ることも必要であると考え，本書には口腔機能発達不全症に関する内容も加えました．高齢期の口腔機能は個人差が非常に大きく，これは小児期における口腔機能の獲得も大きく関係するのではないかと示唆されており，さまざまな年齢層の患者が受診する一般歯科診療所においては口腔機能発達不全症についてもぜひ知識をもって対応していただきたいと考えています．

なお，本書は単体でご活用いただけるように構成しておりますが，前作とあわせてお読みいただくと，口腔機能低下症に関する診療について，検査／保険算定／管理／指導という一連の流れを把握していただけると思います．本書により口腔機能低下症に対する理解が深まり，臨床で取り組んでいただくきっかけとなれば幸いです．

2024年10月

鈴木宏樹

推薦の言葉

　口腔機能精密検査・口腔機能管理は「面倒くさいし，よくわからない」との声をよく聞きます．実際，口腔機能管理を実施している歯科診療所は全体の2割程度とも報告されています（2024年10月現在）．なぜでしょうか？　口腔機能管理を自院に取り入れていない理由として，マンパワーがない，検査をしている時間がない，検査機器がない，検査の方法が複雑でよくわからない，採算が合わない，などが挙げられます（歯科診療所の聞き取り調査より）．特に，以下のような意見は頻繁に聞かれます．

- ・口腔機能管理をする理由がわからない，必要性を感じていない
- ・今のままで歯科医院を十分経営できているから，わざわざ口腔機能管理をする必要がない

非常に残念です．歯科医療者がこのような認識であれば，介護・医療・地域に口腔管理の重要性が広まっていくはずがありません．つねづね，口腔機能管理および（われわれが専門にしている）摂食嚥下リハビリテーションの広がりは二層性であると感じています．つまり，都市部での認識・拡散と，地方での広がりには乖離があるように思います．残念なことに，先述のような意見は長年，地域の歯科医療を支えてこられた先生方から聞かれることが多いように感じます．

　次に口腔機能管理を取り入れない理由として多いのは，

- ・評価をした後の訓練方法がわからない
- ・評価はできるけど訓練や管理までつながらない

との意見です．口腔機能管理に限らず，摂食嚥下リハビリテーションでも同様の傾向がみられ，検査や評価をするけれど，その後の「対応」「管理」がわから

ないとの質問をよく受けます．これは，歯科医療者が得意とする「目に見える治療効果」からの脱却と，意識の転換が必要と感じています．

　本書は上記のような口腔機能低下症への対応を臨床に取り入れるための「弊害」をすべて取り払い，その解決策を示してくれています．なぜ「口腔機能管理」をする必要があるのか，そんな基本的な概念から，実際の歯科診療所での取り組みまで紹介しており，明日から臨床で即実践できます．そして，本当に知りたかった歯科診療で実践できる「口腔機能管理」の方法を教えてくれています．**" 導入 " 読本に引き続き，付録がわかりやすくバージョンアップされており，特にお勧めです！**

　今，われわれ歯科医療従事者は，口腔機能，摂食嚥下機能を総合的に管理できる知識・技術が求められています．5年，10年後には地域歯科診療所で初診時に「口腔機能」を評価し，当たり前のように「口腔管理」を実施する時代が来ると考えられています．本書を手に取っていただき，お読みいただいた時点で，もう勝ち組です！　そして，本書を「口腔機能管理のバイブル」として活用し，臨床で実践することをお勧めします．最後に，本書のような素晴らしい教本を執筆された新進気鋭の先生方，出版社に感謝申し上げます．

2024年10月
朝日大学歯学部　口腔病態医療学講座
摂食嚥下リハビリテーション学分野　教授
朝日大学病院
口腔管理・支援センター　センター長
谷口裕重

本書発刊に寄せて

口腔機能低下症という病名が診療報酬として採用されたのは2018年であった．歯の形態の回復を主にした"治療中心型"から，口腔機能の維持・回復を主とした"治療・管理・連携型"への転換が叫ばれているなかで，口腔機能を多方面から捉えて管理していくということを目的とした本病名と管理概念の採用は時機を得た内容であり，その臨床応用が期待された．ある意味，歯科のこれからのあり方の一つを示す鳴り物入りの病名であったといってよい．しかし，臨床現場での応用となると残念ながら，遅々として進まなかった．

臨床現場では，患者の主訴に対応して，所見採取や検査などを行い，その結果に基づき病名が付与される．しかし，口腔機能低下症は，患者の主訴が明確ではないことも影響してか，その流れに乗り切れない．口腔機能低下症を診断する 7 つの項目の項目を一つひとつ見てみると，これまで歯科が対応できなかった患者の主訴やその主訴につながる原因が含まれているのがわかる．代表的なのは，歯科の本丸である"咀嚼能力"であろう．これまで患者が噛めないといってきたのに対して，本当に噛めていないのか？　その原因は何か？　を歯科診療報酬上，知る方法がなかったのだから，歯科医療も相当のものである．

本書では，CHAPTER 1 で"歯科で口腔機能を診ることの重要性"と題し，口腔機能精密検査の方法からその意義について述べ，臨床現場で重要な保険算定についても解説している．また，本項には有床義歯の症例が多く含まれ，私にはこの項がもっとも秀逸に思える．口腔機能の低下の原因が従来の義歯不適合や歯の欠損によるものと，口腔の運動機能によるものがミックスしているケースがほとんどだからである．臨床現場ではもっとも知りたいケースであろう．この部分は，著者の鈴木宏樹先生の真骨頂でもある．

そして，CHAPTER 2 では，多くの実例をとおして口腔機能低下症への対応方法を示している．歯周治療の症例や，病院歯科，訪問現場での症例と多岐にわたり，口腔機能管理の懐の広さを示してくれている．

最後に，CHAPTER 3 では口腔機能発達不全症にも触れている．地域医療の担い手である先生方は，老若男女問わずその対応を求められており，痒い所に手が届く本書の特徴の一つでもある．

著者代表の鈴木宏樹先生，松村香織先生とは，この数年来交流させていただいている．福岡で，松村先生セレクトの銘酒を傾けながら，これからの歯科医療のことで盛り上がり，他愛もない話を夜が更けるまでしている．

地域に根差した新進気鋭のお二人が企画・執筆された本書は，必ずや読者の先生方の臨床に役立つ良書であると確信している．

2024年10月

日本歯科大学　教授

口腔リハビリテーション多摩クリニック院長

菊谷　武

監著者・著者一覧

監著者

●鈴木宏樹
医療法人福和会 高齢者診療部 部長
公立八女総合病院 歯科口腔外科 義歯補綴担当

●松村香織
公立八女総合病院 歯科口腔外科 部長

著者

●安藤壮吾
医療法人マイアベニュー なみき通り歯科・矯正歯科 院長

●相宮秀俊
吹上みなみ歯科 院長

●押村憲昭
かすもり・おしむら歯科・矯正歯科・口腔機能クリニック 院長

●稲吉孝介
医療法人良実会 ハピネス歯科おとなこども歯科 院長

●吉岡和彦
よしおか歯科・こども歯科 院長

●中尾　祐
医療法人福和会 別府歯科医院 訪問診療部 部長

●馬場　聡
医療法人星樹会 はち歯科医院 院長

●川西真裕美
医療法人福和会 別府歯科医院 歯科衛生士

●吉村聡美
医療法人星樹会 はち歯科医院 歯科衛生士

Contents

CHAPTER 1　歯科で口腔機能をみることの重要性

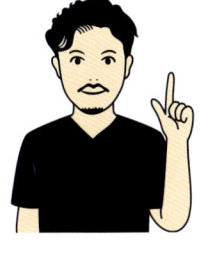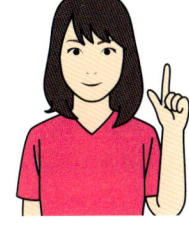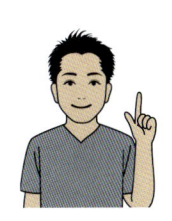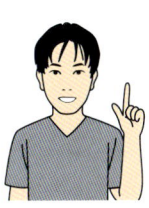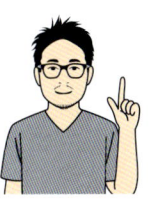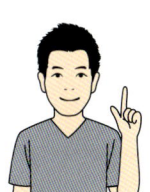
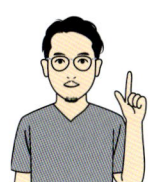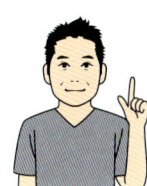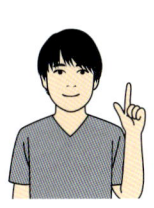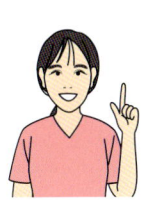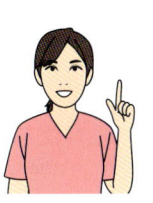

切り離して使える便利なシートで即実践！

11枚

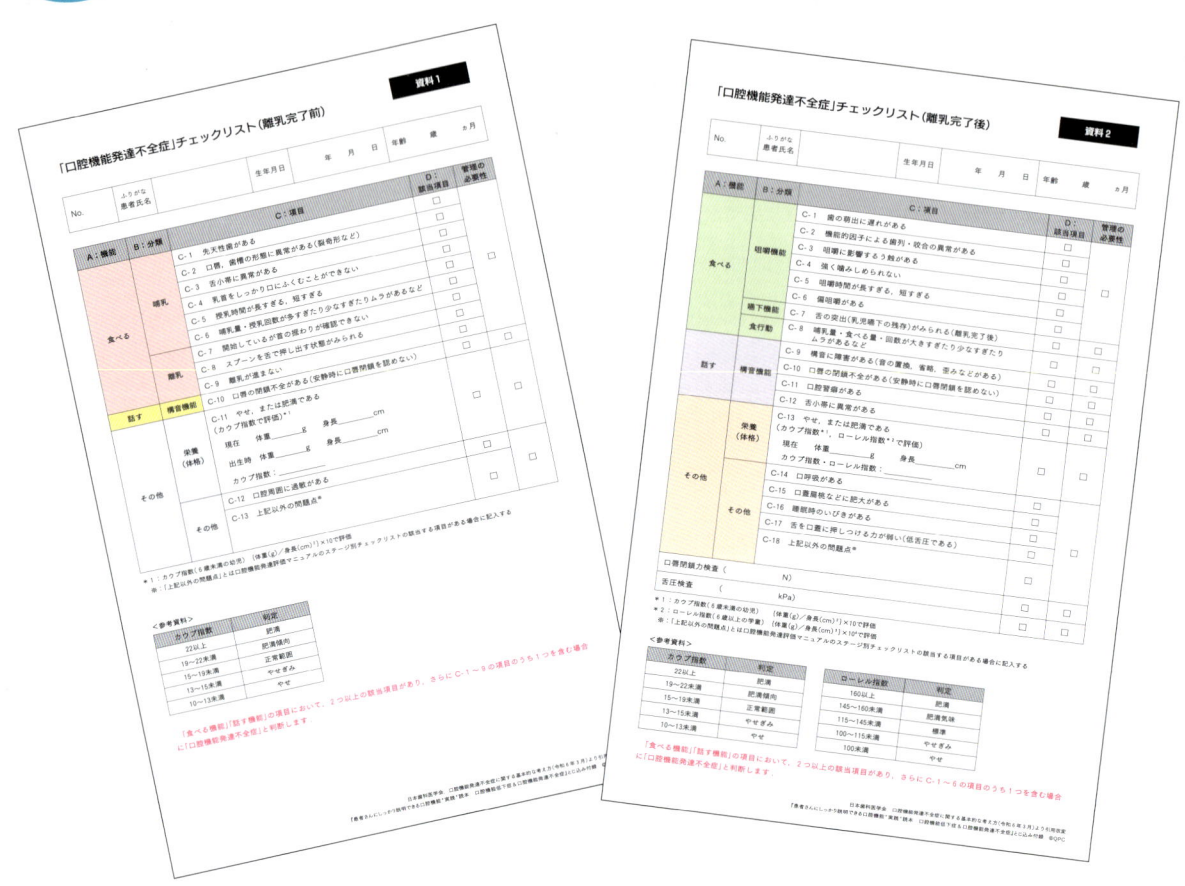

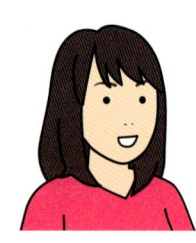

「口腔機能発達不全症」の診断にあたっては付録のチェックリストを活用してください．チェックリストの内容は，離乳完了前後で異なります．各項目に関する評価基準も掲載していますので，評価の際に参考にしてください．

資料

資料1：「口腔機能発達不全症」チェックリスト（離乳完了前）

資料2：「口腔機能発達不全症」チェックリスト（離乳完了後）

資料3：「口腔機能発達不全症」チェックリストの各項目に関する評価基準（離乳完了前）

資料4：「口腔機能発達不全症」チェックリストの各項目に関する評価基準（離乳完了後）

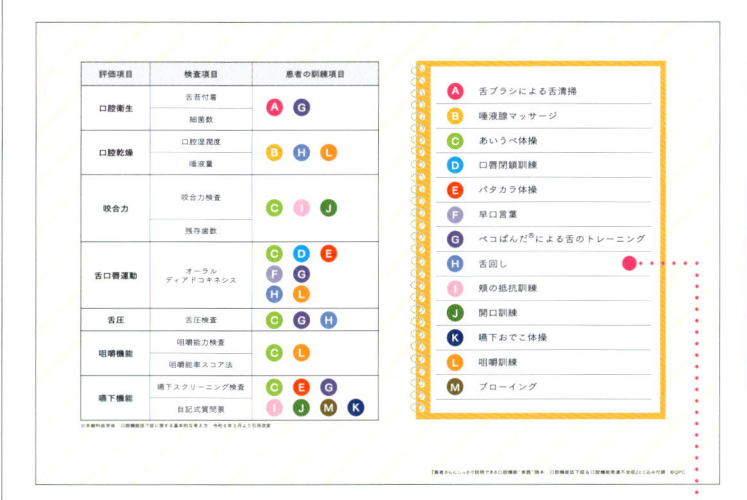

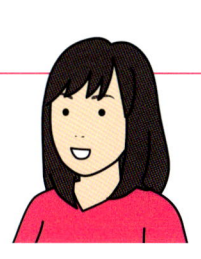

「口腔機能精密検査」の結果をもとに，患者に口腔機能訓練の指導をしましょう．このシートを活用していただくと，目で見て，わかるように説明することができます！

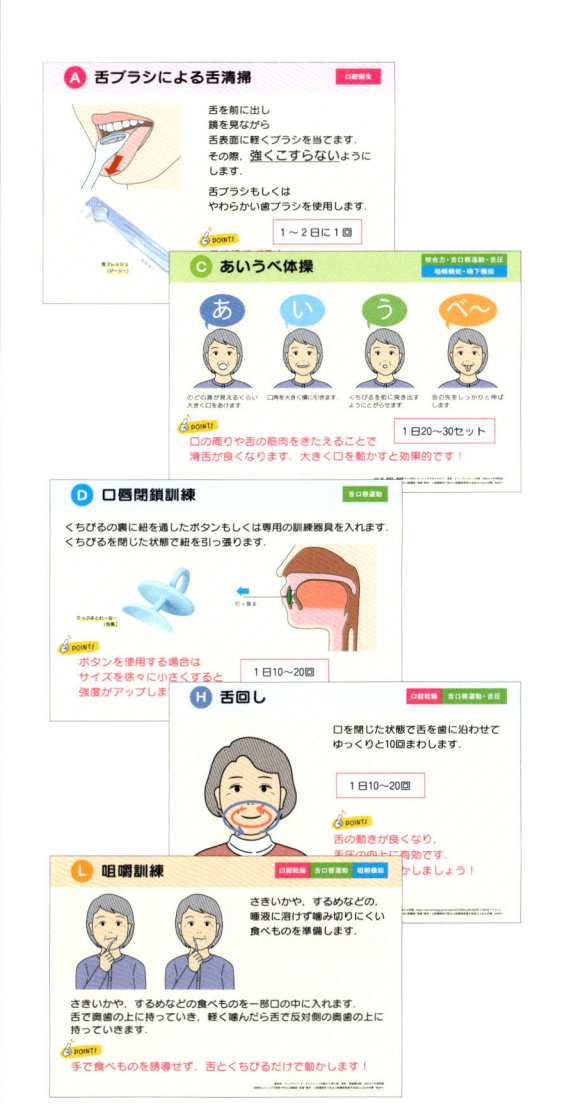

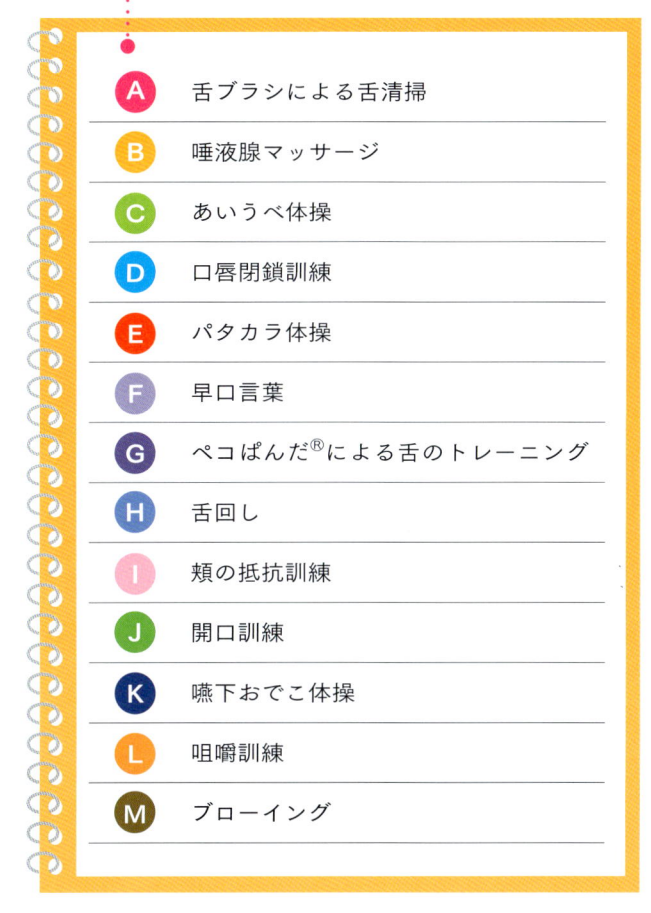

Ⓐ	舌ブラシによる舌清掃
Ⓑ	唾液腺マッサージ
Ⓒ	あいうべ体操
Ⓓ	口唇閉鎖訓練
Ⓔ	パタカラ体操
Ⓕ	早口言葉
Ⓖ	ペコぱんだ®による舌のトレーニング
Ⓗ	舌回し
Ⓘ	頬の抵抗訓練
Ⓙ	開口訓練
Ⓚ	嚥下おでこ体操
Ⓛ	咀嚼訓練
Ⓜ	ブローイング

1

歯科で口腔機能をみることの重要性

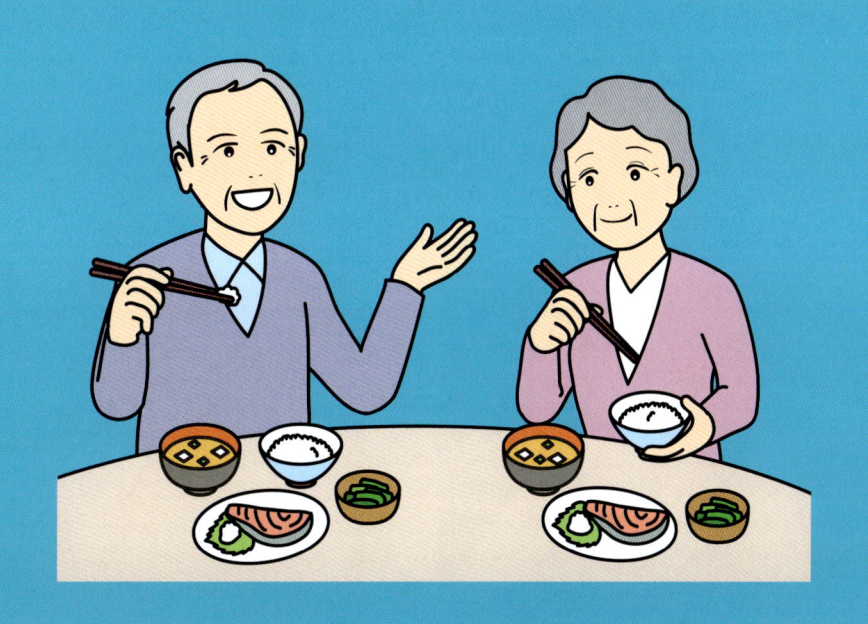

1 続・口腔機能の重要性

鈴木宏樹

「食べる」ということは非常に複雑な行為であり，高齢期には歯が多く残っているだけでは「食べる」が成立しないことがあります．たとえば咀嚼をする際に，仮に歯が28本残っていたとしても噛むための咀嚼筋が大きく衰えていたとしたら，しっかり噛むことはできず，「食べる」がうまくいかないことにつながります（図1）．また，同じく歯が28本残っていたとしても，口腔乾燥が著しくつねに口の中がパサパサの状態であれば，やはり食べることは非常に難しくなります（図2）．

飲みものを飲む場合も同様です．ストローで水を飲む場合，まず口唇でストローを把持し，同時に口唇でストローとの間の隙間を埋めて陰圧を形成することで，飲むという動作ができます．つまり，口唇の動きが悪ければストローを使って飲むという行為は難しくなります（図3）．また，飲み込む際には舌がしっかり口蓋に触れていることが必要となるため，舌の動きも重要となります（図4）．どれも私たちが日常的に何気なく行っている行為だと思いますが，実は高度な口腔機能が求められる複雑な行為なのです（図5）．

私たちは日常的に口腔内の細部を治療することが多いため，どうしてもそちらに目が向きがちです．もちろんそれ自体は決して悪いことではなく，むしろ歯科診療において精密な治療を行うことは非常に重要です．しかしながら超高齢社会の現代においては，口腔内の細部だけにこだわるのではなく大きな視点で口腔を診ることが必要で，歯科医療従事者に

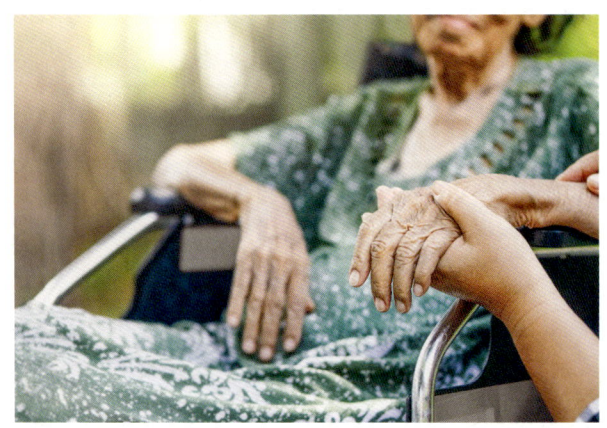

図1 たとえ歯が多く残っていても，筋力が低下していたら咬合力は低値を示し，硬いものは食べにくくなる．

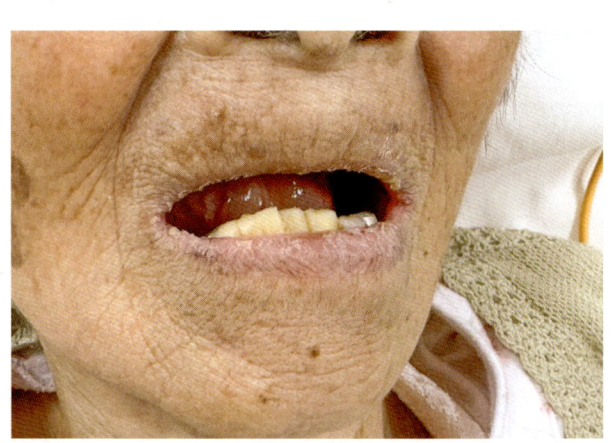

図2 口腔の乾燥が著しいと，歯が多く残っていても咀嚼や嚥下に大きな影響が出てしまう．

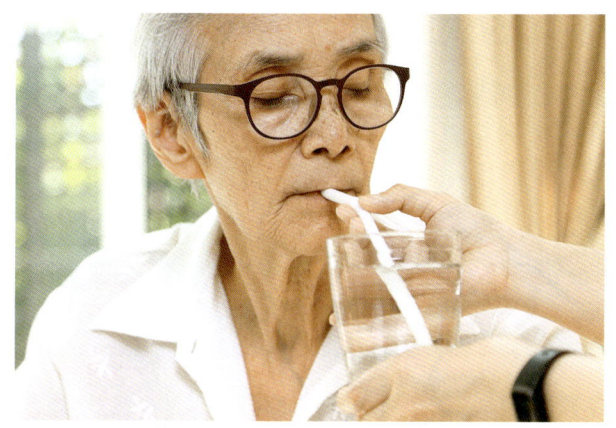

図3　口唇の動きが悪ければ，ストローを使って飲むことは難しい．

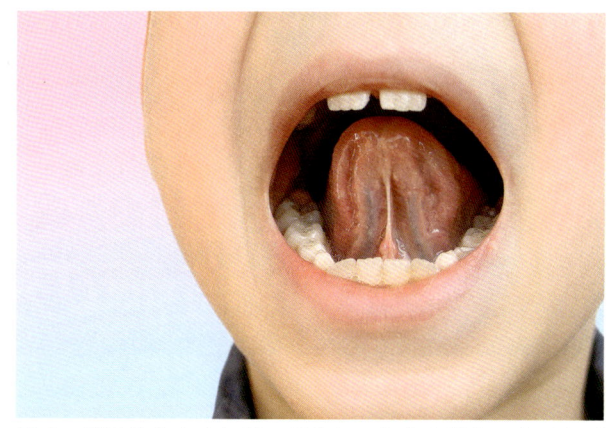

図4　飲み込むためには，舌をしっかりと挙上しなければうまくいかない．

図5　「食べる」ということは非常に複雑な行為であり，その維持のためには口腔機能をしっかり診ることが非常に重要となる．

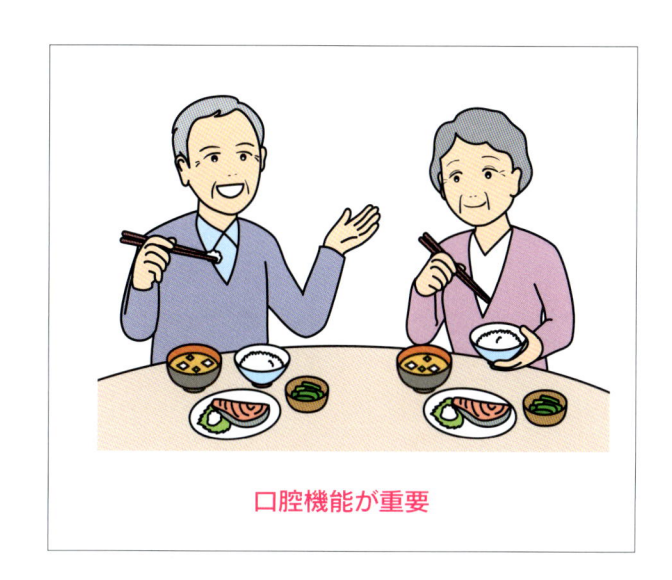

口腔機能が重要

は歯だけではなく口腔機能の重要性に目を向けることが求められているのです．

　できれば最期まで口から食べられることを多くの人が望みます．そのためには，いかにして口腔機能を維持・向上させるかが1つのkeyになると考えています．

One Point アドバイス！

　できるだけ最期まで口から食べるためには，歯を残すことだけではなく「口腔機能」を維持・向上させることこそが重要です．私たち歯科医療従事者が口腔機能の重要性をしっかりと理解したうえで口腔機能低下症に対応することが，患者の「食べる」を維持することにつながります．

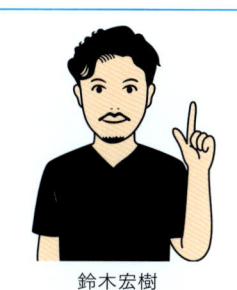

鈴木宏樹

ススメ：検査をするのが 主目的ではないが 検査値の確認は重要

鈴木宏樹

口腔機能精密検査を実施することで，患者の口腔機能の状態を簡便に把握できます．口腔機能精密検査を7項目すべて行うことで，口腔機能の状態が数値化されるため，口腔機能の状況や，低下している機能を具体的に把握することが可能です．また，それにより衰えている機能に対するアプローチが可能となるだけでなく，数値を示すことで患者への説明やリハビリテーションへの理解も得やすくなります．

しかしながら，必ずしも基準値を超えなければならないわけではありませんし，基準値を下回っていたからといって必ずしも食べられないというわけではありません．また，リハビリテーションを一生懸命に行っても必ず数値が改善するとも限らず，年齢や疾病，認知機能，本人や家族の希望などはさまざまであるため，基準値に縛られ過ぎずに各人に適した生活のゴールを考え，それを支えることが非常に重要です．検査をすることや良い数値を出すことが目的にならないようにしなければなりません．対象者の状態を考えずに基準値を超えることばかりを注視して，患者の生活がないがしろになっている場合も見受けられるため気を付けましょう．しかしそれらを考慮しても，やはり口腔機能を測ることは非常に重要であり，検査の数値は今後の歯科としてのかかわり方に大きな影響を与えます．

たとえば，口腔清掃状態に大きな問題がない患者の口腔内にう蝕が増えてきた場合には，その原因が口腔乾燥による自浄性の低下ということもあります（図6）．そうなると歯科としてのかかわり方は，セ

ルフケアをさらに指導して強化させることより，唾液腺マッサージなどで唾液分泌量の増加を狙うほうが効果的かもしれません．そしてこれは口腔機能を測定していないと，なかなか原因に気付きにくいと思います．

また，訪問診療においては口腔清掃状態が良くない患者がどうしても多くなるため，口腔ケアを行う機会も多いと思います．仮に2週間に1度訪れて口腔ケアを行っていたとして，その頻度が適正かどうかの判断は難しく，肺炎予防の観点からも非常に迷いますが，口腔内細菌カウンタで口腔内細菌数を測定し，レベルが1や2であれば今のペースで問題ないと判断できるかもしれませんし，レベルが4以上であれば口腔ケアを行う頻度を増やす判断となりえます．このように口腔機能を測定することでわかることが多くあり，それによりかかわり方が大きく変化します（図7〜9）．

低下した機能を検査により見つけて1つひとつ単独で考えることも大事ですが，総合的な口腔機能を考えて対応することが効果的な場合もあります．たとえば加齢による筋力低下によって咬合力が低下している場合であれば，筋力向上を考えるのも1つの手ですが，高齢者の筋力向上はなかなか難しいため，咬合調整を行いサクサク噛み切れるような咬合面形態に整えることで，咬合力自体は変えないまま咀嚼能力の向上を狙うのも「食べる」能力の向上のためには非常に有効です（図10, 11）．

口腔は消化器の入り口であり，その大きな役割は

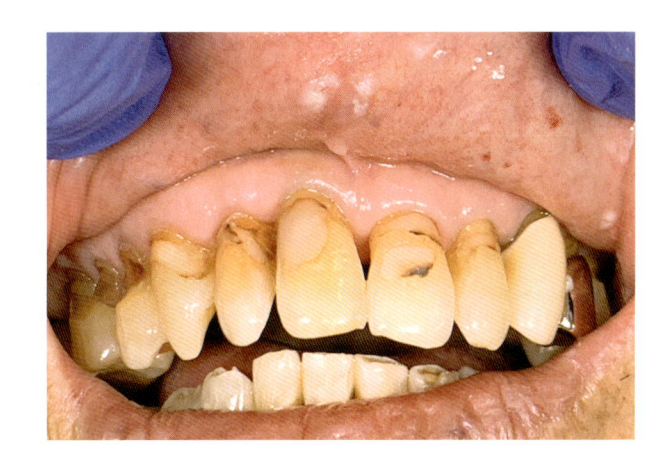

図6 高齢者でう蝕が増加してくることの原因の1つとして，口腔乾燥による自浄性の低下が挙げられる．本症例のように比較的口腔清掃状態が良い症例でも，歯頚部う蝕が多発することがあり，このような場合は単なる清掃指導ではなく保湿指導も行う必要がある．

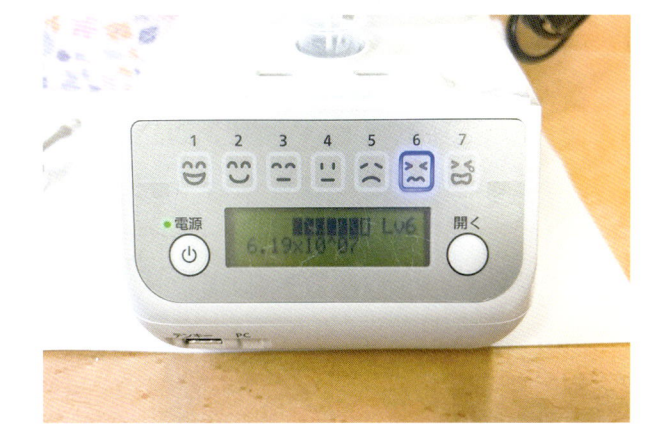

図7 口腔内細菌カウンタ（パナソニック，モリタ，ヨシダ）を用いて，口腔細菌定量検査を行うことで，口腔衛生状態をみることができる．現時点での口腔清潔状態を客観的にみて，口腔ケア介入の頻度や口腔ケアツールの提案に反映している．

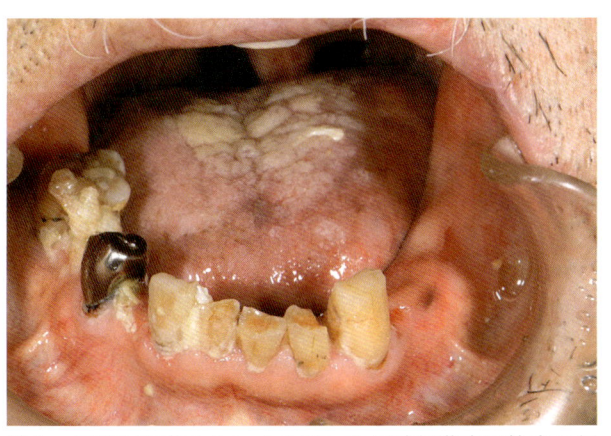

図8 口腔内細菌カウンタを用いた口腔細菌定量検査を行い，その結果から訪問診療における口腔ケアの頻度を判断することもできる．

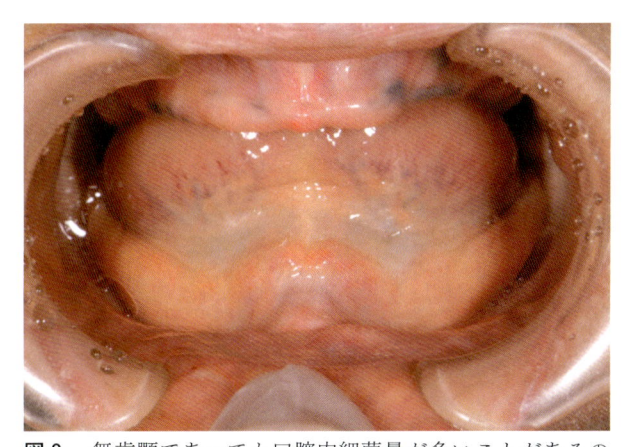

図9 無歯顎であっても口腔内細菌量が多いことがあるので注意が必要である．

食べて栄養摂取することです．口腔機能の維持・向上は，いわば「食べる」能力の維持・向上であるため，

口腔機能精密検査の数値をどう読み取りどう対応するかが重要だと考えています．

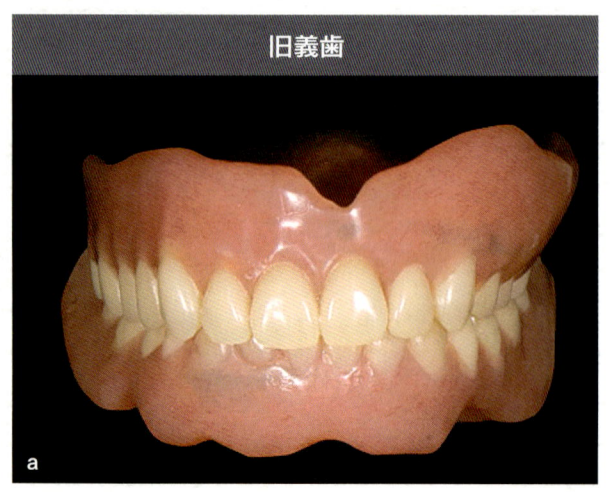
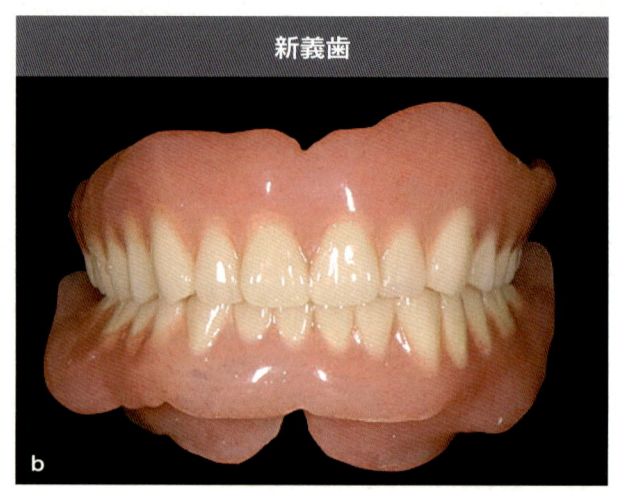

図10a, b 90代，女性．硬いものが食べられないという主訴で来院．咬合力が85N とかなり低値であったが，年齢的にリハビリによる筋力アップを目指すのは現実的ではないと考え，新義歯を作製することで人工歯が摩耗した旧義歯よりも相対的に噛みやすい状態にし，咬合力の低値をカバーすることを目指した．

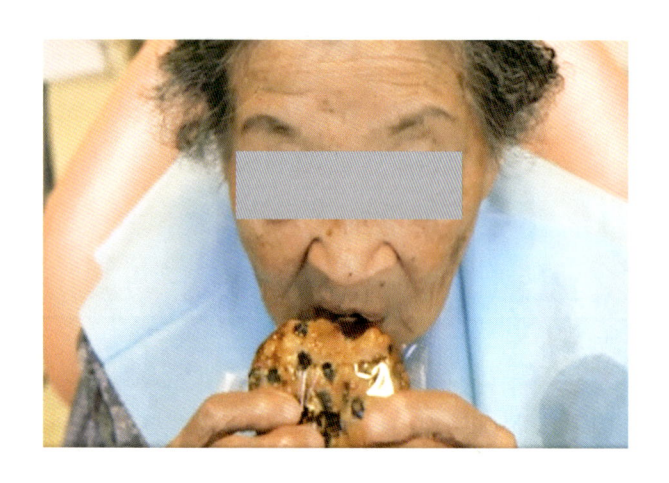

図11 高齢で咬合力の向上は望めない場合でも，補綴の精度を上げることで咀嚼能力の向上が可能なこともある．新義歯作製により，咬合力は85N から大きな変化がないまま咀嚼能力を46N から120N に向上させることができた．口腔機能精密検査の結果から，対象者の「食べる」の維持・向上のために私たちが何ができるのかを考えることが重要である．

One Point アドバイス！

　口腔機能を検査することが目的にならないように気を付けましょう．口腔機能精密検査を行い現在の口腔状態を知ることで，対象者の機能維持・向上のために今何をするべきかが見えてきます．また，数値の細かい変動に一喜一憂するのではなく，口腔機能全体のバランスや低下部分の賦活，もしくは補う方法を考え対象者がなるべく最期まで QOL を落とさないで済むように取り組むことが肝要です．

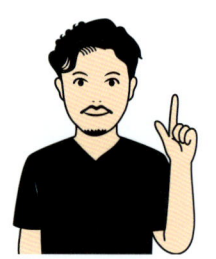

鈴木宏樹

3 口腔機能精密検査の結果を読み解き，対応を考える

松村香織

口腔機能精密検査の実施や保険算定が最終的な目標になっていませんか？

　口腔機能低下症は口腔機能に含まれるさまざまな機能が複合的に低下した状態であり，低下している機能や状態に応じた管理計画を立てる必要があります（**図12**）．口腔機能精密検査や口腔機能管理料が保険収載され口管強の施設基準になったことから，多くの歯科医院で口腔機能に関する検査が実施されるようになりましたが，単に検査だけを漫然と実施するのではなく，検査結果をふまえて治療方針に反映したり，口腔機能訓練を指導したりすることが重要です．本項では，口腔機能精密検査結果の見方や異常値に応じた対応について述べたいと思います．

　口腔機能精密検査は 7 項目あり（**図13**）[2]，基本的にすべてを実施し，その検査結果を見て低下している機能に対する対応策を考える必要があります（**図14**）．

　口腔機能低下の各症状は相互に影響しており，歯科疾患だけではなく全身疾患にも影響を与えます．個人の栄養状態や服用薬剤によっても修飾されるため，口腔機能検査の結果に加えて全身疾患や服用薬剤などの情報をふまえて個別に対策を考える必要があります．

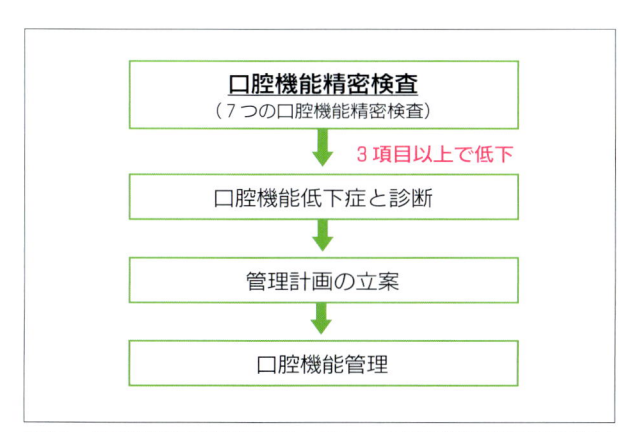

図12　口腔機能低下症診療の流れ．口腔機能精密検査は口腔機能低下症を診断することだけが目的ではない．検査結果に基づいて，個々の患者に合った管理計画の立案と口腔機能訓練の提案を行うようにする（参考文献 1 より引用改変）．

口腔内環境の評価	①口腔衛生状態不良
	②口腔乾燥
個人的機能の評価	③咬合力低下
	④舌口唇運動機能低下
	⑤低舌圧
総合的機能の評価	⑥咀嚼機能低下
	⑦嚥下機能低下

図13　口腔機能精密検査の 7 項目（参考文献 2 より引用改変）．

下位症状		原因	対策
①口腔衛生状態不良		セルフケア不良	口腔衛生指導
		舌圧の低下	舌の抵抗訓練，PAP
②口腔乾燥	唾液分泌低下	脱水	水分管理
		薬剤の副作用	服薬内容の確認，口腔保湿剤の使用
		小唾液腺の萎縮	昆布水
		大唾液腺の分泌能低下	唾液腺マッサージ
	蒸散などによる保湿性低下	口呼吸	鼻呼吸の指導，マスク，口腔保湿剤の使用
		脱水	水分管理，口腔保湿剤の使用
③咬合力低下		歯の欠損，義歯不適合	欠損補綴　咬合支持確立
		歯周病	歯周治療，暫間固定
		筋力低下	筋力向上
④舌口唇運動機能低下		舌口唇の筋力低下	可動域訓練，筋力向上
		可動域低下	早口言葉，無意味音音節連鎖訓練
		呼吸状態不安定	ブローイング，呼吸訓練
⑤低舌圧		全身の筋力低下	栄養の改善，舌の抵抗訓練，PAP
		全身疾患による舌の運動機能低下	舌の可動域訓練，筋力訓練，PAP
⑥咀嚼機能低下	破砕機能の低下	歯の欠損，義歯不適合	欠損補綴，咬合支持の確立
		歯周病	歯周治療，暫間固定
		咬合力低下	筋力向上
	食塊形成能の低下	舌口唇運動機能の低下	（上記該当部位参照）
		低舌圧	
		口腔乾燥	
⑦嚥下機能低下		咀嚼関連筋群の筋力低下	嚥下体操，口腔周囲筋のストレッチ
		低舌圧	（上記該当部位参照）
		舌口唇運動機能の低下	
		口腔乾燥	

図14　口腔機能低下症における下位症状の原因とその対応（参考文献 3 より引用改変）．

EAT-10 の質問項目		予測されること
質問 1	飲み込みの問題が原因で体重が減少した	サルコペニアのリスク
質問 2	飲み込みの問題が外食に行くための障害になっている	活動性の低下や QOL の低下
質問 3	液体を飲み込むときに余分な努力が必要だ	嚥下機能障害の可能性
質問 4	固形物を飲み込むときに余分な努力が必要だ	
質問 5	錠剤を飲み込むときに余分な努力が必要だ	
質問 6	飲み込むことが苦痛だ	
質問 7	食べる喜びが飲み込みによって影響を受けている	活動性の低下や QOL の低下
質問 8	飲み込むときに食べものが喉に引っかかる	嚥下機能障害の可能性
質問 9	食べるときに咳が出る	
質問10	飲み込むことはストレスが多い	活動性の低下や QOL の低下

図15　簡易嚥下評価ツール EAT-10の質問項目とその解釈(参考文献4より引用改変).

　また，簡易嚥下評価ツール EAT-10においては3点以上で嚥下機能低下と評価しますが，単にその点数だけではなく，該当した項目にも目を向ける必要があります(**図15**)．質問1に該当すれば，嚥下機能低下が原因となるサルコペニア(加齢による筋肉量の減少および筋力の低下)のリスクがあることを示します．質問2，7，10に当てはまると，嚥下機能低下に起因する活動性の低下や QOL の低下を示し，日常生活に対する支援も必要です．そして質問3～6，

8，9に該当する場合は嚥下機能の障害を示唆しているため，嚥下機能向上のためのアプローチが必要になります．

　一般歯科診療所の外来を受診される患者で，EAT-10に該当項目があることは比較的まれだと筆者は考えています．もし EAT-10で点数がついた場合は，どの項目に該当しているかを確認し，必要に応じて他職種と連携して対応する必要があります．

まずはここから！　口腔機能訓練の基本

　口腔機能低下症への対応策は多岐にわたります．まずは基本を押さえておき，そのあと患者の状況に応じて追加していくとよいでしょう．当院で実施している訓練について，**図16**にまとめました．また，それぞれの指導方法を**巻末付録**に掲載しているので，患者の指導や院内での知識共有にご活用ください．『患者さんにしっかり説明できる口腔機能低下症読本』の CHAPTER 3 もご参照ください．

評価項目	検査項目	評価法 / 使用機材	基準値	検査結果		該当	患者の訓練項目
口腔衛生	舌苔付着	TCI	≧50％		％		A G
	細菌数	口腔内細菌カウンタ	≧レベル 4 （3.162×10⁶CFU/mL 以上）		レベル		
口腔乾燥	口腔湿潤度	口腔水分計ムーカス他	＜27				B H L
	唾液量	サクソンテスト	≦ 2 g/ 2 分		g/ 2 分		
咬合力	咬合力検査	デンタルプレスケールⅡ	フィルタあり＜350N フィルタなし＜500N		N		C I J
		口腔機能モニター Oramo-bf(オラモ)	＜375N		N		
	残存歯数		＜20本		本		
舌口唇運動	オーラルディアドコキネシス	健口くん ハンディ他	＜ 6 回 / 秒	パ	回 / 秒		C D E F G H L
				タ	回 / 秒		
				カ	回 / 秒		
舌圧	舌圧検査	舌圧測定器	＜30kPa		kPa		C G H
咀嚼機能	咀嚼能力検査	グルコセンサーGS-Ⅱ	＜100mg/dL		mg/dL		C L
	咀嚼率スコア法	咀嚼能力測定用グミゼリー	スコア0, 1, 2				
嚥下機能	嚥下スクリーニング検査	EAT-10	≧ 3 点		点		C E G I J M K
	自記式質問票	聖隷式嚥下質問紙	≧ A 1 項目	A	項目		

日本歯科医学会，口腔機能低下症に関する基本的な考え方　令和 6 年 3 月より引用改変

A 舌ブラシによる舌清掃	**F** 早口言葉	**J** 開口訓練
B 唾液腺マッサージ	**G** ペこぱんだ®による舌のトレーニング	**K** 嚥下おでこ体操
C あいうべ体操		**L** 咀嚼訓練
D 口唇閉鎖訓練	**H** 舌回し	**M** ブローイング
E パタカラ体操	**I** 頬の抵抗訓練	

図16　口腔機能精密検査結果に応じた口腔機能訓練の実施例．口腔機能精密検査で該当した項目に関する訓練を指導する．また患者の状況に応じて，実施してもらう訓練を選択する．

"噛みにくい" の原因と対応について

　歯科医院に来院される年配の患者の主訴で多いものの1つが"噛みにくい，噛めない"ではないでしょうか．高齢者の噛めない原因は，必ずしも義歯不適合や歯の欠損などの器質的異常に起因しているとは限りません．口腔機能精密検査を実施することで，どこに異常があるのかを推察することができます．

　咀嚼障害は，その原因から器質性咀嚼障害と運動障害性咀嚼障害に分けられます[5]．器質性咀嚼障害とは，歯の欠損など咀嚼器官の問題によって生じるもので，咬合回復により治療することができます．しかし，高齢になるにつれ生理的な老化減少により運動機能が低下し，脳卒中やパーキンソン病といった脳神経疾患や認知症などに罹患することで，さらに運動機能が低下することがあります．これらの運動機能の障害が口腔に及び，咀嚼障害を引き起こした状態のことを運動障害性咀嚼障害とよび，器質性咀嚼障害と区別して対応を考える必要があります（**図17**）．

　これまでの歯科医療は，う蝕や歯周病をできるだけ予防し，う蝕や歯の欠損が生じたときには保存治療や補綴治療で対応する器質性咀嚼障害への対策が中心でした．しかし，**高齢者の咀嚼障害は，運動障害性咀嚼障害といわれる舌などの咀嚼器官の運動障害による咀嚼障害も含まれており，単に器質的な回復をすれば噛みやすくなるわけではありません．**

　噛みにくいという主訴のある患者に対しては，まず咀嚼機能検査の結果を確認してみましょう．噛みにくいと患者に言われていても，グミの咀嚼は問題なくできていることがあります．しかし，舌圧やオー

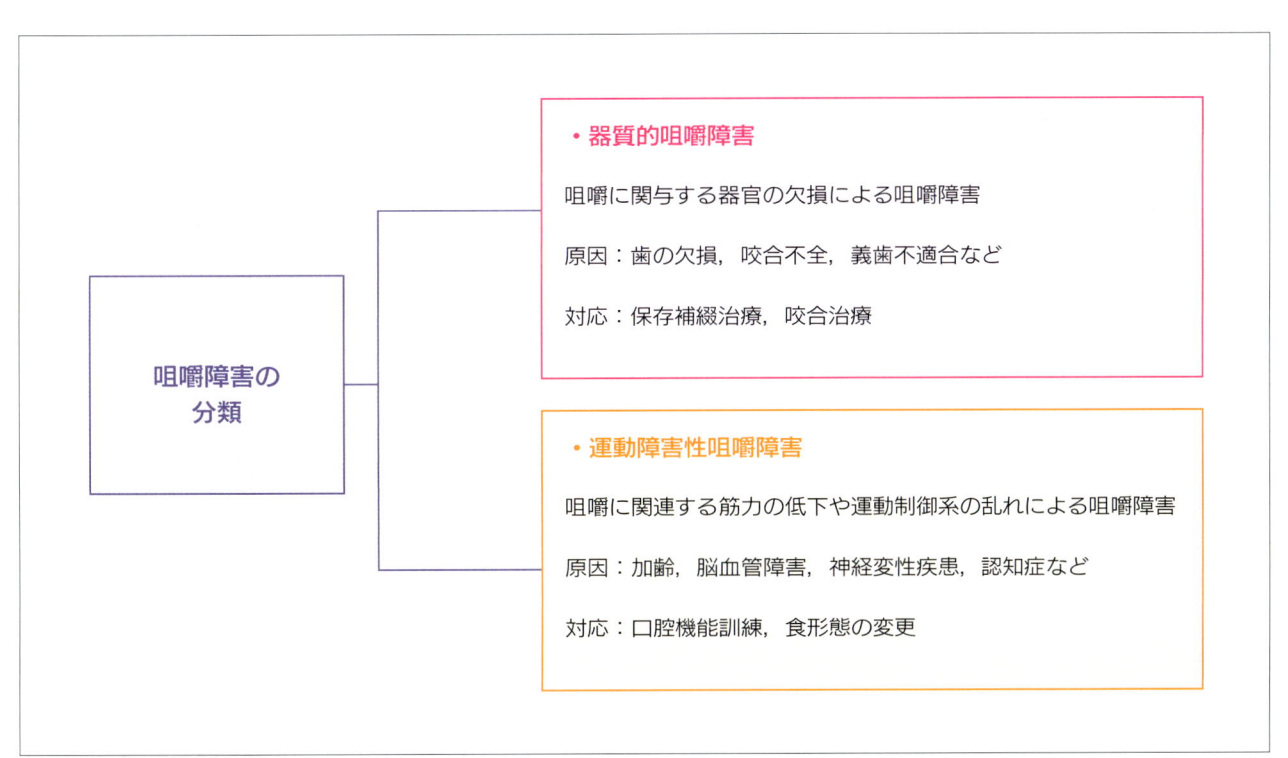

・器質的咀嚼障害

咀嚼に関与する器官の欠損による咀嚼障害

原因：歯の欠損，咬合不全，義歯不適合など

対応：保存補綴治療，咬合治療

咀嚼障害の
分類

・運動障害性咀嚼障害

咀嚼に関連する筋力の低下や運動制御系の乱れによる咀嚼障害

原因：加齢，脳血管障害，神経変性疾患，認知症など

対応：口腔機能訓練，食形態の変更

図17　咀嚼障害の分類．それぞれ対応が異なるため，どちらのタイプの咀嚼障害なのか見極めてから歯科治療を行う必要がある（参考文献5より引用改変）．

ラルディアドコキネシスの値が低値である場合は運動障害性咀嚼障害があるので，口腔機能訓練の適応になります．逆に，**このような患者にいくら義歯治療や補綴治療を実施しても，噛みにくさは残る可能性が高い**でしょう．

　また，グミの咀嚼ができておらず咀嚼機能検査の結果が低値であった場合は，舌圧とオーラルディアドコキネシスの値を参考に治療方針を決定します．舌圧，オーラルディアドコキネシスともに正常値の場合は，運動障害の要素が少なく，器質的な歯科治療が求められます．義歯を所持している患者であれば，義歯の調整や新製を考慮します．しかし，舌圧やオーラルディアドコキネシスの値が低値である場合は，筋力や口腔周囲筋の運動低下が示唆されます．

このような場合は口腔機能訓練を行っても咀嚼障害が回復しないことがあり，残存機能に応じた食事の形態や方法を提案することが求められます．また，機能の回復が望めない咀嚼障害がある場合には，時として義歯を外すことも歯科医師として伝えなければなりません．

　このように，年配の患者の"噛みにくい"という訴えにはさまざまな原因が考えられ，原因によって治療方針が異なりますが，口腔機能精密検査を実施し，その結果を確認することで的確に対応できます．噛みにくいという主訴をもった年配の患者が歯科医院に来院された際には口腔機能精密検査を実施し，何が原因なのかをしっかり把握して治療に当たっていただきたいと思います．

One Point アドバイス！

- 口腔機能精密検査の実施において保険点数をとることが主目的となってはいけません．低下している機能をみて，それに対応する方針を考えるようにします．
- 高齢者の噛みにくいという主訴にはさまざまな原因があり，単に義歯の新製や調整を繰り返すだけでは改善しないことがあります．口腔機能精密検査を行ったうえで口腔機能の低下がある場合は，口腔機能訓練を追加する必要があります．

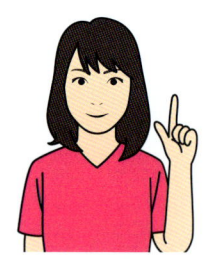

松村香織

4 有床義歯咀嚼機能検査と口腔機能精密検査について

松村香織

有床義歯咀嚼機能検査について

　口腔機能精密検査を始める際にはさまざまな検査機器を導入されると思います．本項では，検査機器を口腔機能精密検査以外に有床義歯咀嚼機能検査にも応用する方法についてお伝えします．

　有床義歯の治療前の診断（補綴時診断）や治療前後の比較のために，咀嚼能力測定もしくは咬合圧測定を行うことが推奨されています．平成28年に下顎運動測定と咀嚼能力測定が保険収載され，その後咬合圧測定も適応となりました．

　新製有床義歯管理料「2　困難な場合」が算定可能な欠損症例や左右第二大臼歯を含む臼歯が4歯以上欠損している症例に対して有床義歯を新製する場合には，有床義歯咀嚼機能検査が実施可能です（**図18**）．口腔機能低下症の検査に用いる機器と共通して有床義歯咀嚼機能検査に利用できるものが2種類あります．咀嚼機能低下の検査に用いるグルコセンサーと咬合力低下の検査に使うオラモやデンタルプレスケールⅡは，有床義歯咀嚼機能検査における咀嚼能

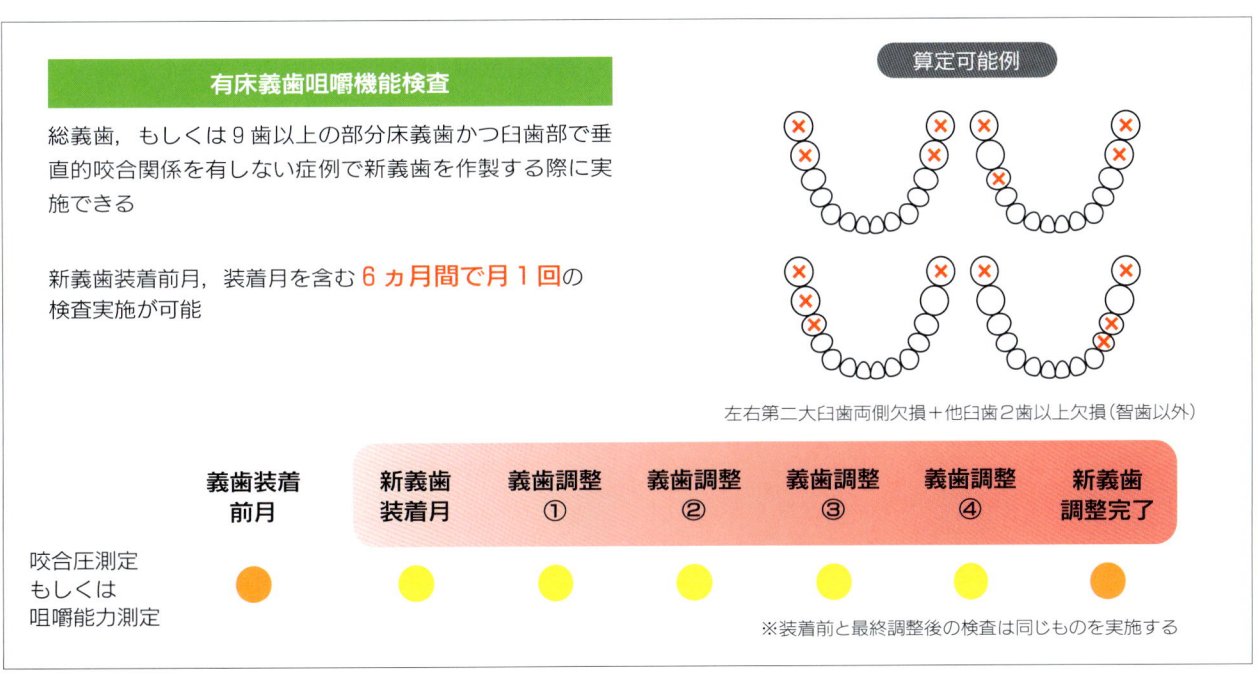

図18　有床義歯咀嚼機能検査の算定について．

> **有床義歯咀嚼機能検査 1**
>
> イ 下顎運動測定と咀嚼能力測定を併せて行う場合　560点
>
> ロ 咀嚼能力測定　140点
>
> **有床義歯咀嚼機能検査 2**
>
> イ 下顎運動測定と咬合圧測定を併せて行う場合　550点
>
> ロ 咬合圧測定　130点

※有床義歯咀嚼機能検査を保険算定する場合は事前に施設基準の届け出が必要です.

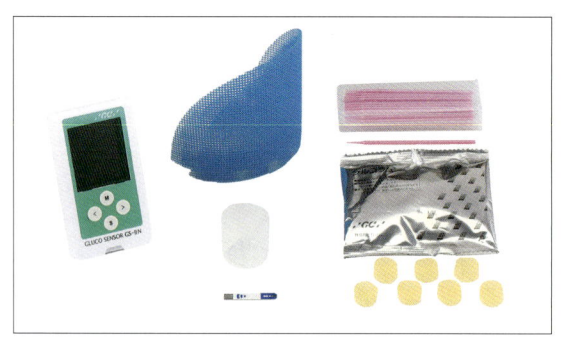

咀嚼能力測定：グルコセンサーGS- II（ジーシー）

咬合圧測定：Oramo-bf®（オラモ）（住友理工, ヨシダ）, デンタルプレスケールII（ジーシー）

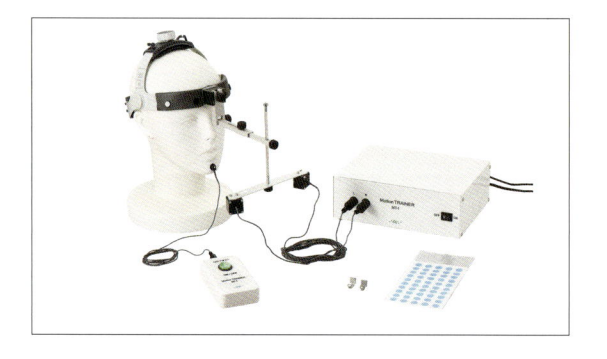

下顎運動測定：モーショントレーナーMT-1（歯科用下顎運動測定器）（ジーシー）

図19　有床義歯咀嚼機能検査の点数と使用する検査機器.

力測定, 咬合圧測定として利用可能です（**図19**）. なお, 口腔機能低下症の診断を目的として咀嚼能力測定, 咬合圧測定を実施した場合, 検査料の保険算定は3ヵ月ごとに可能となっています. 3ヵ月以内に義歯を新製する場合は, その結果を有床義歯咀嚼機能検査の結果として見なすこともできますが, 新たに検査を実施することも可能です（後述；**図21**）.

　有床義歯咀嚼機能検査は義歯新製前に1回（装着日よりも前に算定が必要）, その後は新義歯の装着月から起算して6ヵ月以内を限度として月1回の算定が可能です（**図18**）. 筆者は, まず初診時に口腔機能精密検査を実施しておき, その後義歯作製中に咬合圧測定もしくは咀嚼能力測定のうち口腔機能精密検査で算定していない項目を有床義歯咀嚼機能検査として算定しています. 義歯装着後は, 月1回の義歯調整時に有床義歯咀嚼機能検査を実施しています. 検査項目は咬合圧測定, 咀嚼能力測定のいずれかで統一し, 義歯の新製や調整による検査値の変化が評価できるようにしています.

実際の症例で算定の流れをみてみましょう

　循環器内科入院中に義歯不適合を主訴に受診された80代男性患者（**図20**）に対し，義歯の新製を行う方針となりました．初診時に義歯調整の後に口腔機能精密検査（7項目）を実施したところ，口腔衛生／舌圧／咀嚼機能／咬合力／舌口唇運動機能の5項目で該当したため，口腔機能低下症の診断となりました．同日より口腔機能管理を開始し，翌再診時には義歯の新製印象と有床義歯咀嚼機能検査を実施しています．

　有床義歯咀嚼機能検査（前）は義歯装着前に1回に限り算定します．義歯装着時には有床義歯咀嚼機能検査（後）を算定します．算定月から6ヵ月以内を限度として月1回の算定が可能です（**図21**）．筆者は咬合圧測定を行うことが多く，その際は義歯新製による経時的な咬合力の変化を確認し，患者へ結果を共有するようにしています．

　本患者の咬合圧測定値の推移を**図22**に示します．このように，有床義歯咀嚼機能検査を定期的に実施することで，義歯新製後の口腔機能を経時的に評価することができます．

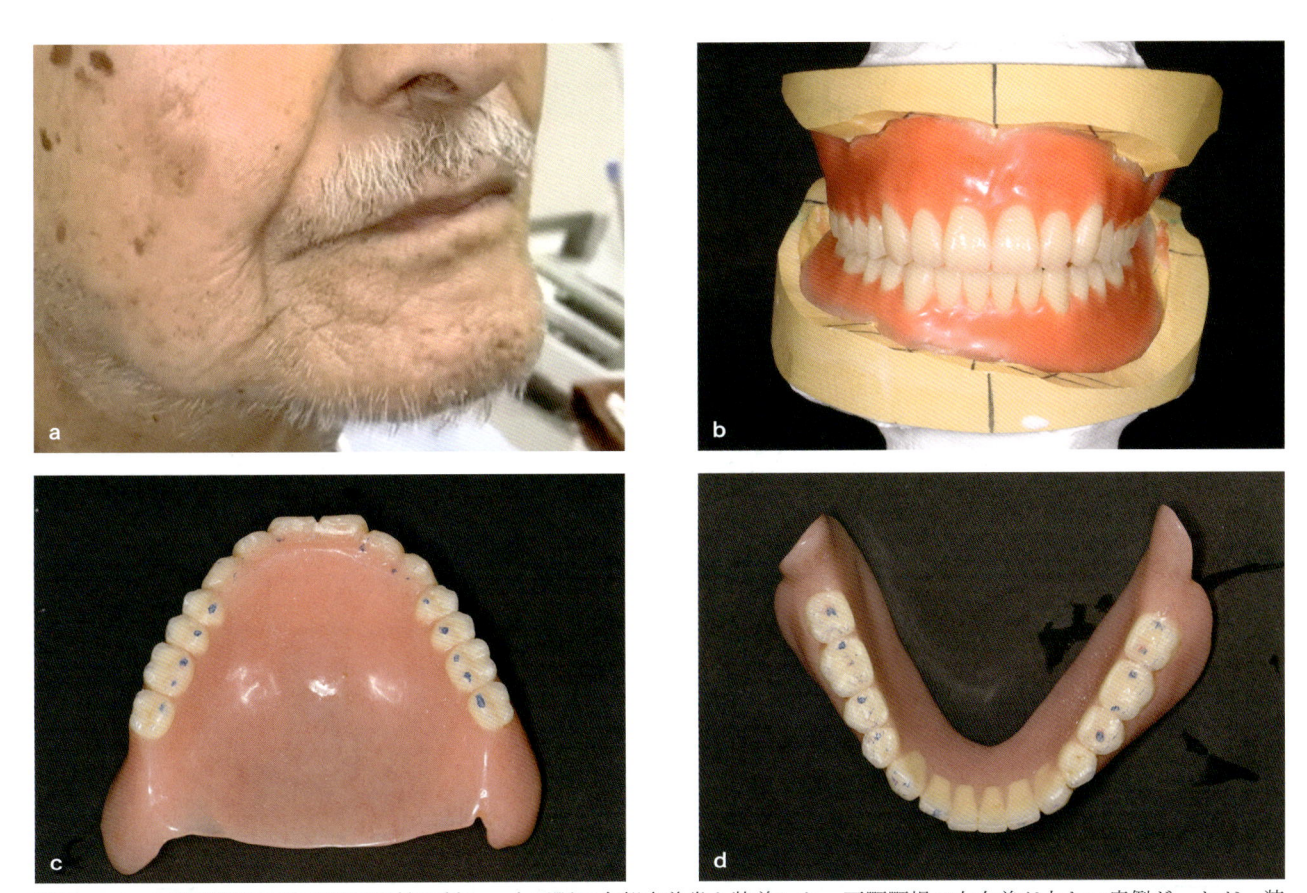

図20a〜d　口腔機能低下症の80代男性に対し，上下顎に全部床義歯を装着した．下顎顎堤の左右差が大きい症例だったが，装着時には安定した咬合を付与することができた．

日付	歯式	診断	処置内容	点数
6月5日			初診　外感染1　外安全1	267+12+12
			S: 入れ歯が合わない	
			O: 上下顎に全部床義歯装着中	
			咬耗が著しく，粘膜面不適合	
			A: 義歯不適合	
			P: 義歯調整後に新製を行う	
	7＋7	義歯不適合	歯リハ1（困難）	124
	―├―	口腔機能低下症	歯科疾患管理料＋文書提供加算	80+10
			舌圧検査（JMS舌圧測定器 18kPa）	**140**
			咀嚼能力検査1（グルコセンサー 58mg/dL）	**140**
			口腔細菌定量検査2（口腔内細菌カウンタ Lv5）	**65**
			検査結果より口腔機能低下症に該当	
			口腔機能管理料	**60**
			歯科衛生実地指導料1＋口腔機能指導加算	**80+10**
			歯リハ3	**50**
7月7日			再診　外感染1　外安全1	58+2+2
	―├―	口腔機能低下症	歯科疾患管理料＋文書提供加算	100+10
			口腔機能管理料	**60**
			歯科衛生実地指導料1＋口腔機能指導加算	**80+10**
			歯リハ3	**50**
	7＋7	義歯不適合	歯リハ1（困難）	124
	7＋7 / 7＋7	MT	補診	90×2
			連合印象	230×2
			有床義歯咀嚼機能検査2（前）	**130**
			咬合圧測定（オラモ 50N）	

初診時：口腔機能精密検査を実施
算定する検査：舌圧検査／咀嚼能力検査1／
　　　　　　　　口腔細菌定量検査2

★口腔機能低下症に該当する場合
口腔機能管理料 60点（口管強[口腔管理体制強化加算]では +50点）
歯科衛生実地指導料の口腔機能指導加算 10点
歯科口腔リハビリテーション料3（歯リハ3）50点

義歯新製時：有床義歯咀嚼機能検査を算定
実施する検査：咀嚼能力測定／咬合圧測定
新製義歯の装着日より前に1回に限り算定します．

咀嚼能力測定／咬合圧測定は口腔機能を評価する検査ですが，検査後3ヵ月以内に義歯を新製した場合はその結果を有床義歯咀嚼機能検査（前）の結果として利用できます．新たに検査を実施してもOK！（このケースでは新たに検査を実施しています）．

図21a　口腔機能精密検査と有床義歯咀嚼機能検査の算定例①．口腔機能低下症関連，有床義歯咀嚼機能検査については太字で示す．

One Point アドバイス！

　口腔機能精密検査に加えて，有床義歯咀嚼機能検査を実施することで，義歯装着前後の咬合力や咀嚼機能の変化を経時的に確認することができます．検査機器の有効活用にもなりますので，ぜひ取り組んでみてください．

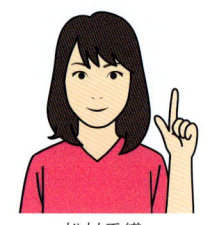

松村香織

日付			処置内容	点数
7月14日			再診　外感染1　外安全1	58+2+2
	$\frac{7+7}{7+7}$	MT	咬合採得	283×2
7月21日			再診　外感染1　外安全1	58+2+2
	$\frac{7+7}{7+7}$	MT	仮床試適	190×2
7月28日			再診　外感染1　外安全1	58+2+2
	$\frac{7+7}{7+7}$	MT	総義歯装着（レジン床）	2660×2
			人工歯　前・臼歯　硬質レジン歯	58×2+73×2
			新製有床義歯管理料	230
			有床義歯咀嚼機能検査2（後）	130
			咬合圧検査（オラモ 69N）	
	───	口腔機能低下症	**歯リハ3**	50
8月10日			再診　外感染1　外安全1	58+2+2
	───	口腔機能低下症	歯科疾患管理料＋文書提供加算	100+10
			口腔機能管理料	60
			歯科衛生実地指導料1＋口腔機能指導加算	80+10
			歯リハ3	50
	7+7	義歯不適合	歯リハ1（困難）	124
			有床義歯咀嚼機能検査2（後）	130
			咬合圧測定（オラモ 81N）	
9月12日			再診　外感染1　外安全1	58+2+2
			歯科疾患管理料＋文書提供加算	100+10
	───	口腔機能低下症	**口腔機能管理料**	60
			舌圧検査（JMS 舌圧測定器 22kPa）	140
			口腔細菌定量検査2（口腔内細菌カウンタ Lv4）	65
			検査結果より口腔機能低下症に該当，管理継続	
			歯科衛生実地指導料1＋口腔機能指導加算	80+10
			歯リハ3	50
	7+7	義歯不適合	歯リハ1（困難）	124
			有床義歯咀嚼機能検査2（後）	130
			咬合圧測定（オラモ 150N）	

新義歯装着時：有床義歯咀嚼機能検査（後）を算定
実施する検査：咀嚼能力測定／咬合圧測定

新製義歯の装着月から起算して6ヵ月以内を限度として月1回の算定が可能です．装着前の検査と，最終調整後の検査は同じものを実施します．当院では有床義歯咀嚼機能検査は咬合圧測定で統一することが多いです．

口腔機能精密検査の実施間隔：当院では3ヵ月～1年の間で実施しています．

舌圧検査／咀嚼能力検査1もしくは咬合圧検査1／口腔細菌定量検査2は3ヵ月に1回の算定が可能です．本症例では，有床義歯咀嚼機能検査として咬合圧測定のみを行う場合，口腔機能精密検査として咀嚼能力検査1を算定しています．

図21b　口腔機能精密検査と有床義歯咀嚼機能検査の算定例②．口腔機能低下症関連，有床義歯咀嚼機能検査については太字で示す．

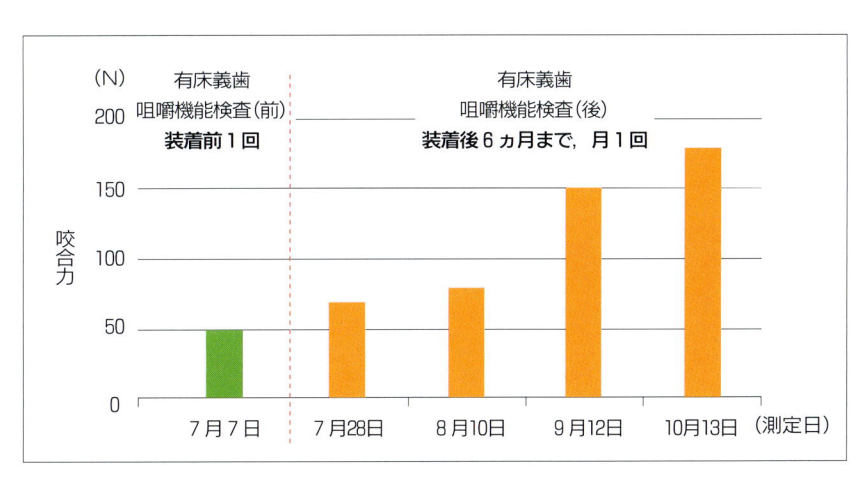

図22　有床義歯咀嚼機能検査結果の推移．

5 口腔機能低下症の取り組みに欠かせない栄養状態の確認について

松村香織

歯科で栄養状態をみる重要性

　口腔機能が低下すると，食物の摂取量が低下して低栄養となり，体重の減少につながります．体重減少はサルコペニア（加齢や疾患により筋肉量が減少することで，握力や下肢筋，体幹筋など全身の筋力低下が起こること）の原因となります．サルコペニアになると，身体機能の低下（身体的フレイル）だけではなく，閉じこもりなどの社会的フレイル，認知機能の低下やうつなどの心理的・認知的フレイルにもつながります．そして基礎代謝が低下し，活動量の減少から食欲不振となり，さらに栄養摂取量が低下します[6]．このような悪循環はフレイルサイクルとよばれ，口腔機能の低下はこの発端の1つと考えられています（図23）．また，口腔機能精密検査の項目に含まれる口腔不潔，口腔乾燥，残存歯数，舌圧，舌口唇運動機能のうち，低下の該当数が3項目を超えると平均MNA（Mini Nutritional Assessment）値＊が低栄養状態に達するといわれています．このことから，歯科で口腔機能や栄養をみることは非常に重要といえます．そして，歯科で口腔機能に対する取り組みを実施した後には，単に口腔機能のみを再評価するのではなく栄養状態も評価していくことが必要です．

＊平均MNA（Mini Nutritional Assessment）値：65歳以上の高齢者に特化した栄養スクリーニングツール

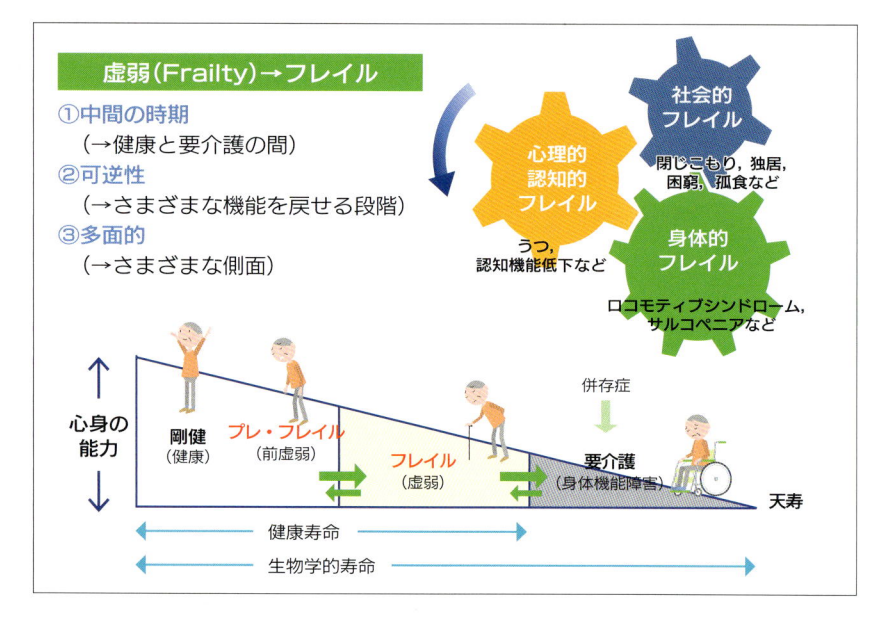

図23　フレイルの概念図．口腔機能の低下はフレイルサイクルの発端になることが指摘されており，歯科医院での気づきと早期介入が重要である（参考文献6より引用改変）．

オーラルフレイルと口腔機能低下症の違いって？

口腔機能低下症と混同されやすいものに，**オーラルフレイル**があります．一見するとオーラルフレイル＝口腔機能低下症と捉えられがちです．しかし，口腔機能低下症は診断に基づいた"病名"であるのに対し，オーラルフレイルは"状態"を表していることが決定的な違いです．オーラルフレイルは，加齢にともなうさまざまな口腔環境および口腔機能の変化，さらに社会的・精神的・身体的な予備能力低下が重なり，口腔機能障害に対する脆弱性が増加した状態をいいます．超高齢社会においてはこのオーラルフレイルへの歯科の対応が求められており，2018年に口腔機能低下症が保険収載されました．

オーラルフレイルに関する3学会合同ステートメント[7]では，オーラルフレイルの概念と定義が**図24**のように示されています．オーラルフレイルは，全身のフレイルやサルコペニア，低栄養を引き起こすと考えられているため，医科歯科を中心とした多職種連携のさらなる強化により予防・改善を図ることが求められています．オーラルフレイルの状態が悪化した場合，口の機能の低下を介して口の機能の障害に至ります（**図25**）．そしてオーラルフレイルが進行すると，口腔機能低下症の諸症状が出現します．この段階では，歯科医療専門職による口腔機能や歯の問題への直接的な介入が必要になります[7]．

オーラルフレイルは，Oral frailty 5 -item Checklist（OF- 5 ）（**図26**）を用いて評価します．検査機器がなくてもセルフチェックが可能であり，口腔機能精密検査を実施する前段階のスクリーニング検査としての利用も有効であると筆者は考えています．

オーラルフレイルの概念

　オーラルフレイルは，口の機能の健常な状態（いわゆる「健口」）と「口の機能低下」との間にある状態である．

オーラルフレイルの定義

　オーラルフレイルは，歯の喪失や食べること，話すことに代表されるさまざまな機能の「軽微な衰え」が重複し，口の機能低下の危険性が増加しているが，改善も可能な状態である．

図24　オーラルフレイルの概念と定義（参考文献 7 より引用改変）．

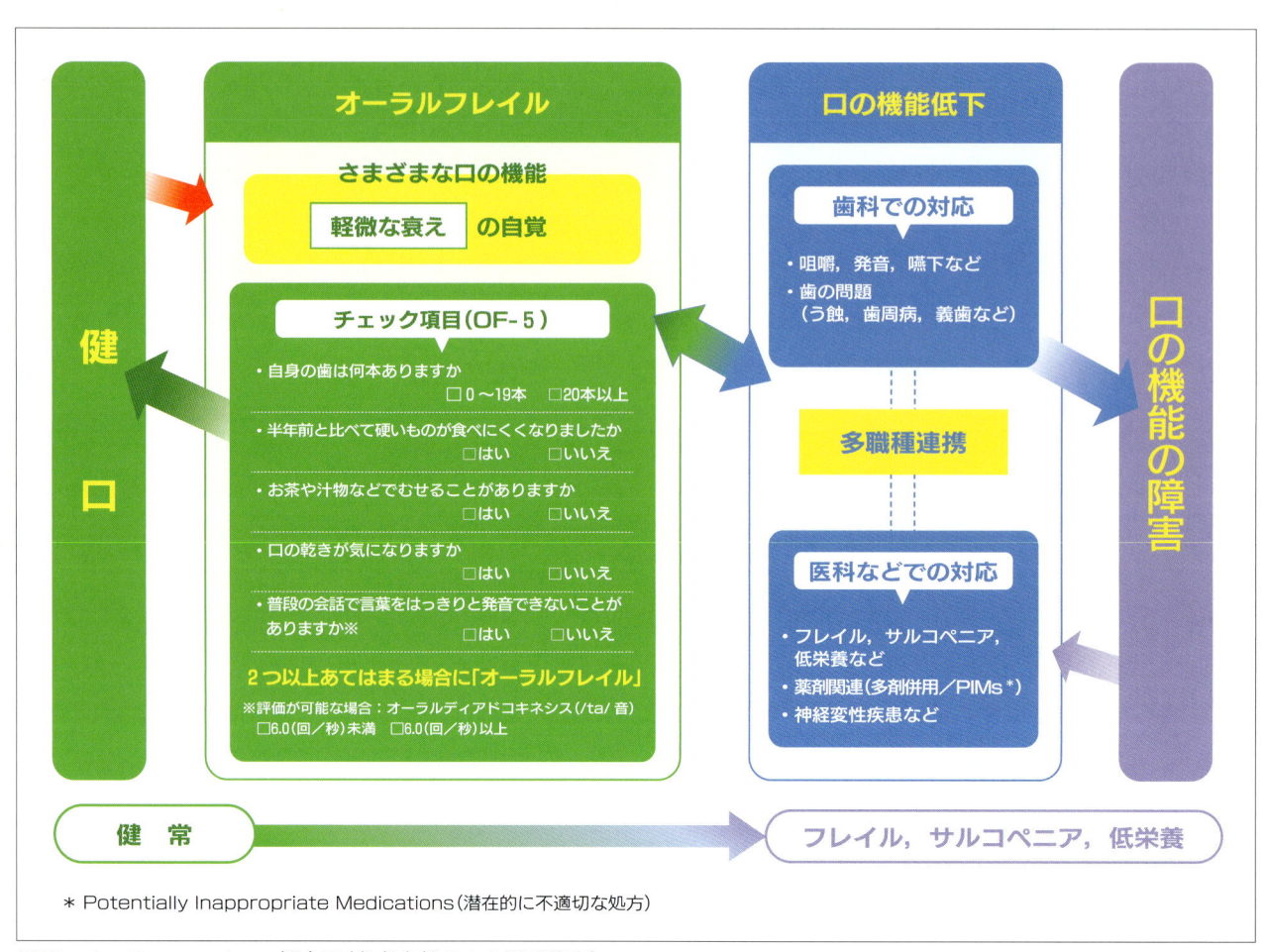

図25 オーラルフレイルの概念図（参考文献 7 より引用改変）.

項目	質問	選択肢	
		該当	非該当
残存歯数減少	自身の歯は，何本ありますか （さし歯や金属をかぶせた歯は，自分の歯として数えます．インプラントは自分の歯として数えません）	0～19本	20本以上
咀嚼困難感	半年前と比べて硬いものが食べにくくなりましたか	はい	いいえ
嚥下困難感	お茶や汁物などでむせることがありますか	はい	いいえ
口腔乾燥感	口の乾きが気になりますか	はい	いいえ
滑舌低下 * （舌口唇運動機能の低下）	普段の会話で言葉をはっきりと発音できないことがありますか	はい	いいえ

5 つの項目のうち，2 つ以上に該当する場合を「オーラルフレイル」とする

＊滑舌低下について：舌口唇運動機能（巧緻性および速度）の検査であるオーラルディアドコキネシスは，医療機関ではない場所でも，簡便な測定装置もしくはアプリケーションを用いて，上記 5 項目に加えて実測が可能である.

図26 オーラルフレイルのチェック項目（OF-5）（参考文献 7 より引用改変）.

栄養状態の評価について

　低栄養やその疑いがある対象者を抽出することを「栄養スクリーニング」といいます．また栄養スクリーニングで低栄養のリスクがあるとされた方に対して，より詳細に栄養状態を評価することを「栄養アセスメント」とよびます[8]．一般歯科診療所の外来診療や歯科訪問診療では，歯科治療や口腔機能訓練実施の前後で栄養スクリーニングを実施し，歯科介入の結果として栄養状態が改善しているかどうかを判断します（**図27**）．なお，低栄養が疑われる場合は，管理栄養士などの専門職種と連携し，チームでアプローチをすることが必要です．

　栄養スクリーニングは体重減少，BMI（Body Mass Index），食事摂取量，急性疾患の有無などで構成されていて，短時間で評価できることが特徴です．代表的なスクリーニングツールとして高齢者向けの MNA®-SF（Mini Nutritional Assessment Short Form）[10]や，在宅・病院など幅広いセッティングで使用可能な MUST（Malnutrition Universal Screening Tool）[11]，おもに急性期病院向けの NRS2002（Nutritional Risk Screening）[12]など，さまざまな状況に対応した栄養スクリーニングツールが開発されています．筆者は，高齢者歯科診療の場面では MNA®-SF を用いた栄養スクリーニングを実施しています．本書で紹介している症例でも，歯科介入前後で MNA®-SF を用いたスクリーニングを行い，栄養状態を評価しています．

　MNA®-SF の簡易栄養状態評価表はこちらをご確認ください．

https://www.maff.go.jp/j/shokusan/
seizo/kaigo/pdf/mna.pdf

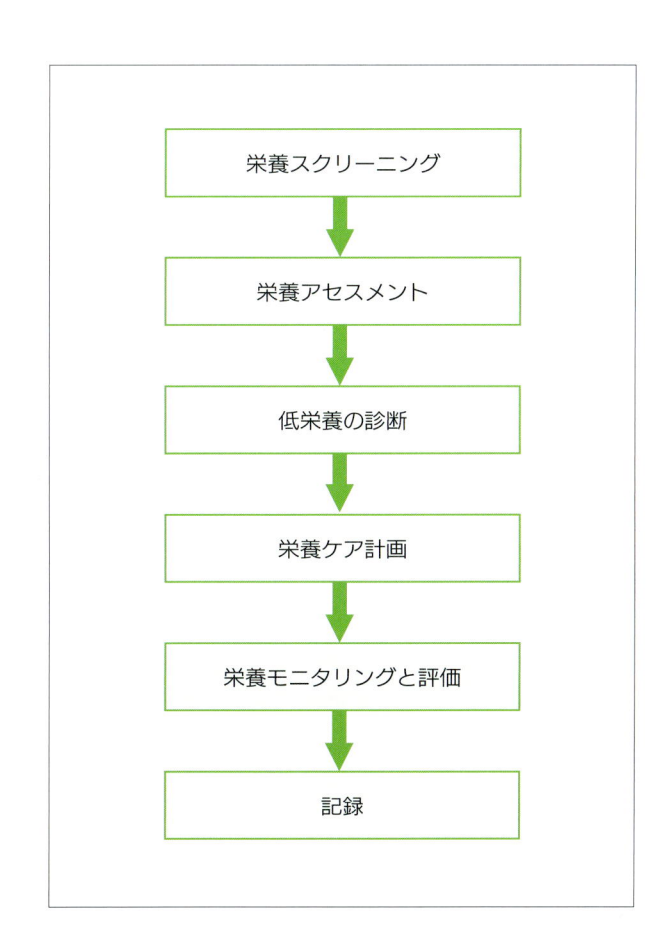

図27　栄養管理の流れ．まず栄養スクリーニングで低栄養のリスクがある患者を抽出し，リスクがあると判定された者に対して，管理栄養士などの栄養専門職が栄養アセスメントを行い，詳細な栄養状態を評価する（参考文献9より引用改変）．

参考文献

1．日本歯科医学会．口腔機能低下症に関する基本的な考え方　令和 6 年 3 月．https://www.jads.jp/assets/pdf/basic/r06/document-240329.pdf(2024年 8 月26日アクセス).

2．厚生労働省．令和 6 年度診療報酬改定の概要．令和 6 年 3 月 5 日版．https://www.mhlw.go.jp/content/12400000/001251542.pdf(2024年 8 月26日アクセス)

3．一般社団法人日本老年歯科医学会(監修)，水口俊介(編著)．かかりつけ歯科医のための口腔機能低下症入門．東京：デンタルダイヤモンド社，2024.

4．菊谷武，田村文誉(編)．人生100年時代の「むせ」予防＆対策．東京：デンタルダイヤモンド社，2023.

5．菊谷武，高齢者とその口腔の診かた．東京：医歯薬出版株式会社，2023.

6．飯島勝矢．高齢者と社会(オーラルフレイルを含む)．日本内科学会雑誌．2018；107(12)：2469-77.

7．一般社団法人日本老年医学会，一般社団法人日本老年歯科医学会，一般社団法人日本サルコペニア・フレイル学会．オーラルフレイルに関する 3 学会合同ステートメント．老年歯学．2024；38(4)：E86-96.

8．Cederholm T, Barazzoni R, Austin P, Ballmer P, Biolo G, Bischoff SC, Compher C, Correia I, Higashiguchi T, Holst M, Jensen GL, Malone A, Muscaritoli M, Nyulasi I, Pirlich M, Rothenberg E, Schindler K, Schneider SM, de van der Schueren MA, Sieber C, Valentini L, Yu JC, Van Gossum A, Singer P. ESPEN guidelines on definitions and terminology of clinical nutrition. Clin Nutr. 2017 Feb；36(1)：49-64.

9．厚生労働省．栄養改善マニュアル(改訂版)　平成21年 3 月．https://www.mhlw.go.jp/topics/2009/05/dl/tp0501- 1 e.pdf(2024年 8 月19日アクセス)

10．Kaiser MJ, Bauer JM, Ramsch C, Uter W, Guigoz Y, Cederholm T, Thomas DR, Anthony P, Charlton KE, Maggio M, Tsai AC, Grathwohl D, Vellas B, Sieber CC; MNA-International Group. Validation of the Mini Nutritional Assessment short-form (MNA-SF): a practical tool for identification of nutritional status. J Nutr Health Aging. 2009 Nov；13(9)：782-8.

11．Malnutrition Action Group(MAG)．THE "MUST" EXPLANATORY BOOKLET．http://www.bapen.org.uk/pdfs/must/must_explan.pdf(2024年 8 月19日アクセス)

12．Kondrup J, Rasmussen HH, Hamberg O, Stanga Z; Ad Hoc ESPEN Working Group. Nutritional risk screening (NRS 2002)：a new method based on an analysis of controlled clinical trials. Clin Nutr. 2003 Jun；22(3)：321-36.

One Point アドバイス！

　　われわれ歯科専門職が口腔機能低下症に対応する目的は，単に検査数値上の改善ではありません．患者が口からしっかり食べられるようになり，その結果，最終的なアウトカムである栄養状態が改善しているかどうかまで確認できるようにしておきましょう．そのためには口腔機能精密検査とあわせて栄養スクリーニングを行っておく必要があります．

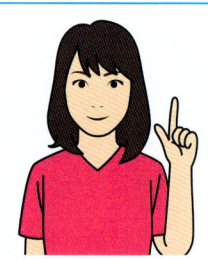

松村香織

2

口腔機能に対する取り組みの実例から学ぶ

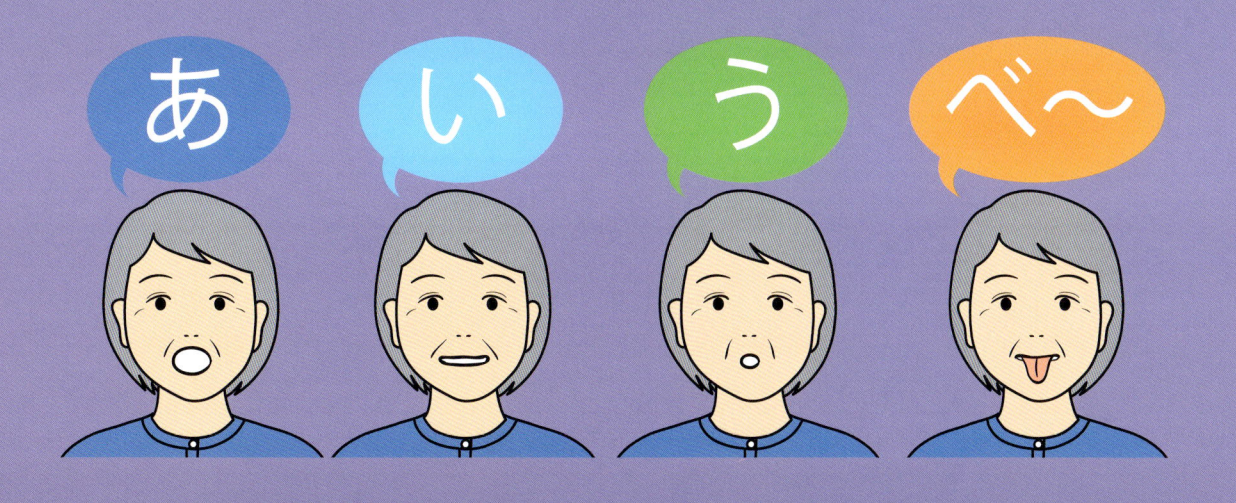

SPTの際に口腔機能訓練を実施し口腔機能低下症を脱した症例

川西真裕美／鈴木宏樹

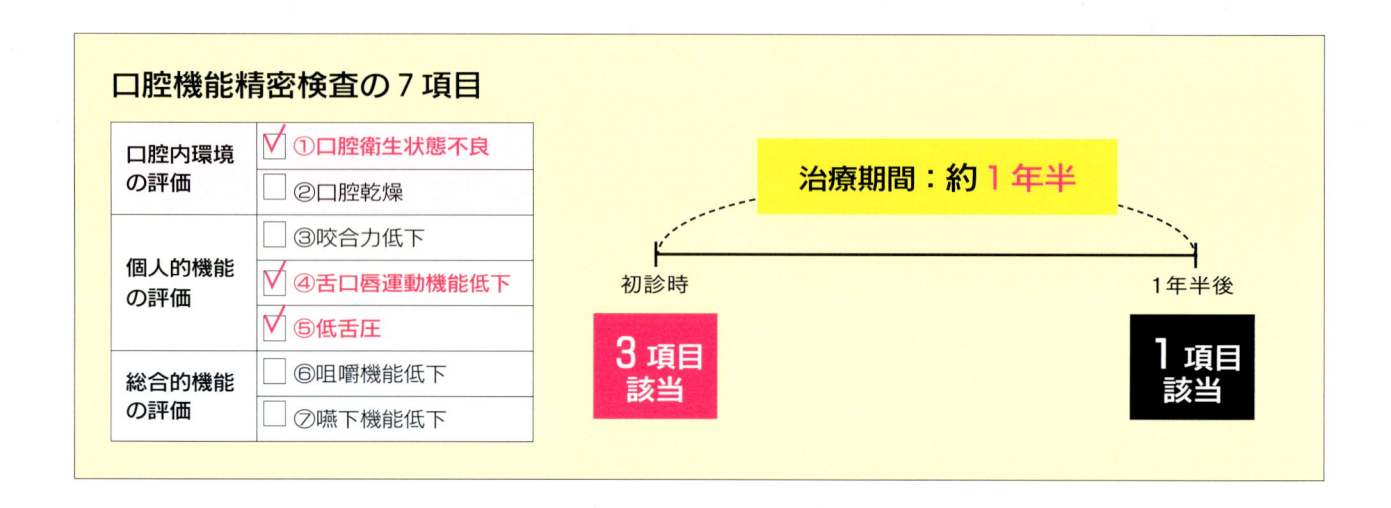

口腔機能精密検査の7項目

口腔内環境の評価	☑ ①口腔衛生状態不良
	☐ ②口腔乾燥
個人的機能の評価	☐ ③咬合力低下
	☑ ④舌口唇運動機能低下
	☑ ⑤低舌圧
総合的機能の評価	☐ ⑥咀嚼機能低下
	☐ ⑦嚥下機能低下

治療期間：約1年半

初診時　　　　　　　　　　1年半後

3項目該当　　　　**1項目該当**

症例の概要

年齢・性別	70代，女性
主訴	口腔内検診を希望
既往歴	高血圧症（内服加療中），糖尿病（食事療法のみ）
服用薬剤	降圧薬（ARBⅡ：カンデサルタン）
日常生活動作（ADL）	自立．独歩で歯科診療所外来を受診
食事	常食を経口摂取

●初診時の状態

身長	148cm		BMI	$25.79kg/m^2$
体重	56.5kg			

　患者は口腔内検診とメインテナンスを希望し来院しました．初診時の口腔内所見（**図1**）では，歯肉の発赤や腫脹は少ないものの，歯表面の着色や歯面のプラーク付着が多く認められたため，歯周基本治療を行う方針となりました．

　歯周基本治療開始後，治療中の咳嗽が多いことが気になりました．咳嗽が出るのは口腔内への注水時や臥位の時だけではなく，座位の姿勢の時にも認めました．もともと患者自身もむせを自覚しており，歯科治療時には歯科用ユニットの横に持参した飲料を置いている状態でした．どのようなものを摂取した時にむせが多く出るか聞いたところ，生野菜や汁物を食べると必ずと言っていいほどむせるため，あまり食べないようにしているとのことでした．

　口腔内検査の際に，舌が比較的低位に位置しており，舌縁に歯圧痕があることが気になりました（**図2**）．低位舌は舌の汚染や舌圧の低下につながることがあります（**図3**）．むせが多いという申告もあったことから，口腔機能の低下があるのではないかと推察し，口腔機能精密検査の実施を提案しました（**図4**）．

　検査結果は7項目中の3項目（口腔衛生，舌口唇運動，舌圧）に機能低下が認められ，口腔機能低下症に該当しました（**図5**）．

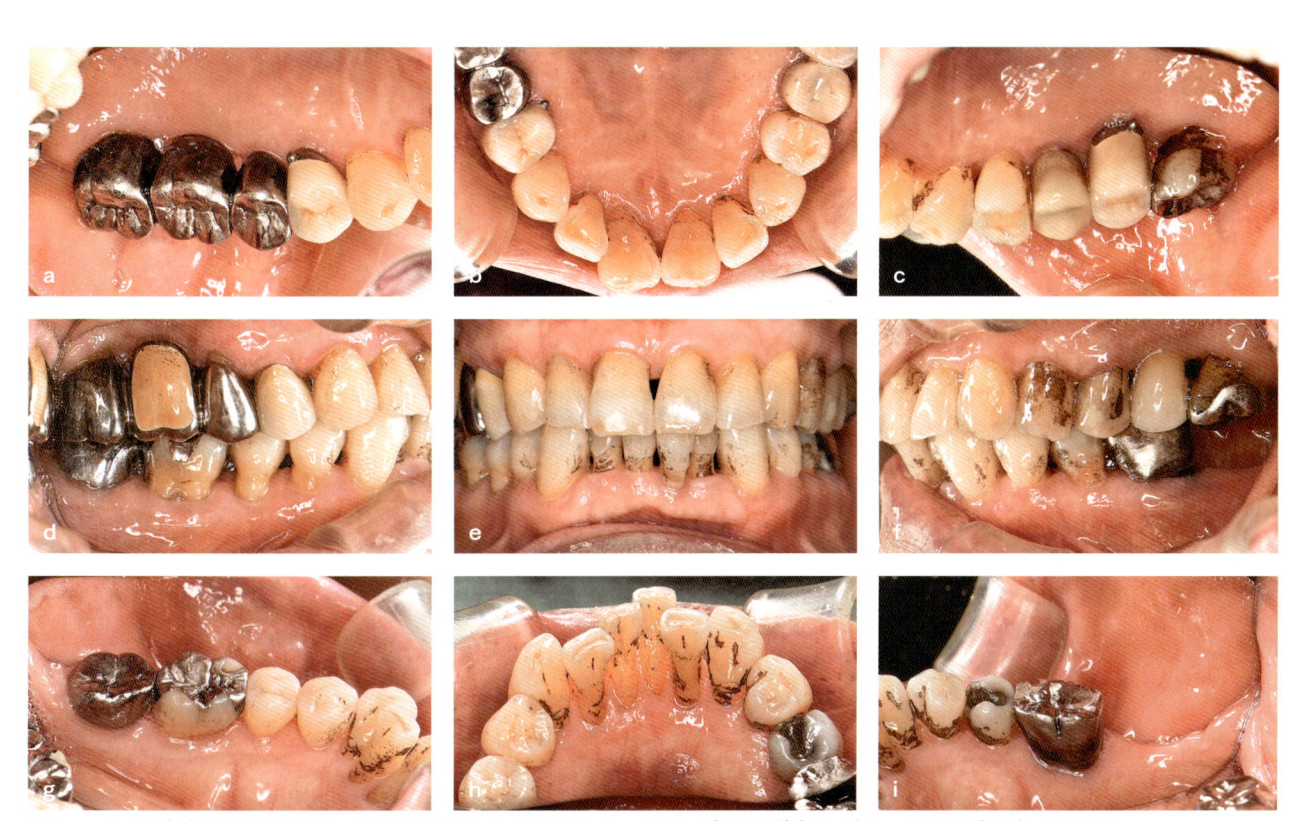

図1a～i　初診時の口腔内所見．欠損歯はほとんど認めなかったが，歯面の着色やプラークの付着を多く認めた．

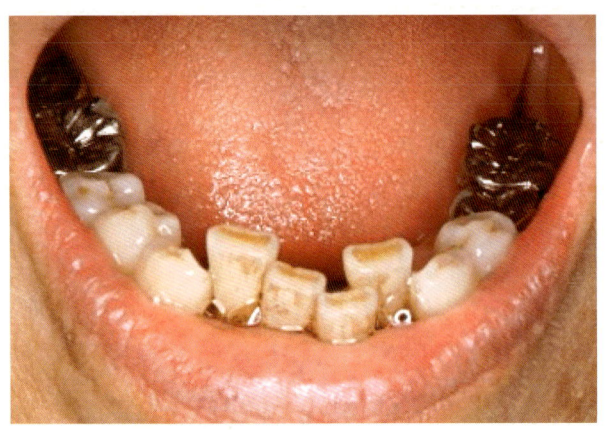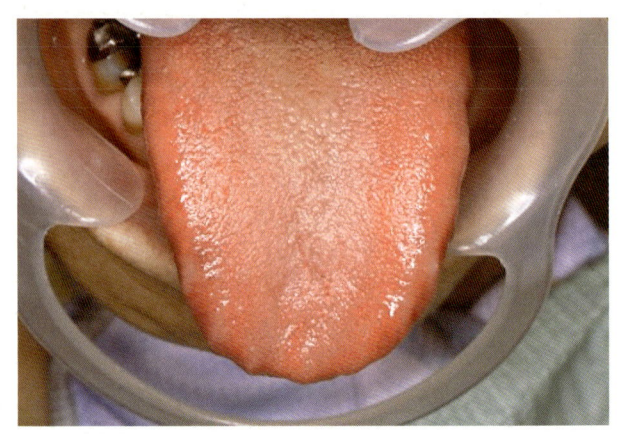

図2 初診時の舌所見. 舌が比較的低位に位置しており，舌縁に歯圧痕を認めた.

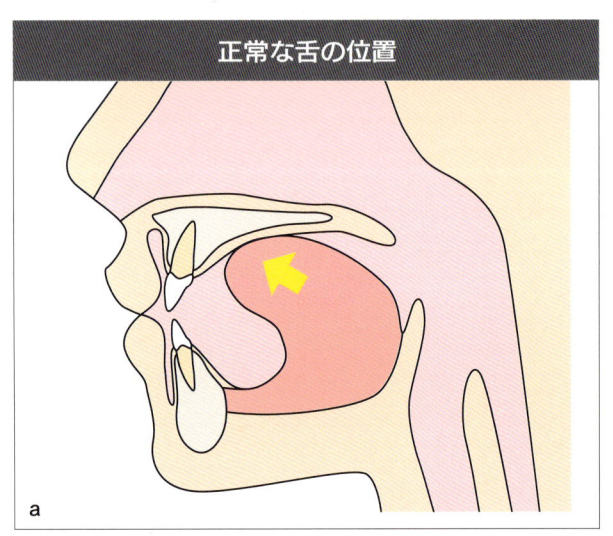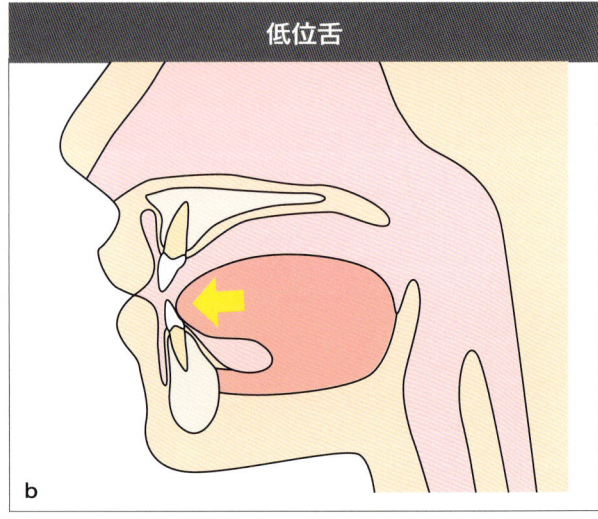

図3 a, b 正常な舌の位置（**a**）と低位舌（**b**）. 舌が低位になることで舌表面の汚染増加や舌圧の低下につながる. 低位舌は口呼吸や長年の習慣などが原因の場合もあるが，舌機能の低下も考えられるため注意が必要である.

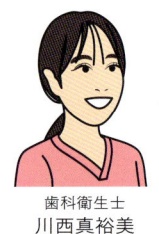

歯科衛生士
川西真裕美

むせるのは**お口の機能**が関連しているかもしれません.
口の機能に関する検査をしてみませんか？

やってみたいです！
歯医者さんでそんな**検査**ができるなんて知らなかった，
自分にできることはなんでもやります！

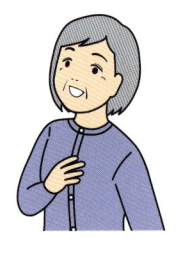

図4 歯周基本治療中のむせが気になり，口腔機能精密検査を提案したところ，とても積極的な反応があった. なかでも，歯科医院で口腔機能精密検査ができることに対してよろこんでいただいた.

口腔機能精密検査　記録用紙

評価項目	検査項目	評価法 / 使用機材	基準値	月　　日
口腔衛生	舌苔付着	TCI	≧50%	61.1
	細菌数	口腔内細菌カウンタ	≧ レベル 4 (3.162×10⁶CFU/mL 以上)	
口腔乾燥	口腔湿潤度	口腔水分計ムーカス他	<27	31.3
	唾液量	サクソンテスト	≦ 2 g/ 2 分	
咬合力	咬合力検査	デンタルプレスケールⅡ	フィルタあり<350N フィルタなし<500N	
		口腔機能モニター Oramo-bf(オラモ)	<375N	
	残存歯数		<20本	25
舌口唇運動	オーラルディアドコキネシス	健口くん ハンディ他	< 6 回 / 秒	パ 5.6 タ 5.6 カ 5.4
舌圧	舌圧検査	舌圧測定器	<30kPa	27.3
咀嚼機能	咀嚼能力検査	グルコセンサーGS- Ⅱ	<100mg/dL	224
	咀嚼能率スコア法	咀嚼能力測定用 グミゼリー	スコア0, 1, 2	
嚥下機能	嚥下スクリーニング検査	EAT-10	≧ 3 点	
	自記式質問票	聖隷式嚥下質問紙	≧ A 1 項目	0

該当項目が 3 項目以上で「口腔機能低下症」と診断する.

該当項目数: **3**

図 5　口腔機能精密検査の結果(初回).
3 項目で該当し，口腔機能低下症の診断
となった.

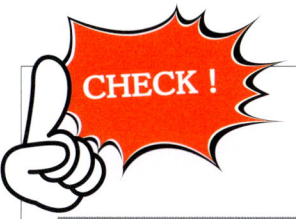

CHECK !

この症例はこう対応した！

問題点

- 咬合力や咀嚼能力は正常範囲であり，おそらく咀嚼はできているがむせがある
- 咀嚼能力検査の結果は基準値以内だが，食べにくい食品がある
- 低位舌が疑われ，舌圧や舌口唇運動機能が低下していることが推察された
- 口腔周囲筋(舌や舌骨上下筋群など)の筋力や協調性の低下により，嚥下機能が低下していることが示唆された

対応策

- 低下した口腔機能に対して必要な口腔機能訓練を指導する
- 誤嚥性肺炎予防のためにも口腔内細菌数の減少を目指す

治療方針

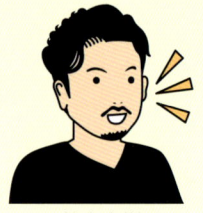

鈴木宏樹

- 口腔機能訓練（あいうべ体操，パタカラ体操）の指導（巻末付録： Ⓒ， Ⓔ参照）
- 正しい舌スポット（図6）と鼻呼吸の指導
- 口腔衛生指導（OHI），舌ブラシの指導（図7）

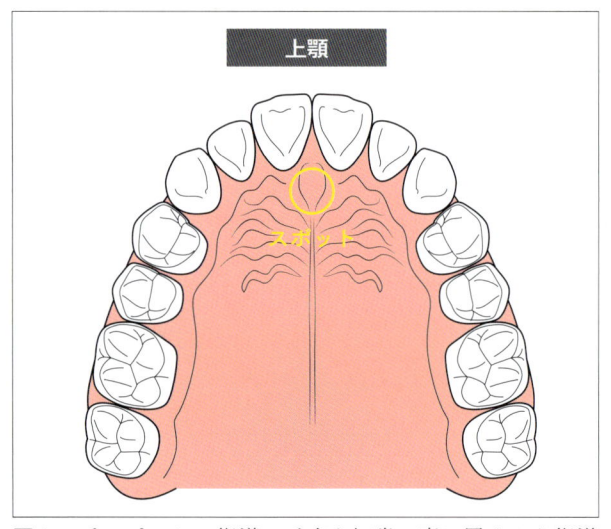

図6 舌スポットの指導．舌尖を切歯の裏に置くよう指導した．

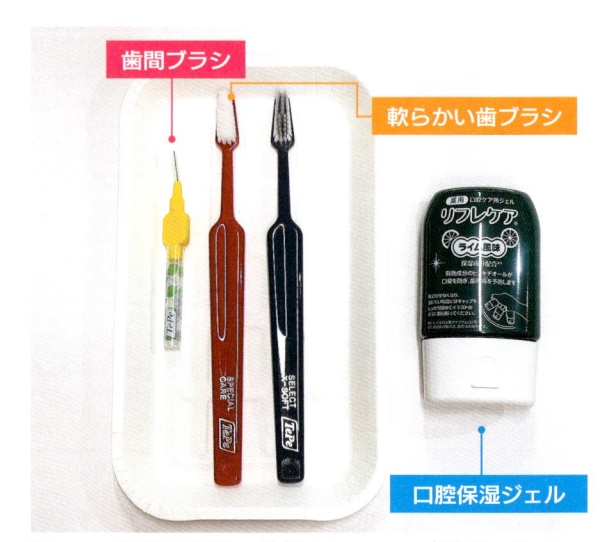

図7 口腔衛生指導に使用したツール．通常の歯ブラシ，歯間ブラシに加え，舌清掃用として手先が軟らかい歯ブラシ（Tepe Special care）を使用してもらうようにした．また，歯磨剤は発泡作用の少ないジェルタイプで，保湿ケアも可能な口腔保湿ジェル（リフレケア®，雪印ビーンスターク社）を選択した．

●口腔機能訓練時のポイント

口腔機能訓練時のポイントを以下に示します．

- 「口腔内の細菌数を減らすことで誤嚥性肺炎の予防をしましょう」と，患者世代がいちばん気にしている誤嚥性肺炎という言葉を使ってアプローチ
- 自宅での訓練内容を忘れないように，指導した口腔機能訓練の内容を印刷して渡す
- メインテナンスで来院されるたびに，口腔機能訓練を続けているかどうかの確認を行い，必要に応

じて再指導を行う

- 持参されているペットボトル飲料がミルクティーやカフェオレなどの糖分を含んだものが多く，唾液の粘性も高い印象だったため，う蝕リスクを低減させるためにも，お茶や水に変更してもらうように提案

もともと健康に対する意識が高く，知識も豊富な

患者でした．また元調理師で栄養面についてはいろいろと教えてもらうこともあり，患者の得意とする分野では聴く姿勢をとることを徹底しました．

　毎月SPTを行っていくうちに，いつも歯科用ユニット横に置かれていた飲料がないことに気づきました．患者自身もペットボトルを置かなくなったことに気づいていなかったのですが，そのことを伝えると「本当だ！　気づかなかったけど結果が出ている！」と喜んでくれました．定期的なメインテナンスを継続していたら，気づくと歯科用チェアでの咳嗽は確認されなくなりました．初診から1年6ヵ月

後の口腔機能精密検査では，該当項目が1項目となり口腔機能低下症を脱することができました（図8）．

　このように，一般歯科診療所の外来にも口腔機能低下症の患者は来院されています．歯科衛生士は治療の介助や歯周治療などで患者にかかわる時間が比較的長いため，私たちが口腔機能低下のサインに気づくことが大事です．また，口腔機能訓練はすぐに結果が出るものではなく，長く続けてもらうことに意味があります．今後も個々の患者に合わせたアプローチをしながら，口腔機能の改善に努めていきたいと思います．

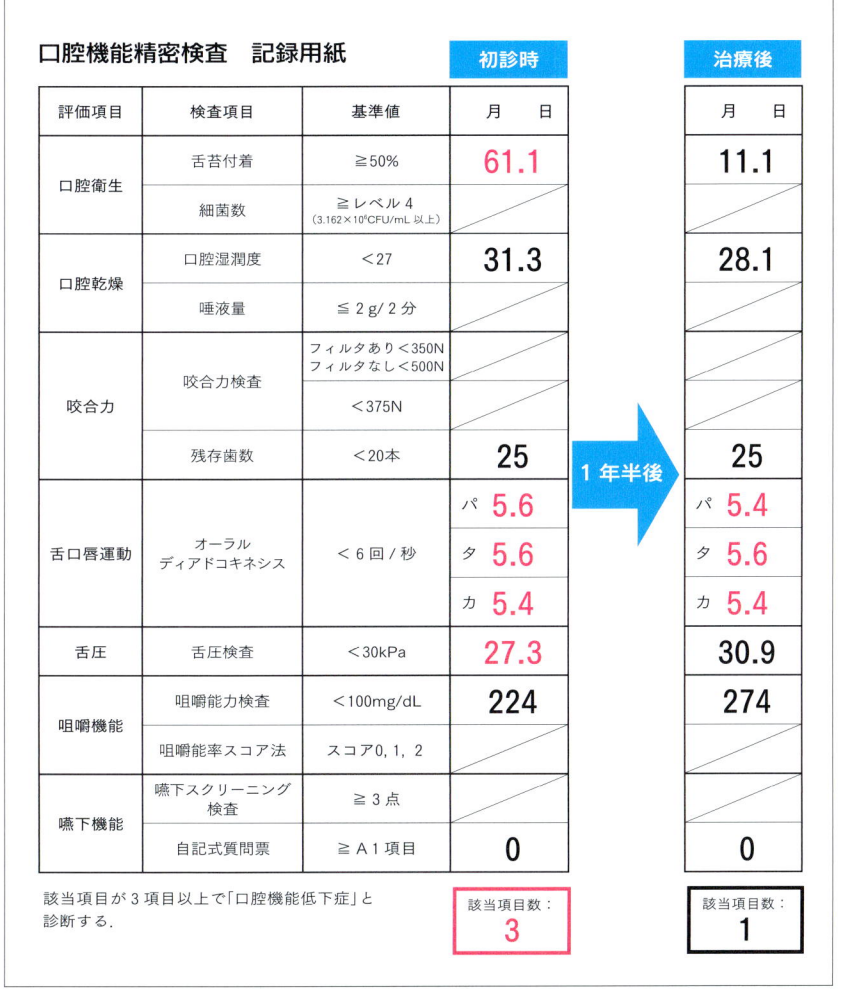

評価項目	検査項目	基準値	初診時 月　日		治療後 月　日
口腔衛生	舌苔付着	≧50%	61.1		11.1
	細菌数	≧レベル4 (3.162×10⁶CFU/mL 以上)			
口腔乾燥	口腔湿潤度	<27	31.3		28.1
	唾液量	≦2g/2分			
咬合力	咬合力検査	フィルタあり<350N フィルタなし<500N			
		<375N			
	残存歯数	<20本	25	1年半後	25
舌口唇運動	オーラル ディアドコキネシス	<6回/秒	パ 5.6 タ 5.6 カ 5.4		パ 5.4 タ 5.6 カ 5.4
舌圧	舌圧検査	<30kPa	27.3		30.9
咀嚼機能	咀嚼能力検査	<100mg/dL	224		274
	咀嚼能率スコア法	スコア0, 1, 2			
嚥下機能	嚥下スクリーニング検査	≧3点			
	自記式質問票	≧A1項目	0		0

口腔機能精密検査　記録用紙

該当項目が3項目以上で「口腔機能低下症」と診断する．

該当項目数：**3**

該当項目数：**1**

図8　口腔機能精密検査結果の変化．初診時は口腔衛生状態，舌口唇運動機能，舌圧の3項目で機能低下が認められたが，メインテナンスとあわせて口腔機能訓練の指導を継続し，1年半後には口腔機能低下症を脱した．

＊当院での口腔機能低下症に関する取り組み［医療法人福和会　別府歯科医院（福岡県福岡市）］についてはP.60をご参照ください．

One Point アドバイス！

・本人に自覚がないにもかかわらず，口腔機能が低下していることは比較的よくあります．歯科受診時にわれわれ歯科専門職が気づいてあげることが重要になります．

・患者との会話や動作などでのサインを見逃さないようにしましょう！

・患者と日常についての会話をする機会が多い歯科衛生士には，口腔機能の低下の進行を防ぐゲートキーパーとしての役割が期待されます．年配の患者が来院されたときは，口腔機能の低下を疑うような所見がないか注意しましょう．

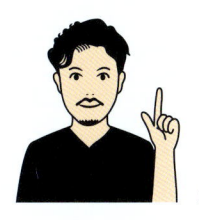

鈴木宏樹

② 管理栄養士，言語聴覚士とともに介入した口腔機能低下症の１例

押村憲昭

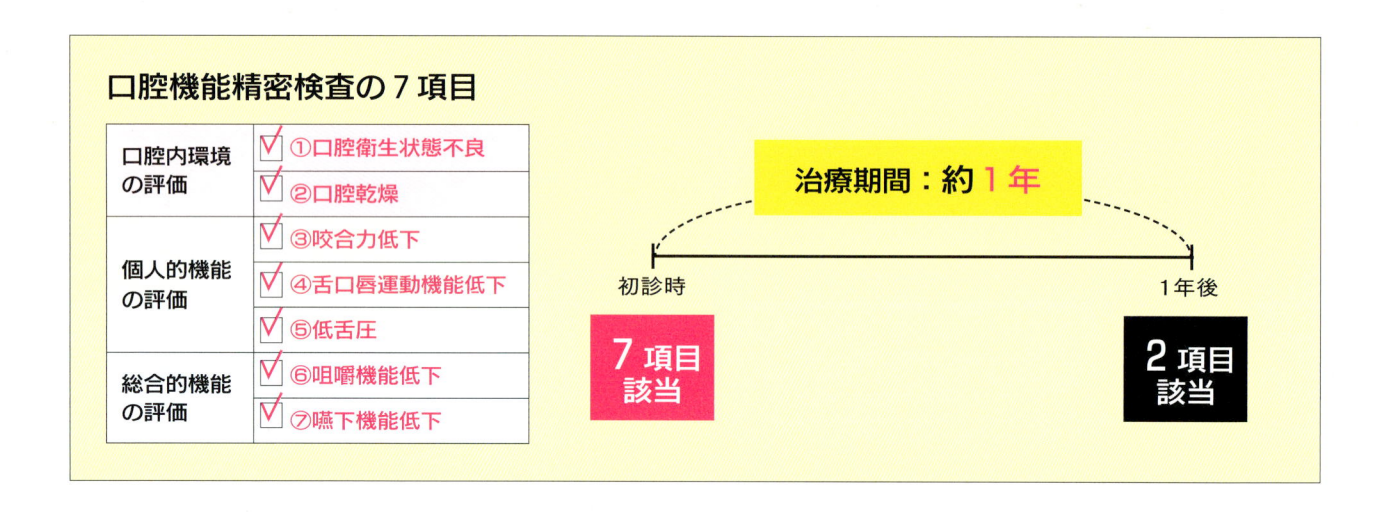

口腔機能精密検査の７項目

口腔内環境の評価	☑ ①口腔衛生状態不良
	☑ ②口腔乾燥
個人的機能の評価	☑ ③咬合力低下
	☑ ④舌口唇運動機能低下
	☑ ⑤低舌圧
総合的機能の評価	☑ ⑥咀嚼機能低下
	☑ ⑦嚥下機能低下

治療期間：約 1 年

初診時 ─────── 1年後

7 項目該当　　　　　2 項目該当

当院では従来の歯科治療をあくまでも摂食・嚥下障害の治療の一部として捉えており，栄養状態の改善をアウトカムにした診療体系を構築しています．院内外において摂食嚥下の5期のどの期に問題があった場合でも，外部とも連携しながら対応し栄養摂取の状態を改善するために，歯科医師・歯科衛生士・言語聴覚士・管理栄養士が連携をとりながら治療を行っています．今回は多職種連携で対応した口腔機能低下症の症例についてご紹介します．

当院では，高齢者に対して義歯補綴治療を実施する際には**図9**のような流れで進めています．年配の患者だと補綴装置を作製するだけでは食べる機能が回復しないことも多いため，治療開始前に必ず口腔機能を確認しておき，治療前後で口腔機能の評価も行います．また，歯科治療後は栄養状態まで改善できているかどうかも見ていく必要があると考えています[4]．

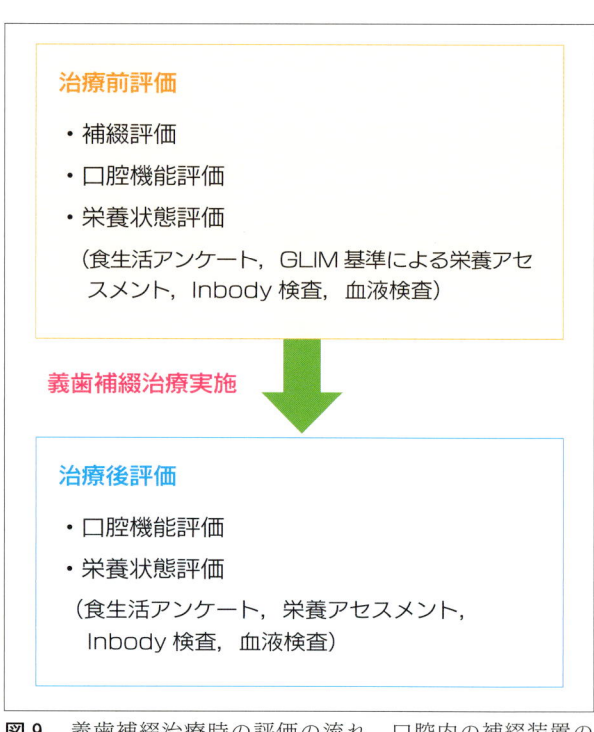

治療前評価

・補綴評価
・口腔機能評価
・栄養状態評価

（食生活アンケート，GLIM基準による栄養アセスメント，Inbody 検査，血液検査）

義歯補綴治療実施

治療後評価

・口腔機能評価
・栄養状態評価

（食生活アンケート，栄養アセスメント，Inbody 検査，血液検査）

図9　義歯補綴治療時の評価の流れ．口腔内の補綴装置の状況に加え，口腔機能と栄養状態の評価を行っている．

症例の概要

年齢・性別	80代，女性
主訴	入れ歯の噛み合わせが悪く，食事がうまく食べられないため痩せてきた
初診までの経過	他院にて義歯を作製するも適合せず，食事をとることが苦痛になっていた．最近食欲も低下してきたため，義歯補綴治療を希望して当院を受診された
既往歴	甲状腺腫瘍
服用薬剤	なし
日常生活動作（ADL）	自立
食事	常食を経口摂取しているが，1回の食事に1時間程度要する

●初診時の状態

身長	163cm
体重	43kg
BMI	16.2kg/m^2（低体重）
MNA$^®$-SF	6P（低栄養）

　上顎に部分床義歯，下顎に全部床義歯を装着していました．粘膜面の適合が悪く，人工歯の咬耗も認めました（**図10**）．

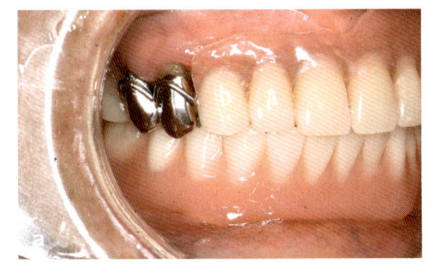
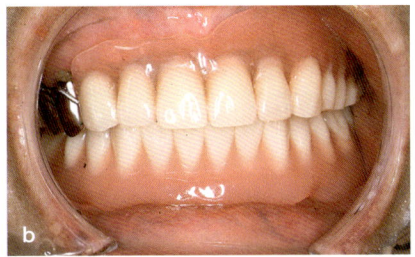
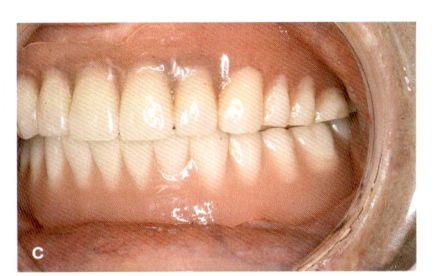
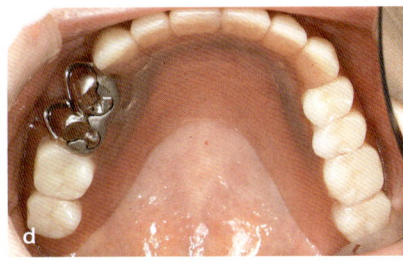
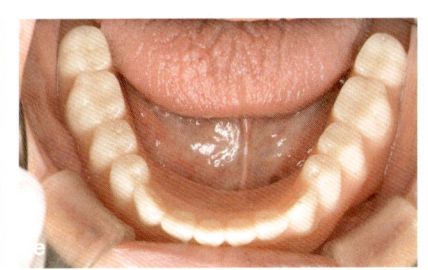

図10a〜e　初診時の口腔内所見．

治療前の評価

●口腔機能評価

　治療開始前に口腔機能精密検査を実施したところ，7項目すべてで該当しており（**図11**），口腔機能低下症と診断しました．特に舌圧が弱く，嚥下スクリーニング検査でも多くの該当項目を認め，食べものの送り込みに問題があることが推察されました．

口腔機能精密検査　記録用紙

評価項目	検査項目	評価法/使用機材	基準値	月　　日
口腔衛生	舌苔付着	TCI	≧50%	**75**
	細菌数	口腔内細菌カウンタ	≧レベル4 (3.162×10⁶CFU/mL 以上)	
口腔乾燥	口腔湿潤度	口腔水分計ムーカス他	<27	**9.8**
	唾	サクソンテスト	≦2g/2分	
咬合力	咬合力検査	デンタルプレスケールII	フィルタあり<350N フィルタなし<500N	
		口腔機能モニター Oramo-bf(オラモ)	<375N	
	残存歯数		<20本	**0**
舌口唇運動	オーラルディアドコキネシス	健口くん ハンディ他	<6回/秒	パ **3.0** タ **3.0** カ **2.9**
舌圧	舌圧検査	舌圧測定器	<30kPa	**12**
咀嚼機能	咀嚼能力検査	グルコセンサーGS-II	<100mg/dL	**68**
	咀嚼能率スコア法	咀嚼能力測定用 グミゼリー	スコア0,1,2	
嚥下機能	嚥下スクリーニング検査	EAT-10	≧3点	**18**
	自記式質問票	聖隷式嚥下質問紙	≧A1項目	

該当項目が3項目以上で「口腔機能低下症」と診断する．

該当項目数：　**7**

図11　初診時の口腔機能精密検査結果．すべての評価項目で口腔機能低下症に該当していた．

●栄養状態評価

当院では栄養状態の評価として，Inbody による身体測定と，MNA®-SF による栄養スクリーニングおよび GLIM（Global Leadership Initiative on Malnutrition）基準による栄養アセスメントを実施しています．MNA®-SF は，体重と身長の測定，および過去 3 ヵ月間における食事摂取量の減少や体重の減少などの質問から構成されています．詳細はこちらをご参照ください（https://www.mna-elderly.com/sites/default/files/2021-10/mna-mini-japanese.pdf）．

該当する項目のポイントを合計し，7 点未満であれば「低栄養」，8 〜11点は「低栄養のおそれあり」，12〜14点は「栄養状態良好」と判定します．本症例は 6 点であり，低栄養の可能性が示唆されました．

次に，GLIM 基準による栄養アセスメント（**図12**）を実施しました．GLIM 基準は世界の主要な臨床栄養学会により2018年に提唱された新しい成人低栄養診断基準です[1]．本症例では，表現型基準（フェノタイプ基準：Phenotypic criteria）2 項目，病因基準（エチオロジー基準：Etiologic criteria）1 項目の該当があり，低栄養であると判断しました[1〜3]．

低栄養診断

表現型基準（フェノタイプ基準）		
体重減少	低 BMI	筋肉量減少
□ ＞5 ％：過去 6 ヵ月以内 or □ ＞10%：過去 6 ヵ月以上	アジア □ ＜18.5：70歳未満 ☑ ＜20：70歳以上	☑ 筋肉量減少：身体組成測定法 　（DXA，BIA，MRI など） アジア □ 人種による補正 　（上腕周囲長，下腿周囲長などでも可）

該当項目数：
2

病因基準（エチオロジー基準）	
食事摂取量減少／消化吸収能低下	疾患による負荷／炎症の関与
□ 食事摂取量≦50%（エネルギー必要量の）：1 週間以上 　　or ☑ 食事摂取量の低下：2 週間以上 　　or □ 食事の消化吸収障害：慢性的な消化器症状	□ 急性疾患や外傷による炎症 　　or □ 慢性疾患による炎症

該当項目数：
1

図12　GLIM 基準による低栄養診断．表現型基準（Phenotypic criteria）が 2 項目，病因基準（Etiologic criteria）1 項目が該当しており，低栄養の診断となった（参考文献 1 〜 3 より引用改変）．

義歯補綴治療実施

通法どおりに義歯を作製しました．新義歯装着後に煎餅を食べてもらい，咀嚼が可能であることを確認しました（**図13**）．疼痛はなく，硬い食べものもしっかり咀嚼ができていました．

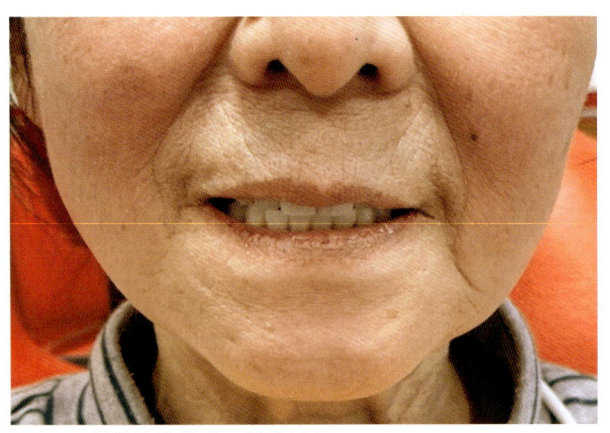

図13a 新義歯装着時の顔貌写真．

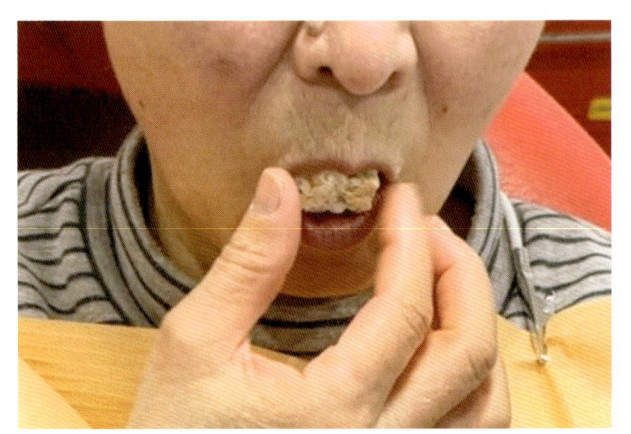

図13b 煎餅の咀嚼．義歯装着時の疼痛はなく，硬い食べものもしっかり咀嚼ができていた．

この症例はこう対応した！

問題点

・食事摂取量が増加しない
・舌圧が非常に弱い

原因

・食欲はあるが食べ物が喉の奥に入っていかない

対応策

・管理栄養士による食事に関する聞き取り
・言語聴覚士による摂食嚥下の評価とリハビリテーション指導
・本人の問診からも舌の送り込みが弱いことによる口腔期の障害が強く疑われたので，口腔期に重点をおいたリハビリを行い，さらに咽頭期も強化していくような口腔機能訓練の計画を立案

治療方針

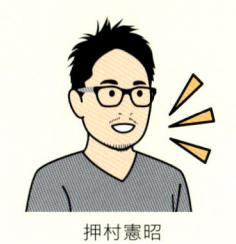

押村憲昭

- 患者の食べられないという主訴に対して，単に義歯を新製するだけでは改善できないことがある．本症例では口腔機能精密検査を実施したところ複数の口腔機能が低下しており，機能回復にも配慮した治療を実施する方針とした
- 低栄養に該当しており，歯科治療とあわせて栄養に関する指導も行うことにした

治療後の評価

●口腔機能の評価

　義歯装着時や咀嚼時に疼痛がないことを確認し，1ヵ月後に実施した口腔機能精密検査（**図14**）では口腔衛生および咀嚼機能のみ数値の改善を認めました

が，他の検査項目についてはほとんど改善していませんでした．初診時に43kgだった体重は，義歯作製3週間後に計測したところ41kgで，義歯を装着し口腔内の環境を整えたにもかかわらず体重の減少が続いていました．

図14　義歯装着後の口腔機能精密検査結果．口腔衛生，咀嚼機能の数値は改善していたが，そのほかの項目は改善しておらず嚥下スクリーニング検査の結果も変化がなかった．

口腔機能精密検査　記録用紙

評価項目	検査項目	基準値	初診時　月　日	義歯作製後　月　日
口腔衛生	舌苔付着	≧50%	75	35
	細菌数	≧レベル4（3.162×10⁶CFU/mL 以上）		
口腔乾燥	口腔湿潤度	<27	9.8	9.6
	唾液量	≦2g/2分		
咬合力	咬合力検査	フィルタあり<350N フィルタなし<500N		
		<375N		
	残存歯数	<20本	0	0
舌口唇運動	オーラルディアドコキネシス	<6回/秒	パ 3.0 ／ タ 3.0 ／ カ 2.9	パ 3.1 ／ タ 2.8 ／ カ 3.0
舌圧	舌圧検査	<30kPa	12	12
咀嚼機能	咀嚼能力検査	<100mg/dL	68	90
	咀嚼能率スコア法	スコア0, 1, 2		
嚥下機能	嚥下スクリーニング検査	≧3点	18	19
	自記式質問票	≧A1項目		

該当項目が3項目以上で「口腔機能低下症」と診断する．　該当項目数：7　該当項目数：6

もともと ADL は自立しており，友達も多く外出意欲もあり社交性のある方でした．食事摂取量が増加しない要因を精査するために管理栄養士より聞き取りをしたところ，食欲はあるが食べ物が喉の奥に入っていかないことが原因で食べたくないとのことでした．

そこで，言語聴覚士により摂食嚥下の5期に対する評価を行いました．先行期および準備期には問題はありませんでした．反復唾液嚥下テスト（RSST：**図15a**）は2回で陽性でしたが，改定水飲みテスト（MWST：**図15b**）評点4，フードテスト（FT）評点4という結果であり，咽頭期の障害もさほど大きくないと判断しました．口腔機能精密検査の結果から舌

圧が非常に弱く，本人の問診からも舌の送り込みが弱いことによる口腔期の障害が強く疑われたので，口腔期に重点をおいたリハビリを行い，さらに咽頭期も強化していくような口腔機能訓練の計画を立てました．

・口腔機能訓練指導のポイント

口腔機能訓練は約5ヵ月間行いました．自宅で毎日ペコぱんだ®による舌のトレーニングと，吹き戻しによる嚥下トレーニングを実施してもらいました．朝と夜の2回の食事の後に，ペコぱんだ®1セット10回を3セット，吹き戻しを1セット10回で3セット行ってもらうように指示しました．患者は高齢

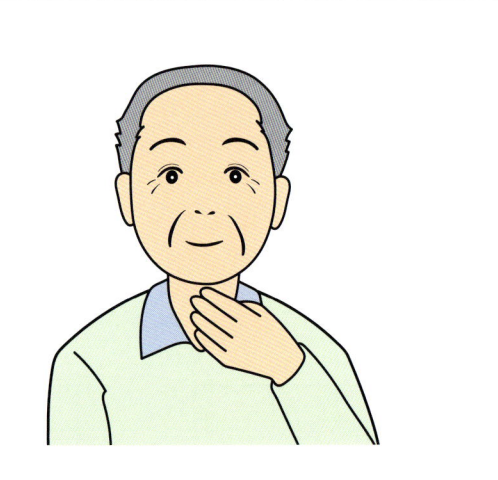

空嚥下を指示し，30秒間に3回以上できるかどうかを判定します

図15a 反復唾液嚥下テスト（RSST）．のどぼとけを指で触って30秒，時間を計りながら「つばを飲んでください」と言って指示する．30秒で3回以上つばを飲めたら誤嚥の可能性は低い（**a，b**：参考文献4より引用改変）．

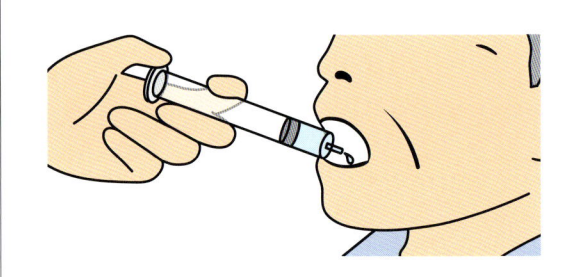

冷水3 mL を口腔底に注いで嚥下をしてもらいます

評価基準

1．嚥下なし，and/or むせる　and/or 呼吸切迫

2．嚥下あり，呼吸切迫（Silent Aspiration の疑い）

3．嚥下あり，むせる and/or 湿性嗄声

4．嚥下あり，呼吸良好，むせない

5．4に加え，追加嚥下運動が30秒以内に2回可能

図15b 改定水飲みテスト（MWST）．3 mL の冷水を嚥下させて誤嚥の有無を判定するテストである．口腔内に水を入れる際に咽頭に直接流れこむのを防ぐため，舌背には注がずに必ず口腔底に水を入れてから嚥下させる．評点が4点以上であれば最大でさらに2回繰り返し，もっとも悪い場合を評点とする．評点が3点以下の場合は嚥下機能に問題がある可能性が高いと判断する．

口腔機能精密検査　記録用紙				初診時	義歯作製後	口腔機能訓練後
評価項目	検査項目	評価法 / 使用機材	基準値	月　　日	月　　日	月　　日
口腔衛生	舌苔付着	TCI	≧50%	75	35	35
	細菌数	口腔内細菌カウンタ	≧レベル4 (3.162×10⁶CFU/mL 以上)			
口腔乾燥	口腔湿潤度	口腔水分計ムーカス他	<27	9.8	9.6	15.4
	唾	サクソンテスト	≦2g/2分			
咬合力	咬合力検査	デンタルプレスケールⅡ	フィルタあり<350N フィルタなし<500N			
		口腔機能モニター Oramo-bf(オラモ)	<375N			
	残存歯数		<20本	0	0	0
舌口唇運動	オーラルディアドコキネシス	健口くん ハンディ他	<6回/秒	3.0	3.1	6.0
				3.0	2.8	6.2
				2.9	3.0	6.0
舌圧	舌圧検査	舌圧測定器	<30kPa	12	12	30
咀嚼機能	咀嚼能力検査	グルコセンサーGS-Ⅱ	<100mg/dL	68	90	150
	咀嚼能率スコア法	咀嚼能力測定用グミゼリー	スコア0,1,2			
嚥下機能	嚥下スクリーニング検査	EAT-10	≧3点	18	19	2
	自記式質問票	聖隷式嚥下質問紙	≧A1項目			

該当項目が3項目以上で「口腔機能低下症」と診断する．

該当項目数：	該当項目数：	該当項目数：
7	6	2

図16　口腔機能訓練実施後の口腔機能精密検査結果．全項目で改善を認めた．

だったので訓練により過剰な負担がかからないように配慮し，体調が悪い時や疲れた時などは休んでもよいことを伝えました．

　口腔機能低下症に関しては，患者側も口腔機能の低下に気づいていないことが多いため，明確なゴールの設定を行うことが重要です．検査結果がどの程度になれば改善であるという目標をしっかりと伝えること，また1日のうちリハビリを行うタイミング・回数などを明確に伝えるようにしています．さ

らに，定期的なフォローアップも重視しており，本患者は月に2回来院してもらい，経過を確認しながら訓練を進めました．

・口腔機能訓練後の変化

　初診から約1年後に実施した口腔機能精密検査では，すべての検査項目が改善し，口腔機能低下症を脱することができました（**図16**）．

●義歯治療および口腔機能訓練実施後の栄養状態の変化

口腔機能訓練実施後は41kg →49.3kg に体重が増加し，BMI は治療前16.2のところ，治療後は19.3に改善しました．MNA®-SF は治療前の6点から12点に改善し，GLIM 基準では該当項目がありませんでした．また，今回は管理栄養士により山本式総義歯咀嚼判定表（改訂版）を用いた咀嚼の評価も行いました．これは6段階29種（改訂版は33種）のなかで食べられる食品を評価するもので，歯がなくても食べられるものから食べにくい食品までで評価し，数字の大きい食品が食べられるほど噛める機能が高いとさ

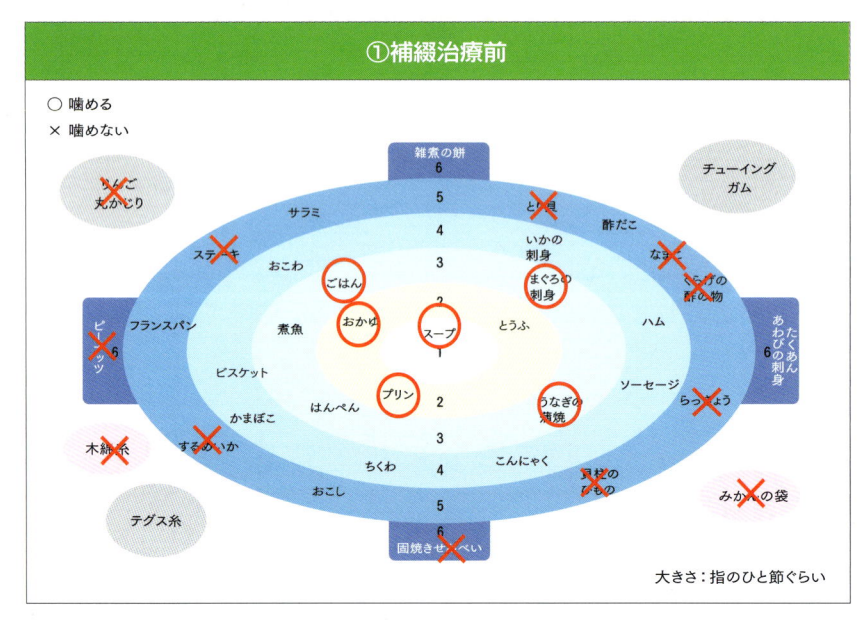

図17a〜d 山本式総義歯咀嚼判定表（食品咬度表）．全部床義歯装着者の咀嚼能力を摂取可能食品から評価できる（参考文献5より引用改変）．
図17a ①補綴治療前．補綴治療実施前は段階3のものまでしか咀嚼できなかった．

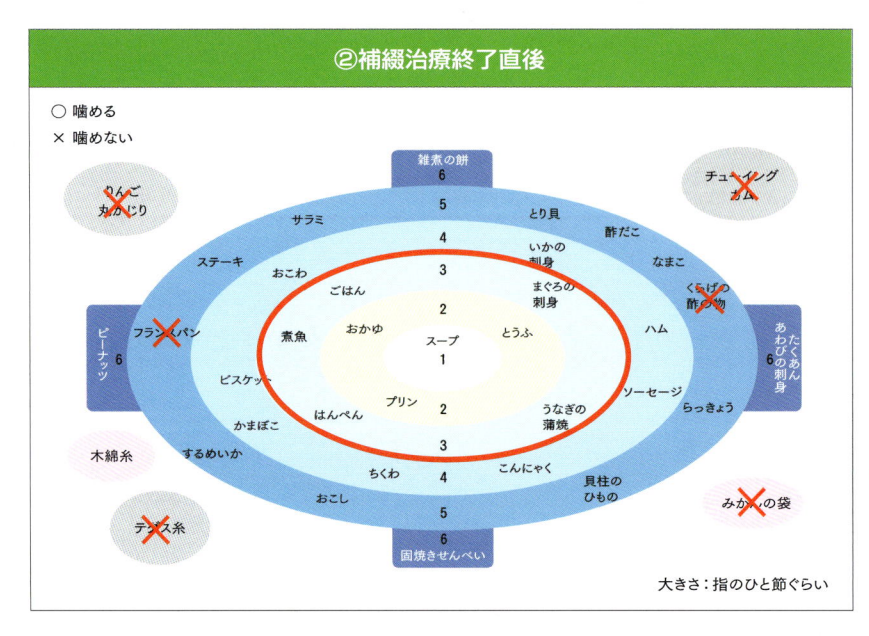

図17b ②補綴治療終了直後．補綴治療終了直後は，咬合力や咀嚼能力は向上してきているものの，食べられる食品の種類は補綴治療前の段階3から変化しなかった．

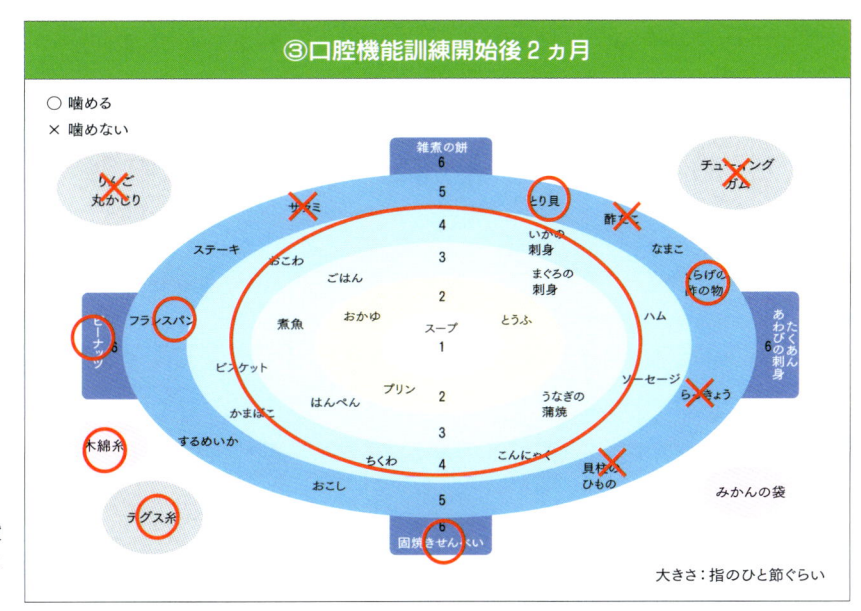

図17c　③口腔機能訓練開始後2ヵ月.
口腔機能訓練により舌圧が改善し，段
階5や段階6のものも摂取できるように
なった.

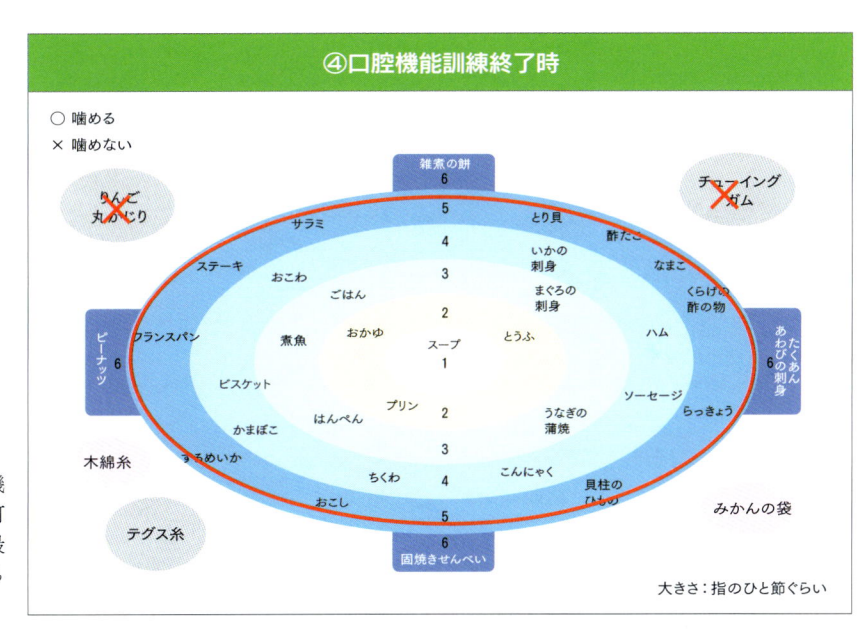

図17d　④口腔機能訓練終了時.口腔機
能訓練とあわせて管理栄養士から接種可
能食品についてのアドバイスを行い，最
終的にはほぼすべての食品が摂取できる
ようになった.

れます．本症例では，補綴治療および口腔機能訓練
を行うことで，摂取可能食品はどんどん増えていき
ました（**図17**）．

　しかし，口腔機能の向上は自覚しづらく，口腔機
能が低下している患者では本人が食べられないと決
めつけて食べない食品があり，口腔機能訓練を行っ

ただけでは摂取可能食品の増加を認めないこともあ
ります．われわれ医療者側から，現在の口腔機能精
密検査の状況であればどの程度の食品が摂取可能で
あるかしっかりと伝えることで，患者自身がさまざ
まな食品の摂取を試みることにつながります（**図18**）．

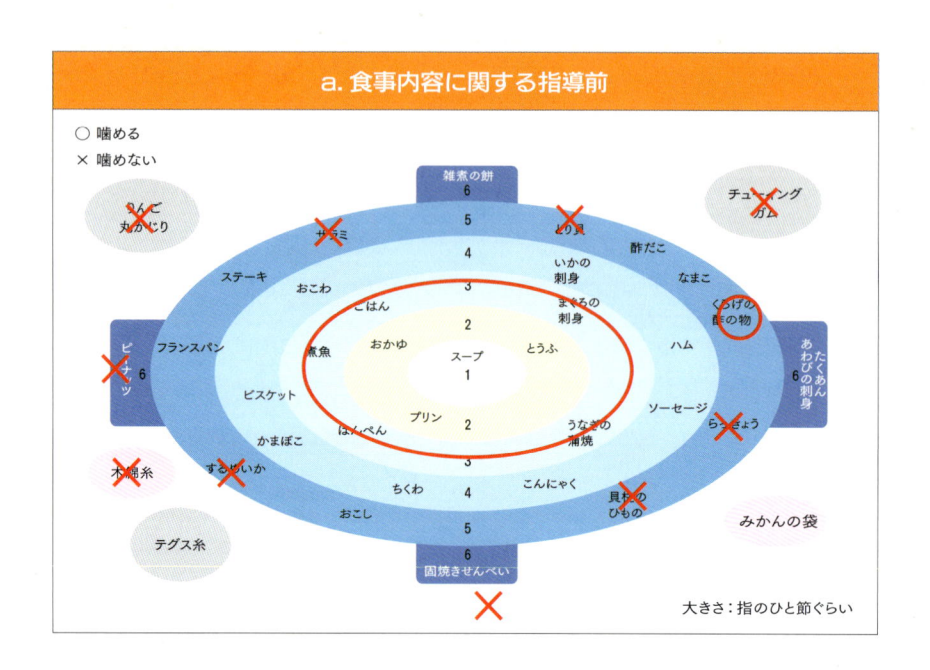

a. 食事内容に関する指導前

○ 噛める
× 噛めない

大きさ：指のひと節ぐらい

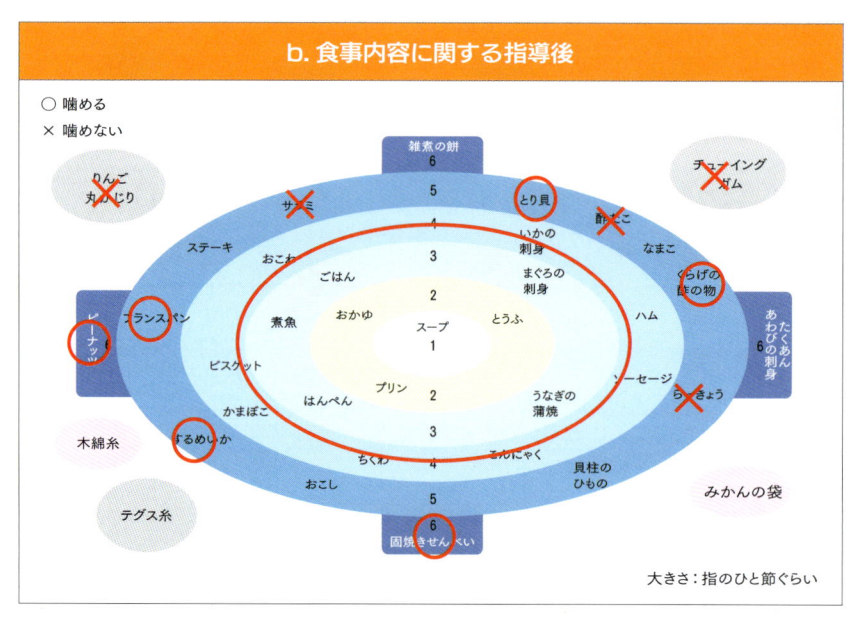

b. 食事内容に関する指導後

○ 噛める
× 噛めない

大きさ：指のひと節ぐらい

図18a, b　本症例での食事内容に関する指導前（**a**），指導後（**b**）の食事内容の変化．口腔機能訓練と並行して，食事内容に関する指導を行った．口腔機能精密検査結果や口腔内の状況から，摂取できる食品の種類を患者に指示することで，食べられる食品の種類が増加する（参考文献5より引用改変）．

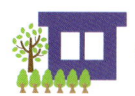

当院での口腔機能低下症に関する取り組み

かすもり・おしむら歯科・矯正歯科・口腔機能クリニック（愛知県名古屋市）

●病院概要

　名古屋市の中村区に位置する一般歯科診療所であり，乳幼児から高齢者まで患者層は幅広いです．一般歯科治療だけではなく，小児の矯正治療や，在宅診療にも対応しています．

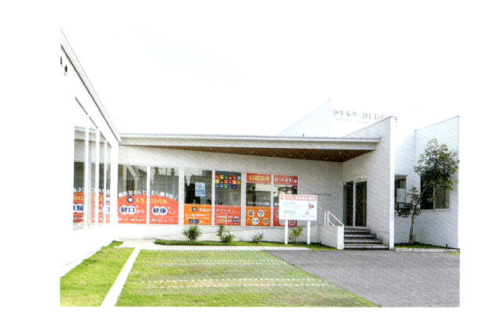

●外来部門のスタッフ構成

歯科医師7名，歯科衛生士15名，管理栄養士2名
言語聴覚士2名，歯科助手6名

●口腔機能精密検査の実施状況

　55歳以上で，口腔機能の低下が疑われるすべての患者に対して検査を施行しています．初診時およびSPTやメインテナンス時に，歯科衛生士が検査を実施しています．

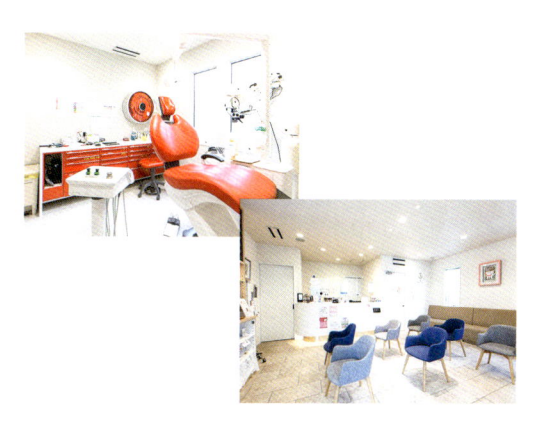

One Point アドバイス！

- 本症例では義歯補綴治療のみでは栄養状態が改善せず，**管理栄養士・言語聴覚士と連携をとって口腔機能および栄養のリハビリを行い**，良好な結果を得ることができました．補綴治療を実施するだけでなく，補綴，口腔機能，栄養面でのリハビリを三位一体で行うことが非常に重要です．
- 患者の健康寿命を意識した歯科医療を提供するならば，アウトカムとして栄養状態の改善が求められます．一般歯科診療所の外来でも軽度の摂食・嚥下障害の患者は増加傾向にあり，従来の補綴治療のみならず**口腔機能のリハビリや栄養面でのサポートを強化**していくことが今後さらに求められてくると考えています．

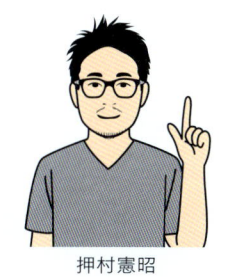

押村憲昭

3 全部床義歯を装着している症例

鈴木宏樹

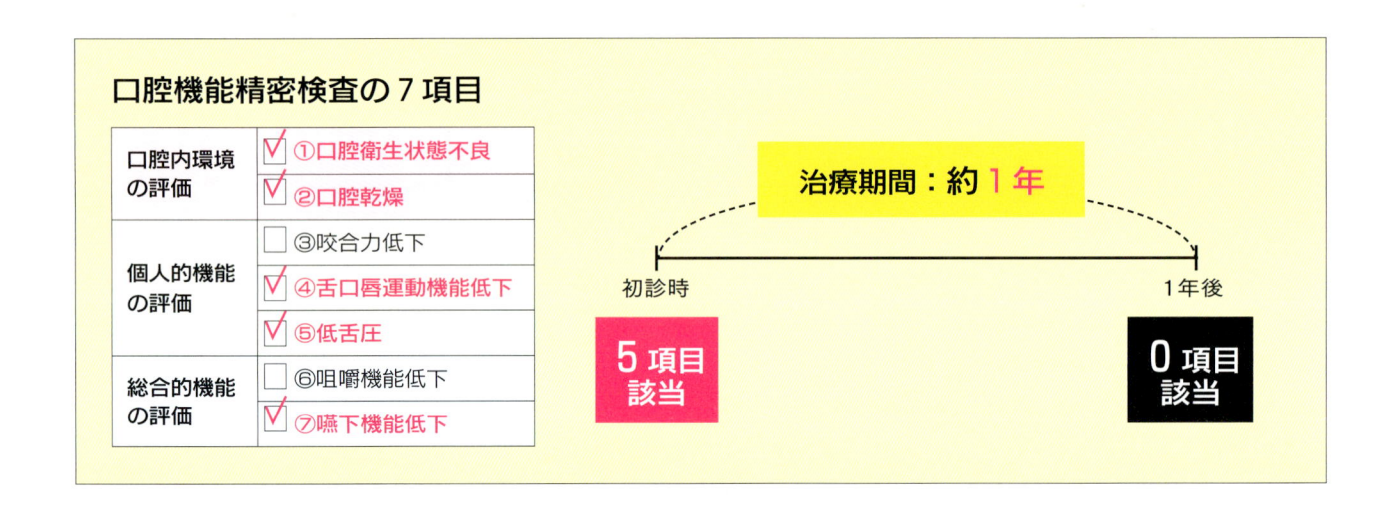

口腔機能精密検査の7項目

口腔内環境の評価	☑	①口腔衛生状態不良
	☑	②口腔乾燥
個人的機能の評価	☐	③咬合力低下
	☑	④舌口唇運動機能低下
	☑	⑤低舌圧
総合的機能の評価	☐	⑥咀嚼機能低下
	☑	⑦嚥下機能低下

治療期間：約1年

初診時　　　　　　　　　　　　1年後

5項目該当　　　　　0項目該当

症例の概要

年齢・性別	90歳，女性
主訴	義歯が合わない，うまく食べられない
初診までの経過	2020年に義歯不適合を自覚し，近隣の歯科医院で複数回の義歯調整を受けたが，食事摂取量が改善せず，体重も1年間で約8kg減少した．知人の歯科医療従事者から当院を紹介され，2021年3月に当院を初診した
既往歴	高血圧症
服用薬剤	カルシウム拮抗薬
日常生活動作（ADL）	自立，独歩で歯科診療所外来を受診
食事	経口摂取

●初診時の状態

身長	150.2cm
体重	40.8kg

BMI	18.09kg/m^2（低体重）
MNA$^®$-SF	4P（低栄養）

　上顎は無歯顎．下顎は$\overline{5}$の歯根が残存していました（**図19**）．義歯床下粘膜に褥瘡形成や粘膜発赤は認めず，上下顎に全部床義歯を装着していましたが，形態に大きな問題はありませんでした．下顎義歯装着時に舌側研磨面と舌尖との間に空隙があり，開口時には下唇の圧によって容易に下顎義歯が浮き上がっていました（**図20**）．

　初診時の口腔機能精密検査結果では，口腔衛生，口腔乾燥，舌口唇運動，舌圧，嚥下機能の5項目で口腔機能低下症に該当しました（**図21**）．

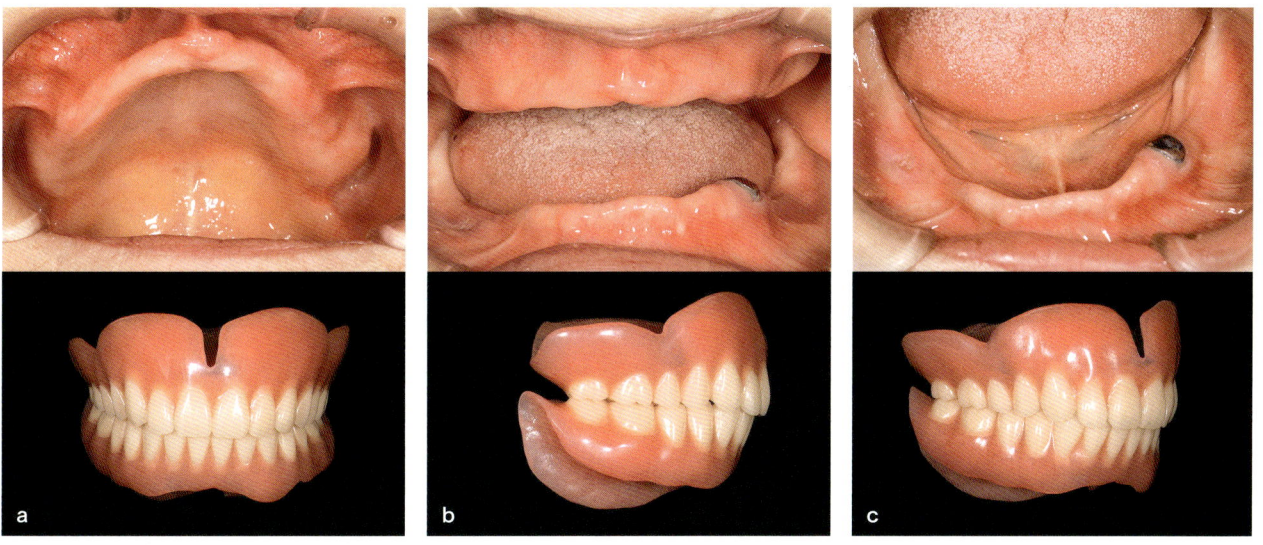

図19a〜c　初診時の口腔内所見．義歯の形態や，口腔内の見た目も問題ない．

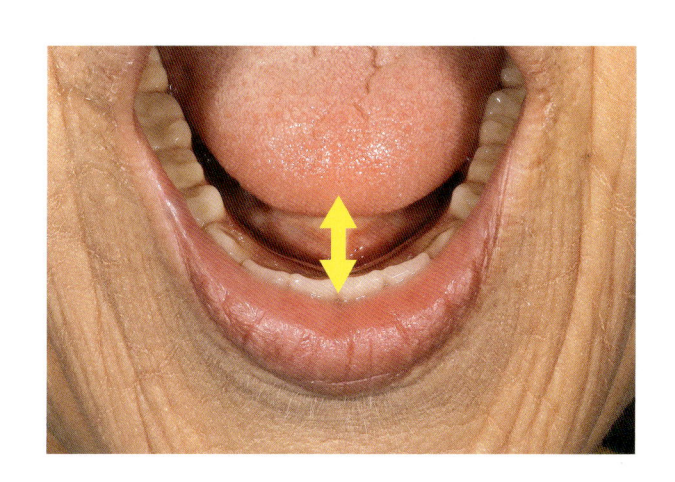

図20　開口時の下顎義歯．舌との間に空隙があり，下顎前歯部は下唇により圧迫されていた．

口腔機能精密検査　記録用紙

評価項目	検査項目	評価法 / 使用機材	基準値	月　　日
口腔衛生	舌苔付着	TCI	≧50%	88.8
	細菌数	口腔内細菌カウンタ	≧レベル4 (3.162×10⁶CFU/mL 以上)	
口腔乾燥	口腔湿潤度	口腔水分計ムーカス他	<27	22.0
	唾	サクソンテスト	≦2g/2分	
咬合力	咬合力検査	デンタルプレスケールⅡ	フィルタあり<350N フィルタなし<500N	501.9
		口腔機能モニター Oramo-bf(オラモ)	<375N	
	残存歯数		<20本	0
舌口唇運動	オーラルディアドコキネシス	健口くん ハンディ他	<6回/秒	パ 5.6 タ 5.8 カ 5.8
舌圧	舌圧検査	舌圧測定器	<30kPa	24.3
咀嚼機能	咀嚼能力検査	グルコセンサーGS-Ⅱ	<100mg/dL	142
	咀嚼能率スコア法	咀嚼能力測定用 グミゼリー	スコア0, 1, 2	
嚥下機能	嚥下スクリーニング検査	EAT-10	≧3点	18
	自記式質問票	聖隷式嚥下質問紙	≧A1項目	

該当項目が3項目以上で「口腔機能低下症」と診断する.

該当項目数：
5

図21　初診時の口腔機能精密検査結果.
口腔衛生,口腔乾燥,舌口唇運動,舌圧,
嚥下機能の5項目で口腔機能低下症に該
当した.

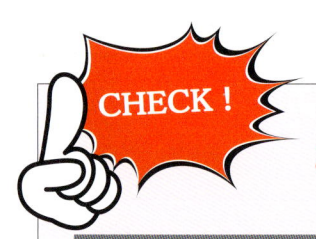

CHECK！　この症例はこう対応した！

問題点	原因	対応策
・低体重，低栄養 ・咬合力，咀嚼能力があるのに食べることができていない	・低下した口腔機能に適応していない義歯が入っている ・唾液量の減少により，さらに義歯の安定や嚥下機能が悪くなっている可能性がある ・嚥下機能が低下しており，舌骨上筋群の筋力低下が示唆される	・口腔機能に適応し，安定した適合の良い義歯を作製する ・低下した口腔機能に対し必要な口腔機能訓練を指導する

治療方針

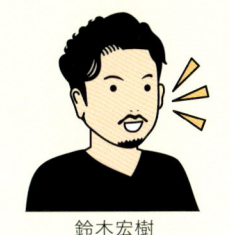

鈴木宏樹

- 加齢により生じた口腔機能の問題に対して，口腔機能訓練（嚥下おでこ体操，唾液腺マッサージ）を指導（巻末付録：B，K参照）
- 欠損による器質的な問題に対して口腔機能に配慮した義歯を作製

●口腔機能訓練指導のポイント

巻末付録
CHECK！

　口腔機能精密検査で該当した口腔乾燥に対して唾液腺マッサージ，嚥下機能低下に対して嚥下おでこ体操を指導しました（**図22**）．年配の患者でしたが，ADL は自立しており理解度も良好であったため毎日訓練を実施されていました．

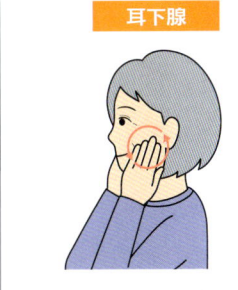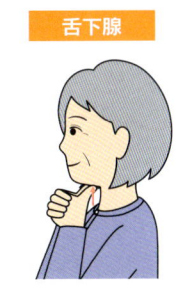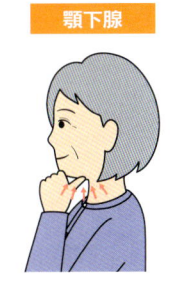

耳下腺　　**舌下腺**　　**顎下腺**

耳の付け根に手を当て，円を描くようにマッサージします．

両手の親指を揃え，顎の真下からぐっと圧迫します．

下顎の骨の内側の柔らかい部分に親指を当て，骨に沿って後ろから前に向かって押します．

図22a　口腔乾燥：唾液腺マッサージの方法．大唾液腺である耳下腺，顎下腺，舌下腺に対してはマッサージによる唾液分泌促進が有効である（参考文献 6 を基に作成／参考文献 7 より引用改変）．

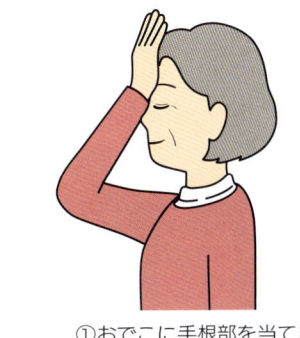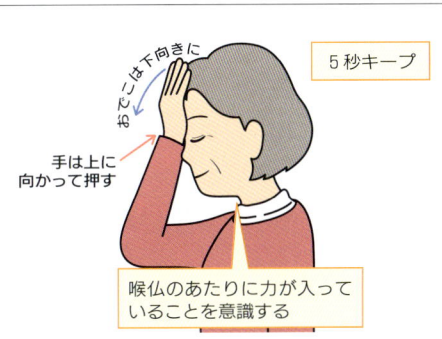

おでこは下向きに

5秒キープ

手は上に向かって押す

喉仏のあたりに力が入っていることを意識する

①おでこに手根部を当てます

②おでこを下に向け，手のひらは上に向かっておでこを押し戻すようにして 5 秒キープします

図22b　嚥下機能低下：嚥下おでこ体操．シャキア訓練と同様に舌骨上筋群の強化を目的として行う．高齢者はシャキア訓練の実施が困難なことが多く，筆者は嚥下おでこ体操を指導することが多い（参考文献 7，8 より引用改変）．

● 義歯作製のポイント

旧義歯は支軸が唇側に傾斜しており，下唇圧を受けて外れやすくなっていました．高齢者では口輪筋の萎縮により<u>口唇の伸びが低下</u>することがあり，このように<u>口唇圧に配慮した排列</u>を技工サイドに依頼することが重要です（**図23a**）.

新義歯では，下顎前歯部の排列を後方に下げ，上顎前歯部の口蓋側にはパラタルランプを付与しました（**図23b**）．下唇の圧力を受けない位置まで下顎前歯を後方に下げ，舌前方の空隙も減少させた（**図23c**）ことで下顎義歯を外れにくく，さらに舌圧を発揮しやすくすることができました．

技工指示書に記載した指示：

- ・下顎前歯部は歯軸を立てて，歯槽頂より前に出さないでください

- ・上顎前歯部の口蓋側には棚をつけて下顎前歯と咬合するようにしてください

図23a　技工指示書に記入した指示.

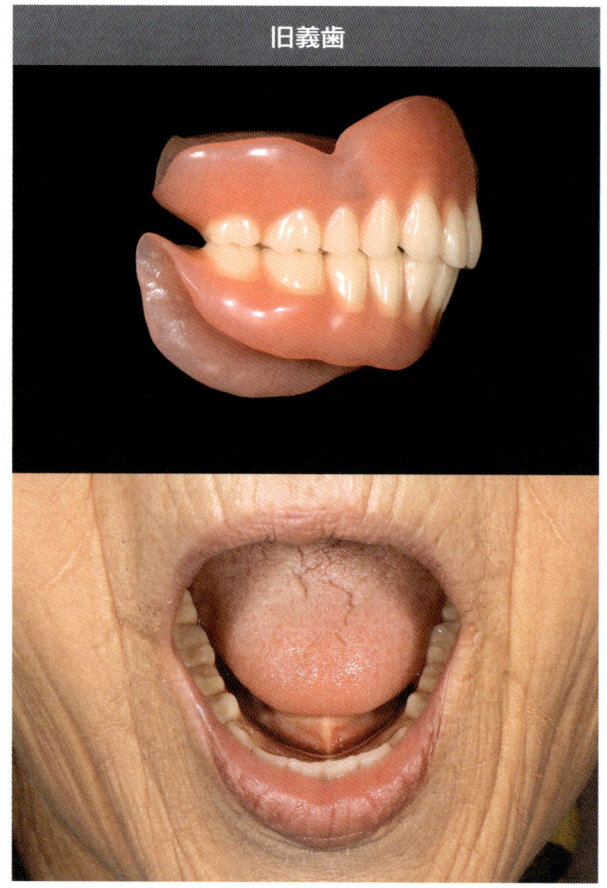

図23b　旧義歯と装着後の口腔内写真．旧義歯では下顎前歯の排列が前方にあり，下唇による義歯の圧迫があった.

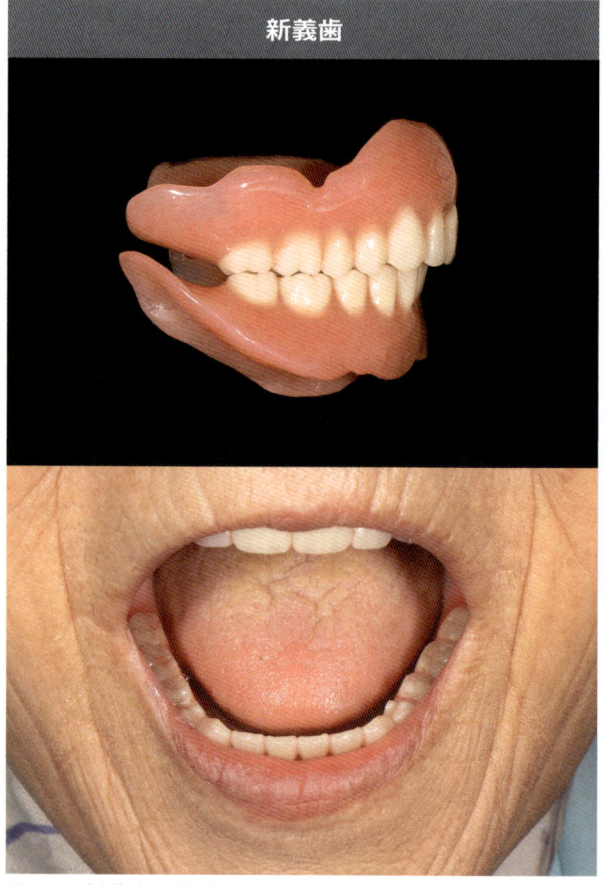

図23c　新義歯と装着後の口腔内写真．新義歯ではニュートラルゾーンに排列することを意識した.

●義歯新製後の変化

義歯新製1年後には口腔機能精密検査で該当する項目がなくなり，口腔機能低下症から脱することができました（**図24**）．さらに，もともと正常範囲内だった咬合力，咀嚼能力も向上していました．また，栄養状態も改善し，体重も標準範囲まで増加しました（**図25**）．

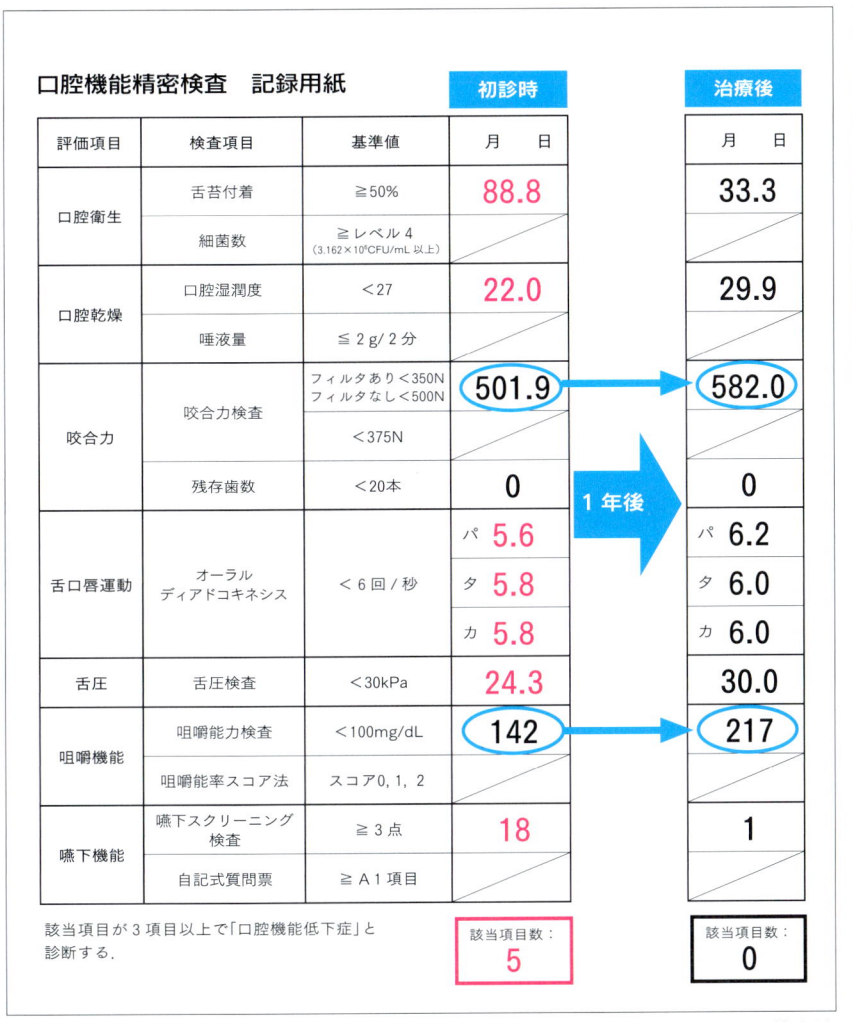

評価項目	検査項目	基準値	初診時 月 日		治療後 月 日
口腔衛生	舌苔付着	≧50%	88.8		33.3
	細菌数	≧レベル4 (3.162×10⁶CFU/mL 以上)			
口腔乾燥	口腔湿潤度	<27	22.0		29.9
	唾液量	≦2g/2分			
咬合力	咬合力検査	フィルタあり<350N フィルタなし<500N	501.9	1年後	582.0
		<375N			
	残存歯数	<20本	0		0
舌口唇運動	オーラルディアドコキネシス	<6回/秒	パ 5.6 タ 5.8 カ 5.8		パ 6.2 タ 6.0 カ 6.0
舌圧	舌圧検査	<30kPa	24.3		30.0
咀嚼機能	咀嚼能力検査	<100mg/dL	142		217
	咀嚼能率スコア法	スコア0, 1, 2			
嚥下機能	嚥下スクリーニング検査	≧3点	18		1
	自記式質問票	≧A1項目			

口腔機能精密検査　記録用紙

該当項目が3項目以上で「口腔機能低下症」と診断する．　該当項目数：5　該当項目数：0

図24　1年後の口腔機能精密検査結果．初診時は5項目で該当していたが，義歯治療と口腔機能訓練を行うことで1年後には該当項目がない状態＝口腔機能低下症ではない状態になった．また，機能が低下していなかった咬合力と咀嚼機能にも変化があらわれ，その数値が大きく向上した．

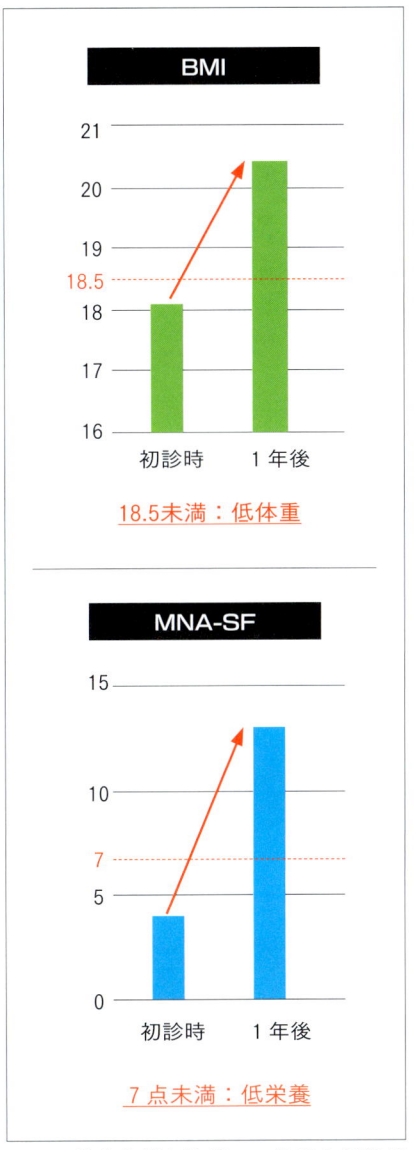

BMI

18.5未満：低体重

MNA-SF

7点未満：低栄養

図25　栄養状態も改善し，体重も標準範囲まで増加した［BMI：初診時の18.09→1年後に20.5まで増加，MNA®-SF：初診時の4P→1年後に13P（栄養状態良好）まで増加］．

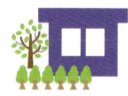 ## 当院での口腔機能低下症に関する取り組み

医療法人福和会 別府歯科医院（福岡県福岡市）

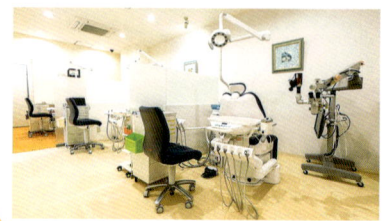

●病院概要

福岡都市圏に位置する一般歯科診療所．外来部門と訪問部門がありますが，外来においても高齢の受診患者が比較的多いです（**図A**）．

●外来部門のスタッフ構成

歯科医師 5 名
歯科衛生士10名
受付 3 名
クリーニングスタッフ 2 名

受診患者のうち
65歳以上の高齢
者の割合

40%

60%

図A 外来部門の受診患者の割合．

●口腔機能精密検査の実施状況

口腔機能精密検査は，50歳以上の口腔機能低下の疑いがある場合において全例に実施しています．検査機材は持ち運びができるバスケットに搭載し，患者ごとに移動しながら使用しています（**図B**）．検査はおもに初診時，SPT などのメインテナンスで再診時に歯科衛生士が実施しています．

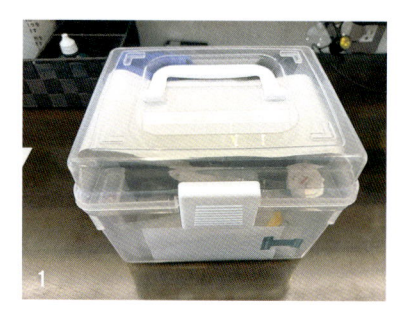 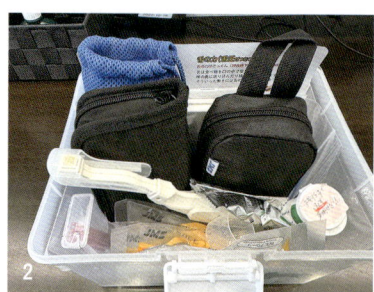

図B1，2 口腔機能精密検査機材の管理状況．持ち運びやすいバスケットに入れることで外来チェア間で移動しながら検査が実施できる．

One Point アドバイス！

・年齢とともに**口腔機能**の問題が大きくなります．高齢者においては，器質的な問題の改善だけではなく，**口腔機能の問題も改善**することが重要です！
・高齢で口腔機能が低下している症例に義歯を作製する場合は，**低下している口腔機能を補う**ような形態を付与します．
・口腔機能の状況は加齢や全身疾患にともない変化します．**定期的に口腔機能精密検査を実施**し，適切な**口腔機能訓練の指導**をしましょう！

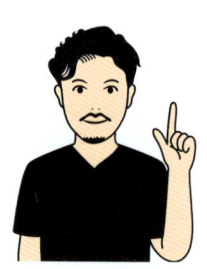

鈴木宏樹

4 部分床義歯の症例：崩壊していく歯列に対する機能維持と補綴設計のポイント

相宮秀俊

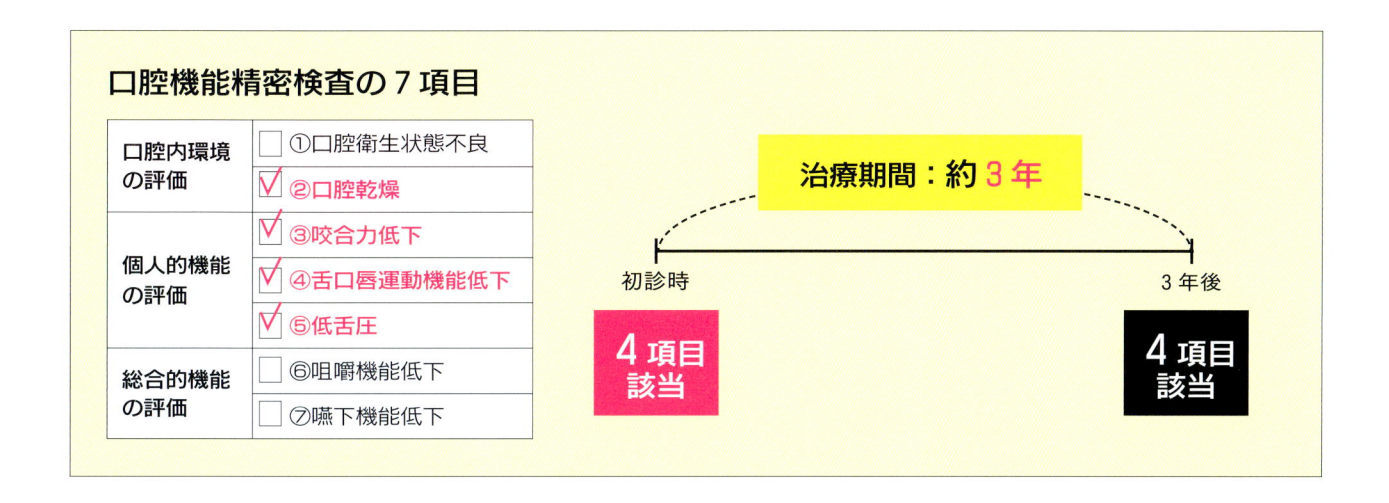

口腔機能精密検査の7項目

口腔内環境の評価	☐ ①口腔衛生状態不良
	☑ ②口腔乾燥
個人的機能の評価	☑ ③咬合力低下
	☑ ④舌口唇運動機能低下
	☑ ⑤低舌圧
総合的機能の評価	☐ ⑥咀嚼機能低下
	☐ ⑦嚥下機能低下

治療期間：約3年

初診時 → 3年後

4項目該当　　　4項目該当

症例の概要

年齢・性別	89歳，男性
主訴	抜歯になる歯が多くあると言われたが本当なのかを見てほしい
初診までの経過	上顎前歯部より排膿が約1ヵ月続いていたことから近隣歯科医院を受診．その際，抜歯になる歯が多くあるとの説明を受けた．歯を失ってしまうことに対する不安があり，娘さんが当院に来院していたことからセカンドオピニオンにて来院
既往歴	高血圧
服用薬剤	糖尿病治療薬，抗凝固薬，高脂血症治療薬，ビタミンD_3補給薬
日常生活動作（ADL）	一人暮らしで，一部において支援が必要．娘さんが週に2回訪問している
食事	経口摂取

身長	165cm
体重	48kg

BMI	17.63kg/m^2（低体重）
MNA®-SF	11P（低栄養のおそれあり）

初診時は 5 4 2 1|3 など保存が難しい歯が多く存在しました（**図26**）．とくに 5 4 1|3 は頻繁に腫脹を繰り返しており残存歯への対応に迫られました．上顎前突の傾向があり，また臼歯部咬合崩壊も一因となり下顎前歯が上顎前歯に深く噛み込んでいるため，デンチャースペースを確保することが困難な状態で

した．下顎に関しては不自由は感じていませんでしたが，患者は89歳まで義歯の使用経験がなく不安になっていました．

初診に近い時期に行った口腔機能精密検査によると，口腔乾燥，咬合力低下，舌口唇運動能力低下，低舌圧が該当していました（**図27**）．

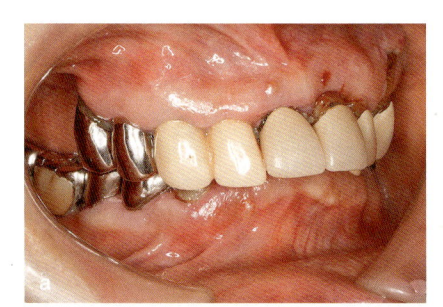
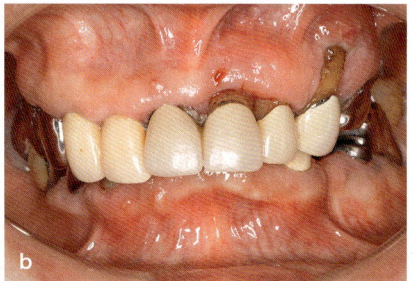
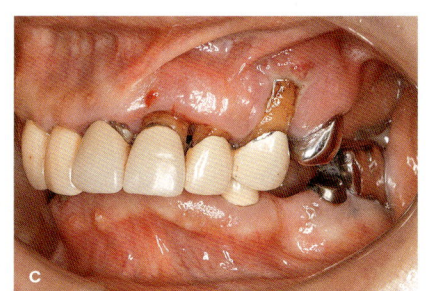
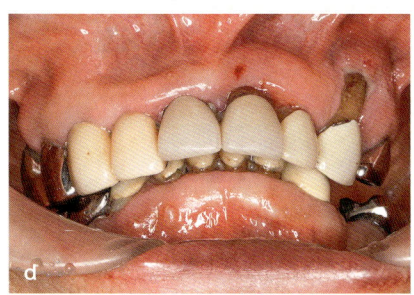
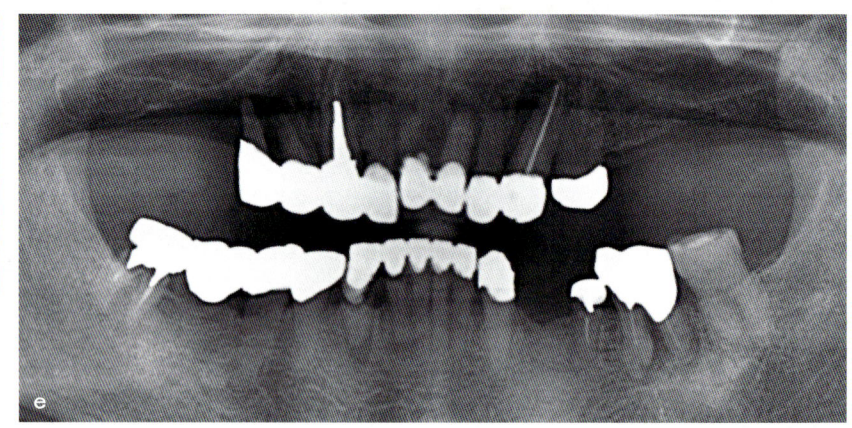

図26a〜e 初診時の口腔内およびパノラマX線写真所見．多くの歯に補綴治療がなされているが，歯周病，二次う蝕に罹患しておりすべての歯に理想的な対応は困難であった．治療するにあたりどのように優先順位をつけるかが大きなテーマである．

口腔機能精密検査　記録用紙

評価項目	検査項目	評価法 / 使用機材	基準値	月　　日
口腔衛生	舌苔付着	TCI	≧50%	**22.0**
	細菌数	口腔内細菌カウンタ	≧レベル 4（3.162×10⁶CFU/mL 以上）	
口腔乾燥	口腔湿潤度	口腔水分計ムーカス他	＜27	**17.0**
	唾	サクソンテスト	≦ 2 g/ 2 分	
咬合力	咬合力検査	デンタルプレスケールⅡ	フィルタあり＜350Nフィルタなし＜500N	**50.5**
		口腔機能モニターOramo-bf（オラモ）	＜375N	
	残存歯数		＜20本	**20本以下**
舌口唇運動	オーラルディアドコキネシス	健口くん ハンディ他	＜ 6 回 / 秒	パ **4.8**　タ **4.8**　カ **3.4**
舌圧	舌圧検査	舌圧測定器	＜30kPa	**6.8**
咀嚼機能	咀嚼能力検査	グルコセンサーGS-Ⅱ	＜100mg/dL	**123**
	咀嚼能率スコア法	咀嚼能力測定用グミゼリー	スコア0, 1, 2	
嚥下機能	嚥下スクリーニング検査	EAT-10	≧ 3 点	**14**
	自記式質問票	聖隷式嚥下質問紙	≧ A 1 項目	

該当項目が 3 項目以上で「口腔機能低下症」と診断する.

該当項目数：
4

図27　初診に近い時期に行った口腔機能精密検査の結果. 検査の結果によると, 口腔乾燥, 咬合力, 舌口唇運動, 舌圧の機能に問題をきたしており 4 項目が該当した.

CHECK !

この症例はこう対応した！

問題点	原因	対応策
・低体重 ・義歯治療への不安 ・予後不良歯による欠損の拡大 ・上顎前突傾向 ・残存歯の位置不良による人工歯排列困難 ・舌圧の低下, 口腔機能の障害	・食欲の低下 ・臼歯部咬合崩壊による前歯部への荷重負担の増大 ・残存歯の挺出, 咬合平面の乱れ ・欠損の拡大と長期間の習癖	・抜歯を含めた残存歯の処置 ・義歯による欠損補綴（オーバーデンチャーによる対応） ・義歯設計への工夫 ・ペコぱんだ®による舌圧トレーニング

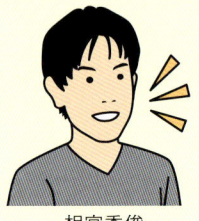

相宮秀俊

- 舌圧低下の問題に対して，ペコぱんだ®による舌圧トレーニングを実施し，ペコぱんだ®は軟らかめのものから使用開始する
- 患者の家族にも舌圧トレーニングについて説明し，取り組んでもらう
- 上顎を中心に保存不可能な歯は抜歯し，パーシャルデンチャーによる治療を行う．過蓋咬合があり補綴スペースの確保が課題である
- 高齢になって初めて使う義歯に慣れていく必要がある

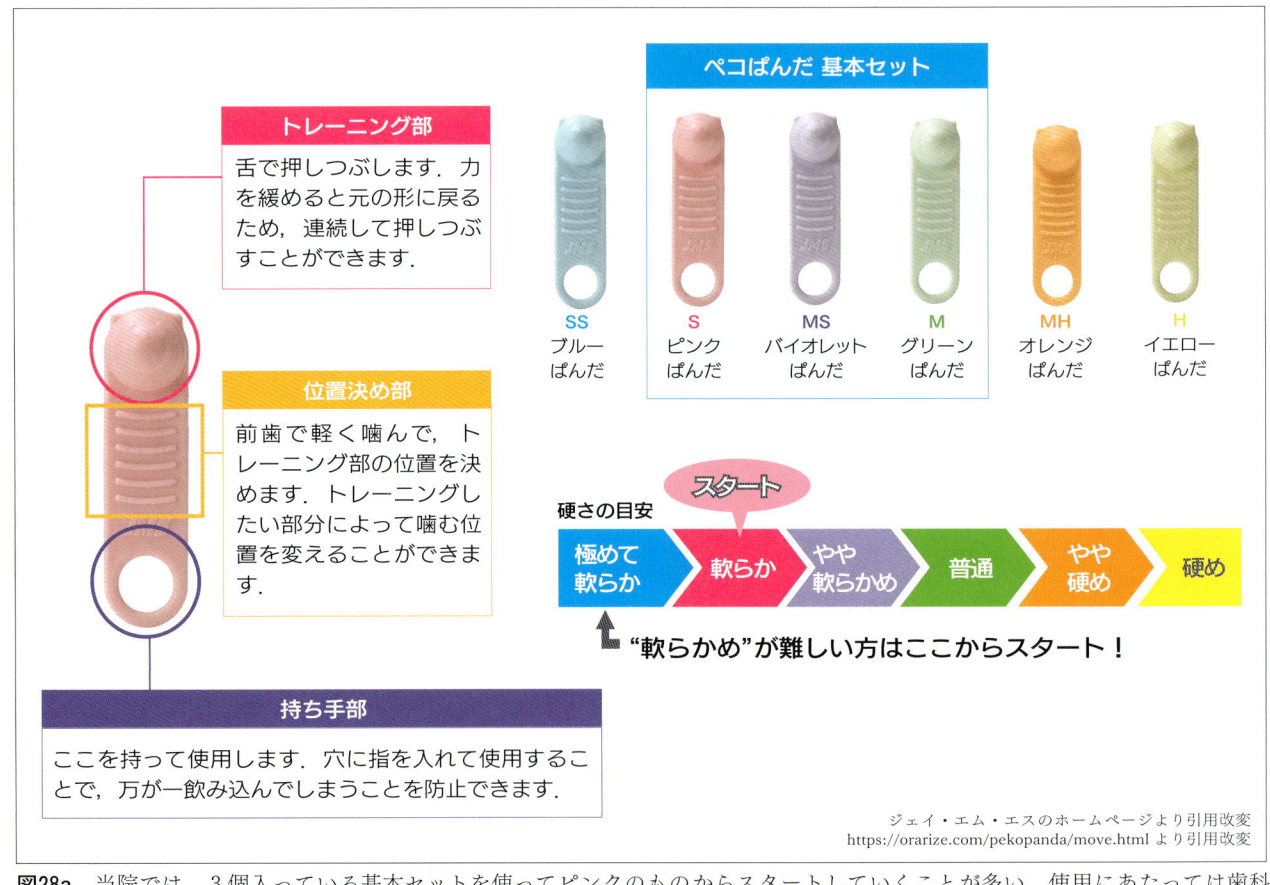

ジェイ・エム・エスのホームページより引用改変
https://orarize.com/pekopanda/move.html より引用改変

図28a 当院では，3個入っている基本セットを使ってピンクのものからスタートしていくことが多い．使用にあたっては歯科衛生士より使用回数，使い方のチェックを行い，トレーニングを開始する（**a，b**：参考文献7，8より引用改変）．

●口腔機能訓練指導のポイント

当院では，舌圧の低下している患者に対してペコぱんだ®による舌圧トレーニングを実施しています（**図28**）．トレーニングの際どの種類のものを選択するかがポイントであり，回数と継続性を重要視して選択していることからピンクのものよりスタートすることが多いです．「義歯治療においてなぜそのようなことをするのか？」と患者から質問されることもあるため，入念な説明と実践にあたり背中を押すコミュニケーションが成果を出す大きなポイントといえます．

当院ではこのトレーニングを歯磨きの際に並行して行うことを推奨し，口腔清掃と機能の両面から日々の口腔管理の重要性を理解してもらおうと日々取り組んでいます．

本症例では，義歯による歯の形態を回復させることに加えて，口腔機能精密検査の結果で大きく低下していた舌圧に注目しました．そこでペコぱんだ®を用いた舌圧トレーニングを提案したところ，はじめから家族も含めて取り組んでもらえました．

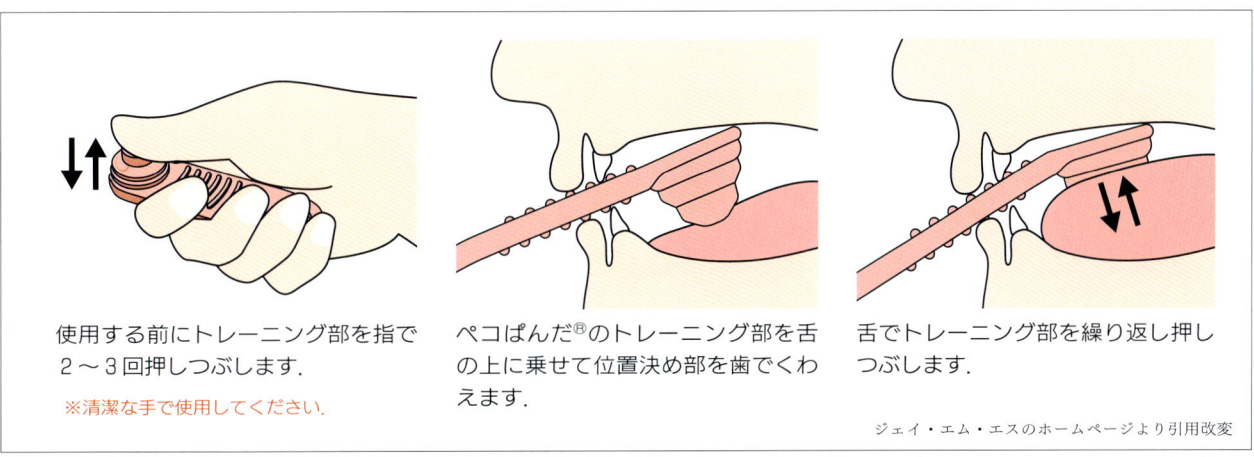

使用する前にトレーニング部を指で2〜3回押しつぶします．
　※清潔な手で使用してください．

ペコぱんだ®のトレーニング部を舌の上に乗せて位置決め部を歯でくわえます．

舌でトレーニング部を繰り返し押しつぶします．

ジェイ・エム・エスのホームページより引用改変

図28b　ペコぱんだ®の使用法．トレーニングの具体的な方法を示す．舌の上に乗せて繰り返し押しつぶしてトレーニングを行う．

図28c　ペコぱんだ®のトレーニング方法．回数，強度に関するトレーニングの目安を示す．それぞれの患者に合った指導を行うことが大切である．

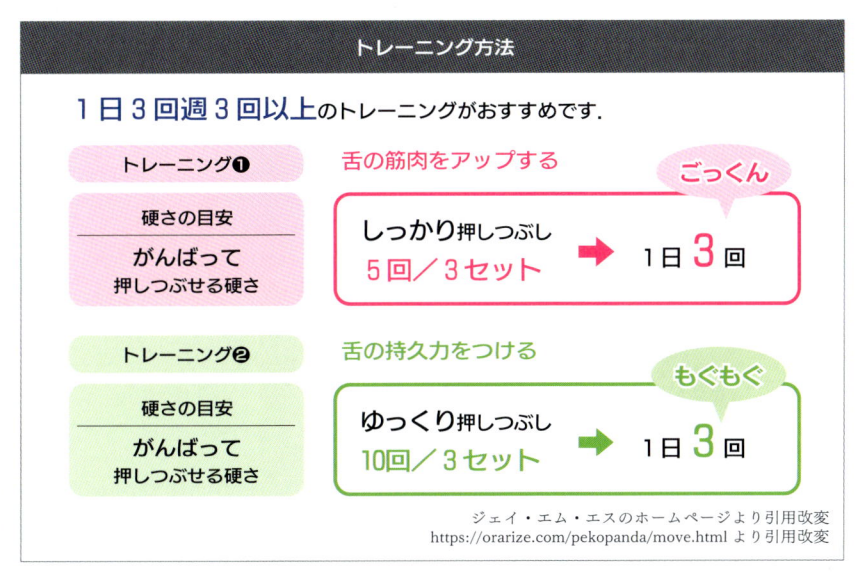

トレーニング方法		
1日3回週3回以上のトレーニングがおすすめです．		
トレーニング❶	舌の筋肉をアップする	ごっくん
硬さの目安	しっかり押しつぶし 5回／3セット → 1日3回	
がんばって 押しつぶせる硬さ		
トレーニング❷	舌の持久力をつける	もぐもぐ
硬さの目安	ゆっくり押しつぶし 10回／3セット → 1日3回	
がんばって 押しつぶせる硬さ		

ジェイ・エム・エスのホームページより引用改変
https://orarize.com/pekopanda/move.html より引用改変

仮の義歯を装着し歯周基本治療を進めていたところ，下顎前歯の口蓋への噛み込みが顕著で義歯床の入るスペースがなく，抜歯後に追歯していた唇側人工歯と口蓋部をつないでいる義歯床の破折が多く認められました．臼歯の残存歯が少ないことに加えて，残存歯のある前歯部に頼った咀嚼を行っていることがその一因となっています．

そこで対合歯が深く噛み込む義歯床の薄い部分は，パラタルバーにて対応することとしました．具体的な歯科技工士への指示を以下に示します（**図29**）．

欠損が進行していくと，もともとあった歯列の問題が顕著になります．本症例では，上顎に対する噛み込みが大きく咬頭嵌合位における補綴スペースの確保が困難な状態でした．残存歯の位置が義歯設計の妨げになり口腔機能がついてこないケースも多くあることから，現状の残存歯の位置に合わせて機能回復を図ることが治療のテーマとなりました．

本症例では上下顎ともに多くの歯に問題がある状態であったため，どうしても保存が不可能であった歯のみを抜歯し，部分床義歯を装着しました（**図30**）．

技工指示書に記載した指示：

- 下顎前歯の口蓋への噛み込みが顕著で義歯床の入るスペースがないため，口蓋部のパラタルバーに咬合させることで対応しましょう

- 咬合に関しては，咬頭嵌合位からわずかに（インサイザルポールにて0.5mm）上げて補綴スペースを確保しましょう

図29 技工指示書に記入した指示.

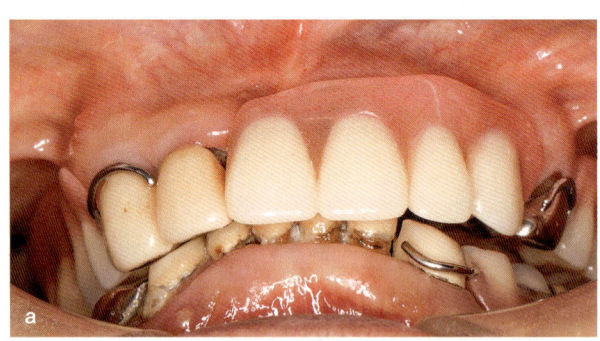
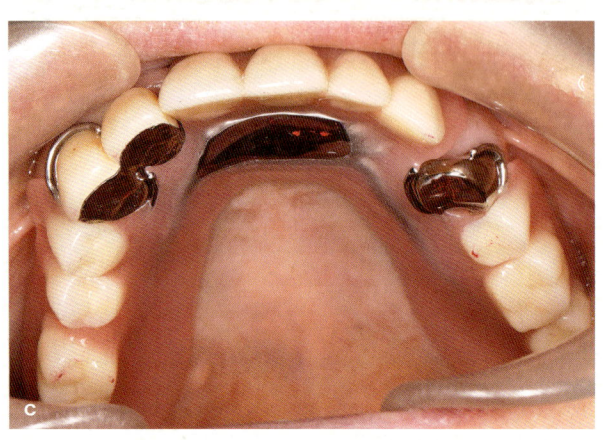
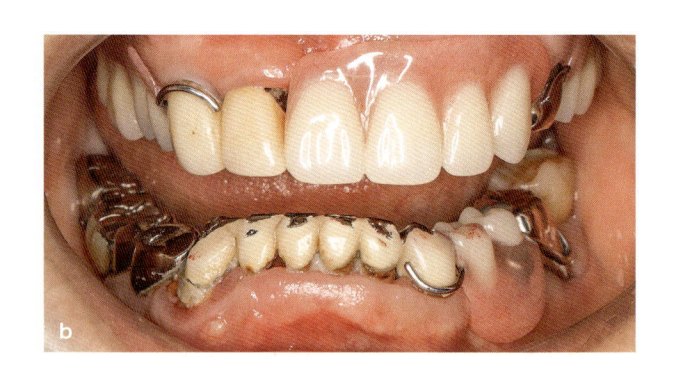

図30a〜c 上顎補綴治療終了後の口腔内所見．どうしても保存困難な歯のみを抜歯し，部分床義歯を装着して咬合できる状態にした.

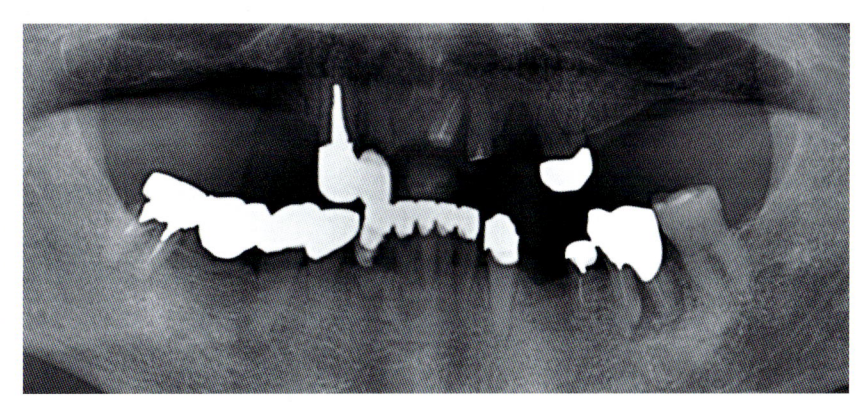

図31a　上顎治療介入後の残存歯の状態を示す．多くの歯に問題をきたしているが高齢ということもあり，本人と家族と相談のうえ，目の前の問題点を解決しながらいかに QOL を保つことができるかが大きなポイントである．

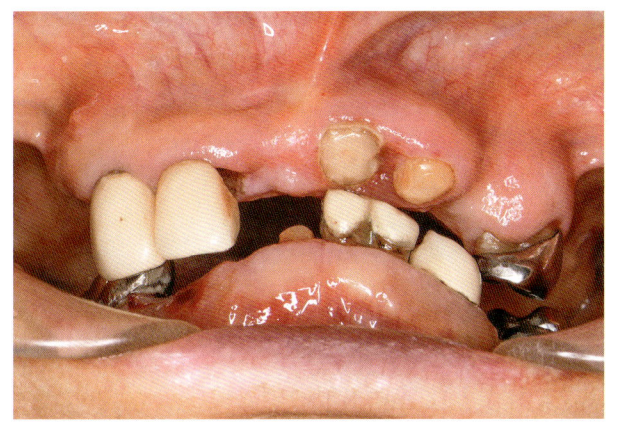

図31b　図30の義歯を外した状態．以前より連結されていた ⎡3 2 1⎤ が炎症をきたしたため，歯冠補綴物を撤去して残根上の義歯へと移行した．

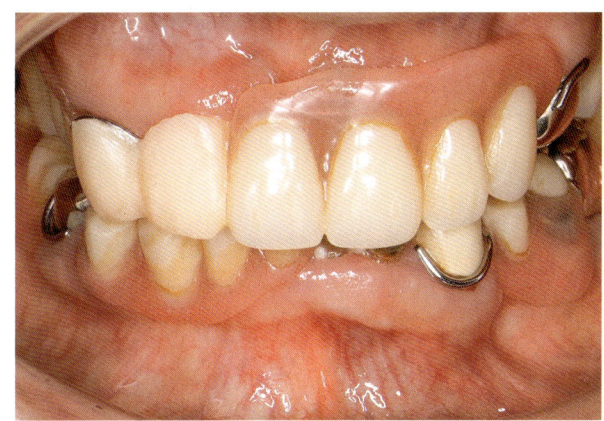

図31c　上顎の義歯はその後 ⎡3 2⎤ が失われたため増歯した．歯が失われると以前の歯冠形態と比べて排列の自由度が向上する．その際，対合歯に合わせた歯冠形態を付与し，以前の状態よりも咀嚼しやすい状況を作ることが大切である．歯の数の減少は補綴介入のチャンスとも捉えられ，咀嚼機能が回復するサイクルを作り出していくことができる．

筆者は，歯の保存が将来的に困難であることが予想される場合であっても，治療介入時点で保存できると判断できる場合は残根にしてオーバーデンチャーを装着するようにしています．また保存した残根は，感染などのトラブルが起こった場合に抜歯を検討します．このように患者の背景を鑑みて，ライフステージに合わせて目の前の問題を解決し続けることは極めて重要です．高齢になるとすべての歯に理想的な介入を行うことだけが治療ではなく，状態に応じて優先順位をつける治療計画の立案が求められます．

　上顎の治療介入後，しばらくして下顎前歯部に炎

症があり，残根上でオーバーデンチャーを作製し対応しました（図31）．欠損が進行すると，それまで残存歯の位置に規定されていた部分が人工歯の咬合接触となり，排列の自由度が向上します．このように補綴（人工歯の排列）が可能な範囲が増えると咬合の与え方に選択肢が増え，歯冠形態の工夫もできます．咀嚼しやすい位置に人工歯を排列できると咀嚼効率が上がり，結果として QOL の向上に寄与できます．欠損の拡大は必ずしも悪いことばかりではなく，個々の患者に合わせて咀嚼しやすい口腔内を作ることができる機会になるとも考えています．

●義歯新製後の変化

初診時に保存が難しかった歯を抜歯し，パーシャルデンチャーによる治療を行いました．患者は89歳まで義歯の使用経験がなく不安になっていたことが術前の懸念事項でしたが，比較的問題なく受け入れてもらえました．義歯を機能させるためには歯科医師側による形態の回復はもちろんのこと，それを使うための舌や筋肉にも注目する必要があります．歯列は上顎前突の傾向があり，残存歯の位置が咬合においては不利な条件でしたが，現在，食事は問題な

く咀嚼に関しては不自由を感じていません．口腔機能精密検査の該当項目数は変わりませんでした．舌圧のトレーニングを行い，舌圧に関しては以前と比べて回復傾向にあります（**図32**）．

一方で，口腔機能管理を開始した2021年3月～2024年1月に2回転倒していることもあり，体重は48Kg→43Kgと低下しています．口腔機能低下症に該当する項目が他にも存在するため，継続的な口腔機能精密検査と入念な経過観察が必要です．

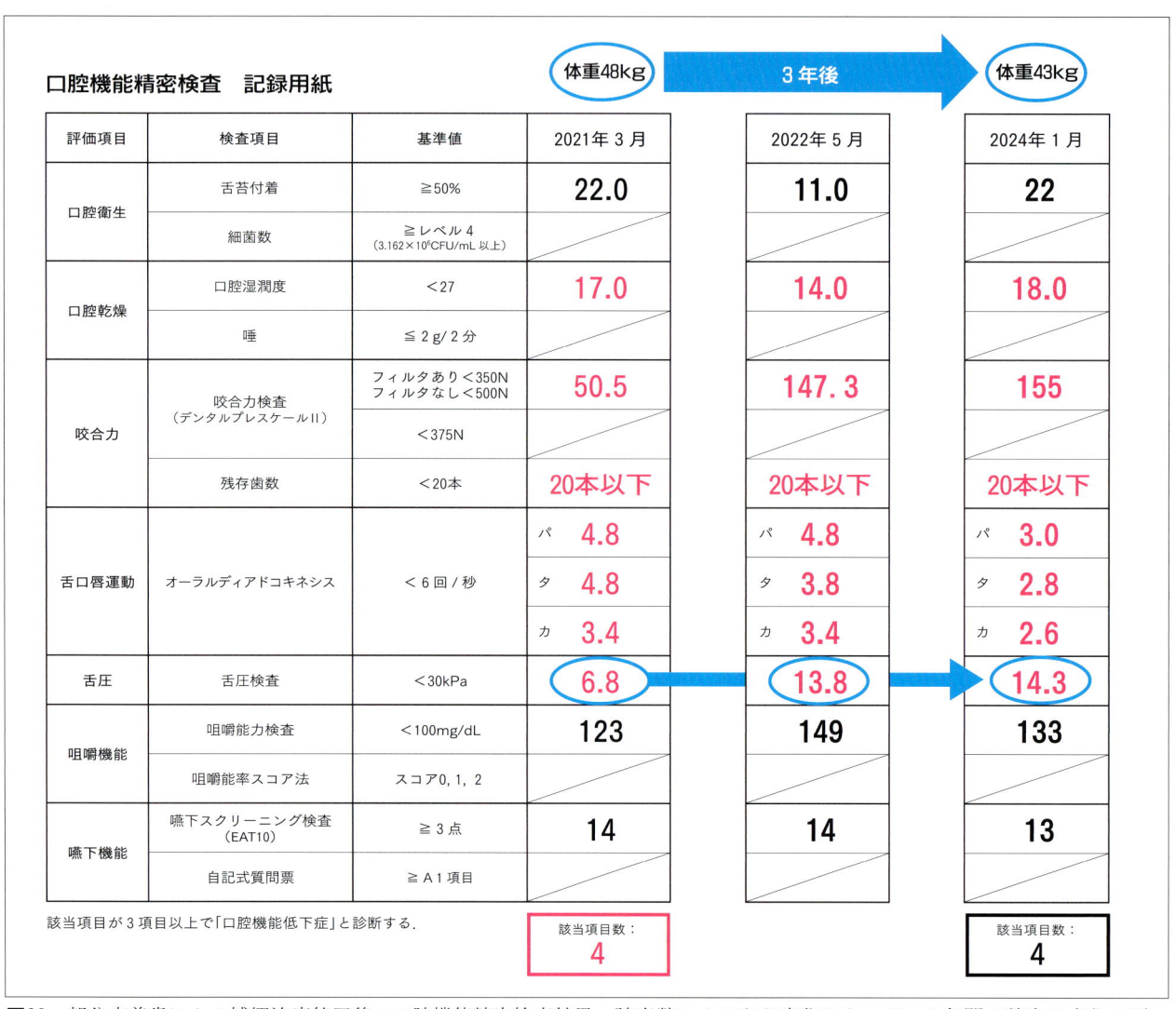

図32 部分床義歯による補綴治療終了後の口腔機能精密検査結果．該当数は4であり変化はないが，3年間で数字の変化は悪い方向に向かっていないことに注目してもらいたい．これはトレーニングを行うことにより現状をキープして，患者のQOLを大きく変化させないことに寄与できているのではないだろうか．今後も計測し続け，変化を追っていきたい．

2回の転倒の際，頭部に傷はできましたが幸いにして重篤な後遺症は残りませんでした．「転倒から回復できたのも，食べる，飲み込む機能に大きな障害がないことが一因となっている」と本人，家族が話していました．これからも全身的な変化にも目を向けながら患者のQOLを保っていきたいと考えています．

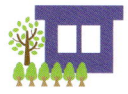

当院での口腔機能低下症に関する取り組み

吹上みなみ歯科（愛知県名古屋市）

●病院概要

名古屋市の中心部の商業地と住宅地の境目に位置することから，0〜100歳まで幅広い患者層が来院する総合的な医院です．65歳以上の高齢者は約3割であり，名古屋市内の年齢別割合（約26％）と近似しています[9]．

●スタッフ構成

歯科医師4名，歯科衛生士6名，歯科助手4名

●口腔機能低下症の検査状況

当院では，高齢者層において，SPTにて通院される患者が多く，また歯周基本治療時より意識が高い方が多いです．口腔機能精密検査を行う際は，口腔機能についてていねいに説明し何を目的に行うかを明確にしています．また，院内はバリアフリーで車椅子でも容易に移動ができるので，継続的に通院していた患者から，年配の家族を紹介していただく機会もよくあり，自身での通院が困難となった患者も多く来院されます．口腔機能精密検査は初診に近い時期と治療前，SPT時と歯の治療に加えて実施しています．特にスタッフ間での患者の情報共有を大切にしており，専用の患者共有シートに重要事項をピックアップして毎回チェックしています（**図A**）．

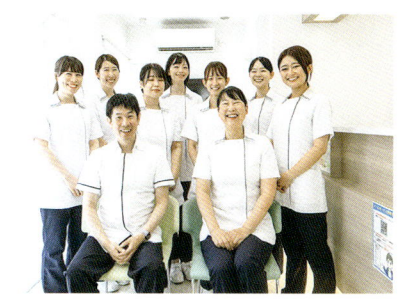

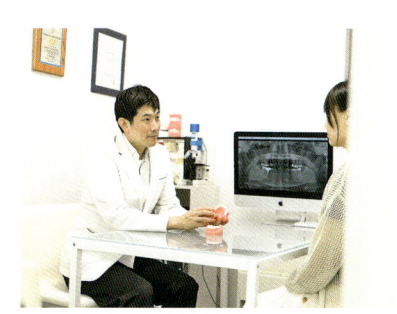

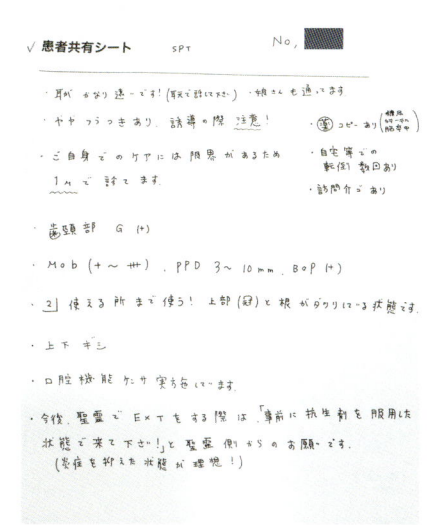

図A　患者共有シート．通院を支える診療室スタッフの情報共有が重要である．

　歯の数と全身の健康は密接に関連していることから，歯の欠損が進行すると口腔機能だけでなく全身の機能にも影響が出てきます．したがって，歯を守り欠損の拡大を防いでいくことが大切です．

　しかしながら，広範囲に補綴治療が行われていたり，口腔乾燥が存在したり，残存歯が少なく力のコントロールが困難であったりと欠損の進行を防止することが困難な症例に遭遇することも多くあります．そのような患者に対しては補綴治療を適切に行い，機能の回復を最大限に図ることが重要です．定期的な口腔機能精密検査を行い，機能低下があるかどうか確認し低下している場合には口腔機能訓練を実施しましょう．

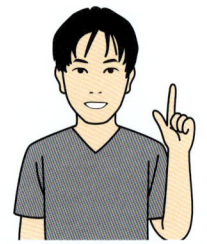

相宮秀俊

5 インプラントを用いて歯周病患者の口腔機能低下症に対応した症例

安藤壮吾

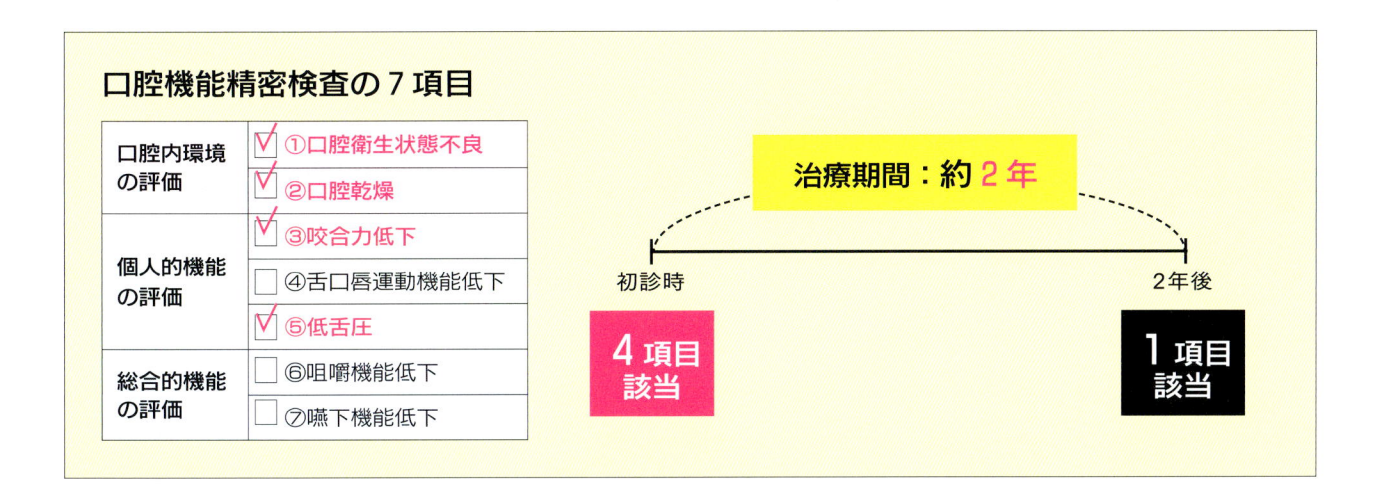

口腔機能精密検査の7項目

口腔内環境の評価	☑ ①口腔衛生状態不良
	☑ ②口腔乾燥
個人的機能の評価	☑ ③咬合力低下
	☐ ④舌口唇運動機能低下
	☑ ⑤低舌圧
総合的機能の評価	☐ ⑥咀嚼機能低下
	☐ ⑦嚥下機能低下

治療期間：約2年

初診時 — 2年後

4項目該当

1項目該当

症例の概要

年齢・性別	55歳，女性
主訴	全体的に歯が痛い，食事が嚙みづらい，見た目が気になる
初診までの経過	歯科医院に通院した記憶はほとんどない．日常的にブラッシング時に出血は感じていたが痛みもとくになかった．今回，痛みと動揺を感じて来院
既往歴	糖尿病，高血圧症，睡眠時無呼吸（当院より検査依頼で発覚）
日常生活動作（ADL）	自立
食事	食べやすいものを食べる（食生活アンケート：図35）

身長	150cm	AHI	24.6（閉塞性睡眠時無呼吸）
体重	69.3kg	h-CRP PISA	0.48mg/dl 2,576.2mm^2 （重度慢性歯周炎による炎症）
BMI	29.6kg/m^2（肥満）	血清アルブミン値	3.2g/dl
HbA1c	6.9%（糖尿病）	総エネルギー平均	2,365kcal （適正エネルギ量1,290kcal，糖質カロリー過多）

　上下顎ともに歯周炎は重度に進行しており，保存不可能な歯も多数認められ（**図33, 34**），動揺や咬合痛も著しいことから，患者の主訴でもある咀嚼障害は深刻です．また，食生活アンケートからも推測されるように（**図35**），歯ごたえのある繊維性のものや，タンパク質を摂取することは困難であり，糖質に偏ってしまうことから，糖尿病や肥満傾向を助長させる悪循環に陥っています．

　初診時の口腔機能精密検査の結果では，口腔衛生，口腔乾燥，咬合力，舌圧の4項目が口腔機能低下症

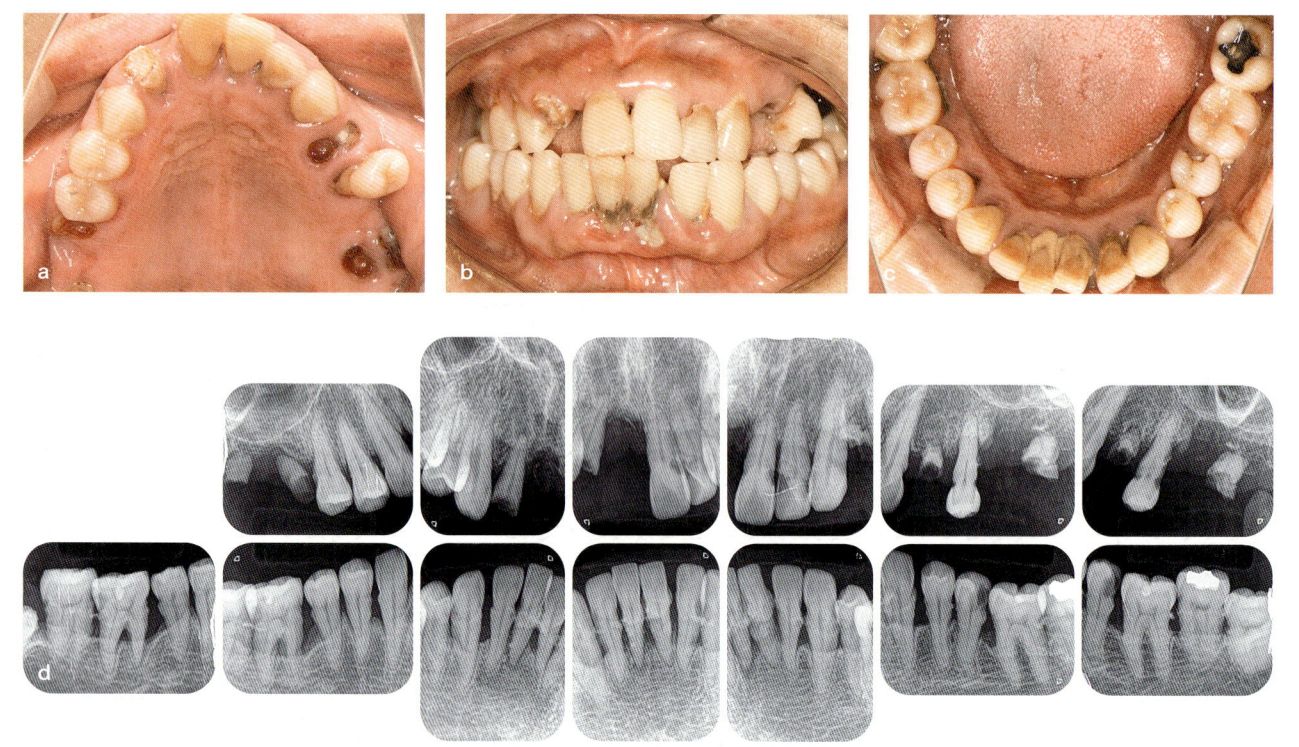

図33a～d　初診時口腔内写真およびデンタルX線写真．重度歯周炎による咬合崩壊および歯周組織の破壊は著しく，低位舌による前歯部のフレアアウトも認められる．

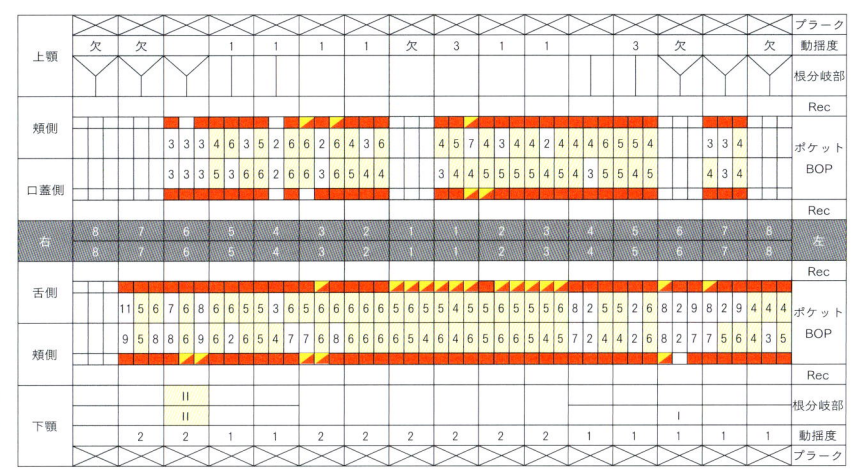

図34　初診時歯周精密検査6点法．全顎的に重度歯周炎が認められる．PISA 2576.2mm^2［PISA：Periodontal Inflamed Surface Area（歯周ポケット炎症面積）］．

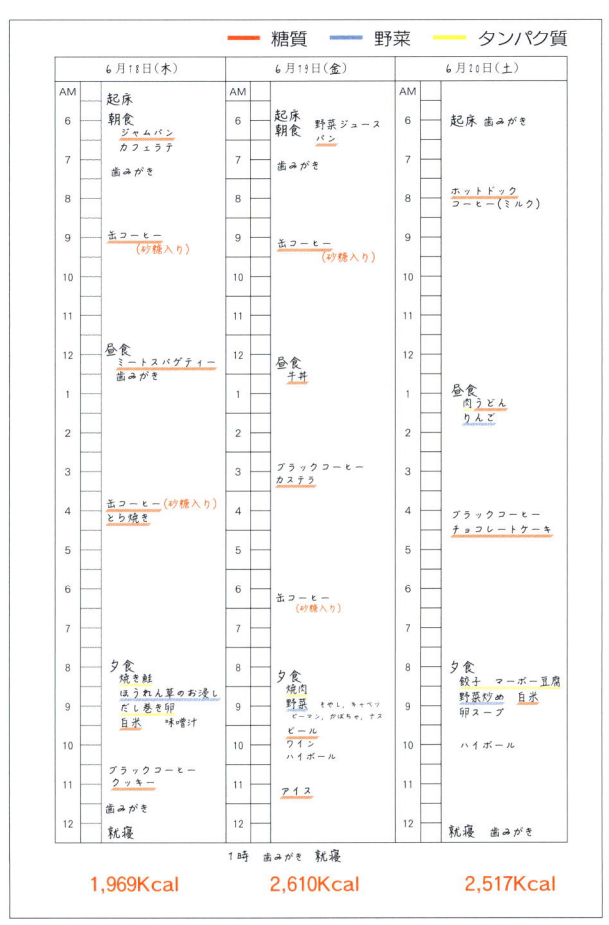

図35　食生活アンケート．咀嚼障害のためか，かなり偏った栄養状態になっている．

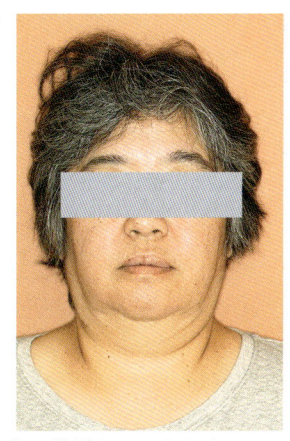

図36　BMIは約30と肥満傾向が強く首周りはかなり太い．

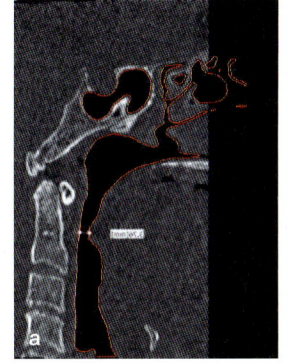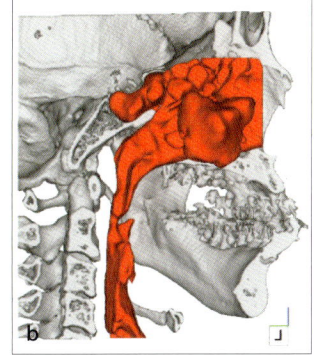

図37a, b　気道は狭く低位舌である．AHIは24.6と中等度の睡眠時無呼吸である．

に該当しました（**図38**）．また異常値ではないものの咀嚼機能も低下が認められました．さらに肥満傾向が強く，首周りも太いことから睡眠時無呼吸も発症しており（**図36, 37**），低位舌に対するアプローチも必要になってきます．

口腔機能精密検査　記録用紙

評価項目	検査項目	評価法 / 使用機材	基準値	月　　　日
口腔衛生	舌苔付着	TCI	≧50%	75
	細菌数	口腔内細菌カウンタ	≧ レベル 4（3.162×10⁶CFU/mL 以上）	
口腔乾燥	口腔湿潤度	口腔水分計ムーカス他	＜27	24
	唾	サクソンテスト	≦ 2 g/ 2 分	
咬合力	咬合力検査	デンタルプレスケールⅡ	フィルタあり＜350N フィルタなし＜500N	
		口腔機能モニター Oramo-bf（オラモ）	＜375N	160
	残存歯数		＜20本	
舌口唇運動	オーラルディアドコキネシス	健口くん ハンディ他	＜ 6 回 / 秒	パ / タ / カ
舌圧	舌圧検査	舌圧測定器	＜30kPa	26
咀嚼機能	咀嚼能力検査	グルコセンサーGS- Ⅱ	＜100mg/dL	156
	咀嚼能率スコア法	咀嚼能力測定用グミゼリー	スコア0，1，2	
嚥下機能	嚥下スクリーニング検査	EAT-10	≧ 3 点	
	自記式質問票	聖隷式嚥下質問紙	≧ A 1 項目	

該当項目が 3 項目以上で「口腔機能低下症」と診断する.

該当項目数：
4

図38　初診時の口腔機能精密検査結果. 口腔衛生，口腔乾燥，咬合力，舌圧の 4 項目が口腔機能低下症に該当した. 咀嚼機能はやや低下していた.

CHECK !

この症例はこう対応した！

問題点	原因	対応策
・咀嚼障害	・病原性細菌因子（PCR69.7%，歯列不正，口呼吸）	・歯周治療
・低位舌	・宿主因子（年齢55歳，糖尿病，女性ホルモンの変化，睡眠時無呼吸）	・口腔内容積を減少させないような治療計画
・口腔衛生状態不良		・口腔機能訓練
・口腔乾燥	・生活習慣因子（飲酒，炭水化物に偏った食生活，肥満）	・生活習慣へのアプローチ

治療方針

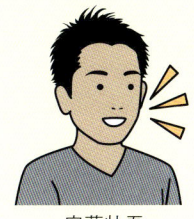

安藤壮吾

- 歯周治療を行い，不正咬合や欠損部位に補綴処置を行うことで咬合力や咀嚼機能を回復させる
- 口腔内容積を減少させる治療計画は，低位舌や睡眠時無呼吸を悪化させる可能性が高いため避ける．そのうえで口腔機能訓練を行う
- 噛める環境を整えると同時に食事指導も含めた生活習慣にもアプローチする

巻末付録
CHECK！

●口腔機能訓練指導のポイント

口腔機能精密検査で該当した舌圧の低下に対しては，軽度であったため「あいうべ体操」や「ペコぱんだ®を用いた舌の抵抗訓練」を治療と並行しながら指導していきました（**図39**）．また咬合力や咀嚼機能に関しては，欠損補綴を装着後にグルコセンサーや食生活アンケートで評価しました．

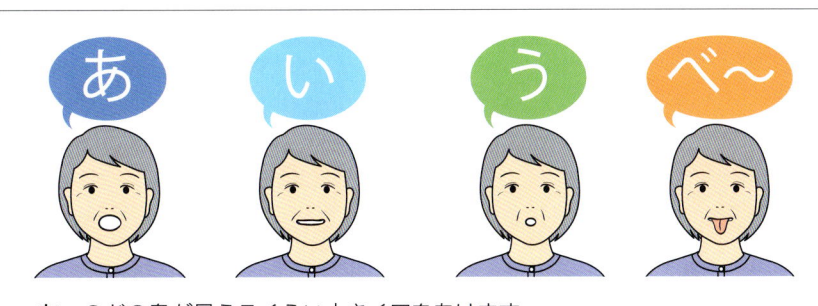

あ：のどの奥が見えるくらい大きく口をあけます
い：口角を大きく横に引きます
う：くちびるを前に突き出すようにとがらせます
べ：舌の先をしっかりと伸ばします

図39a　口唇・舌の可動域拡大訓練のあいうべ体操．一つひとつの動作を確実に，ゆっくりと行うよう指導する（参考文献7，10より引用改変）．

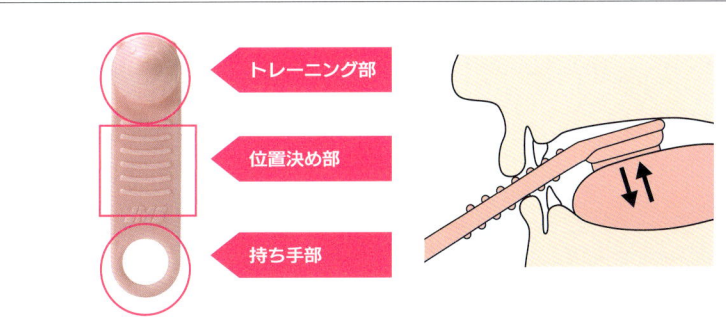

ペコぱんだ®のトレーニング部を舌の上に乗せ，位置決め部を噛んで安定させてから舌で繰り返し押しつぶします．

ジェイ・エム・エスのホームページより引用改変

図39b　ペコぱんだ®を用いた舌の抵抗訓練（ジェイ・エム・エス）．筋力を向上させるには，筋肉に一定の負荷をかける必要がある．ペコぱんだ®は舌への負荷の調整が可能な器具である（参考文献7，8より引用改変）．

　歯周病の多くは多因子疾患であるため，さまざまなアプローチが必要ですが，歯周基本治療がベースとなります．まずは患者自身に疾患と向き合ってもらい，担当歯科衛生士により確実な病原性細菌因子のコントロールを行います（**図40**）．

　基本治療終了後は患者のコンプライアンスが低下しないように留意しながら，口腔内容積を低下させないように全顎治療を進めます（**図41**）．それと並行しながら機能訓練を行っていきます．

　補綴装置を装着し始めたら（**図42**）管理栄養指導を開始して，噛めるだけではなく，食べる内容の意識改革も行います．

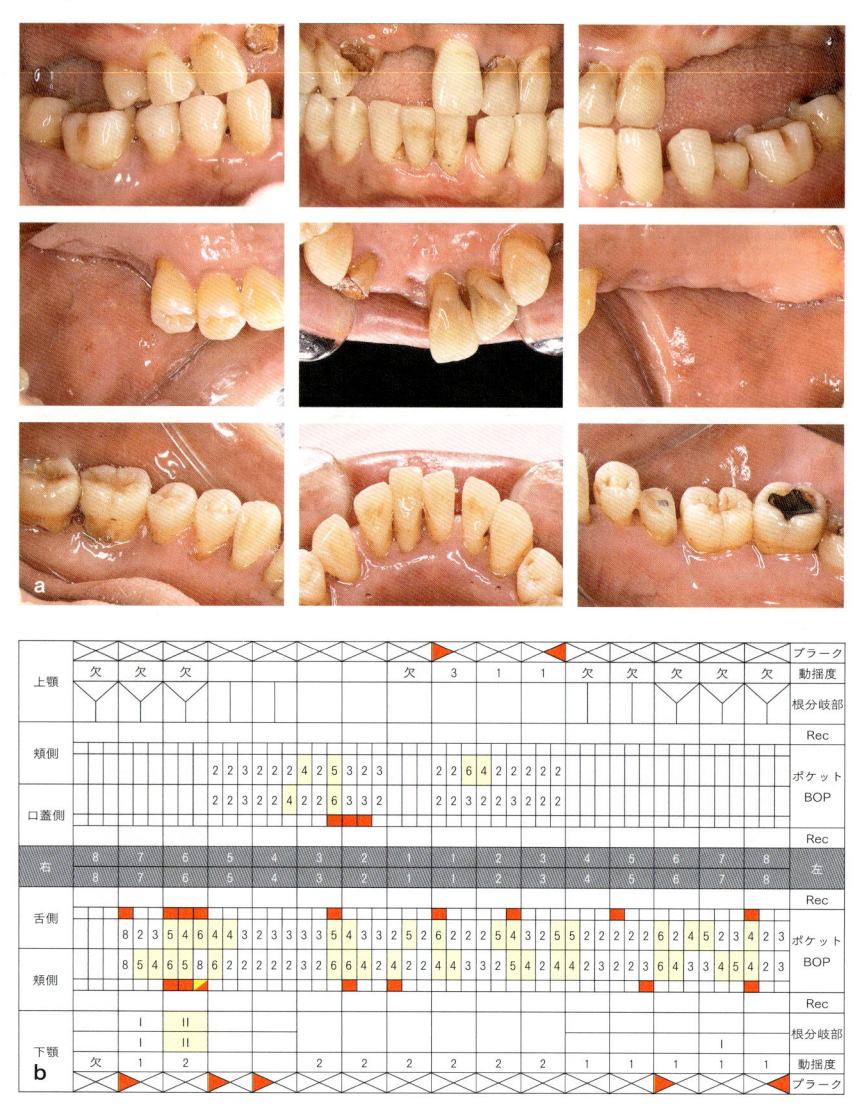

図40a, b　歯周基本治療終了時の口腔内写真および歯周組織検査表．基本治療を確実に行うことが歯周治療においてはもっとも重要である．PCR は8.0%，BOP は14.4%，PISA は281.6mm² まで低下した．

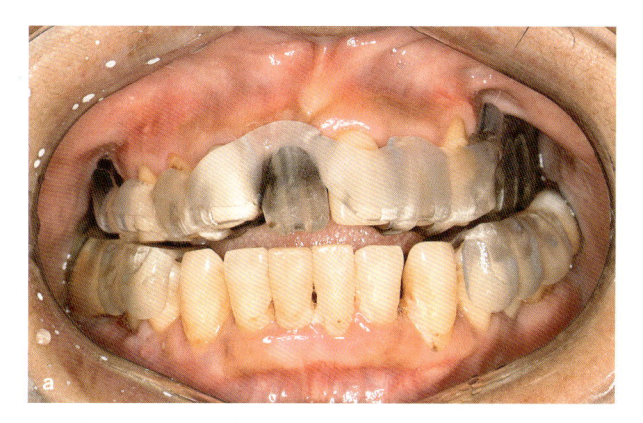

図41a～c　可及的に咬合高径を下げず歯列弓を狭くしないことにより，舌房を確保した状態で機能訓練を行うことが重要である．

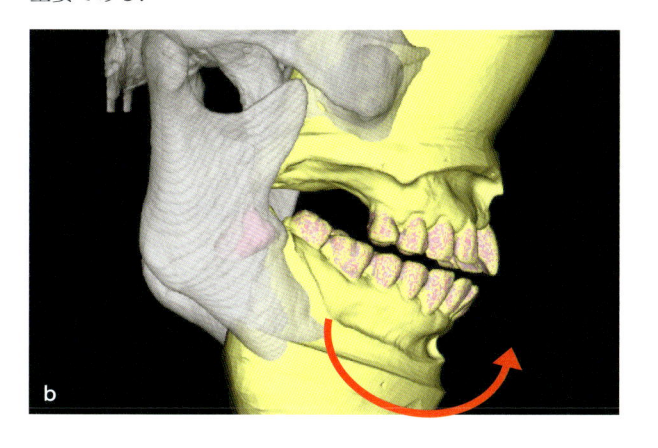

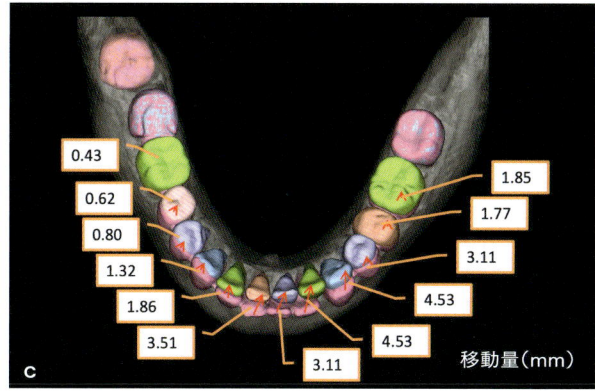

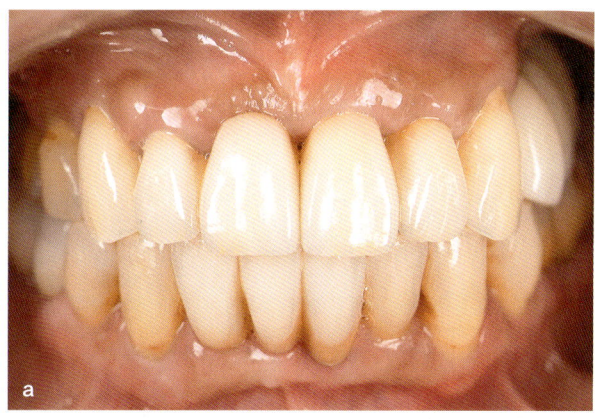

図42a, b　矯正・インプラント・補綴装置を用いて口腔機能回復治療を行った．しかしここで終わりとせず確実に機能しているかを評価することが大切である．

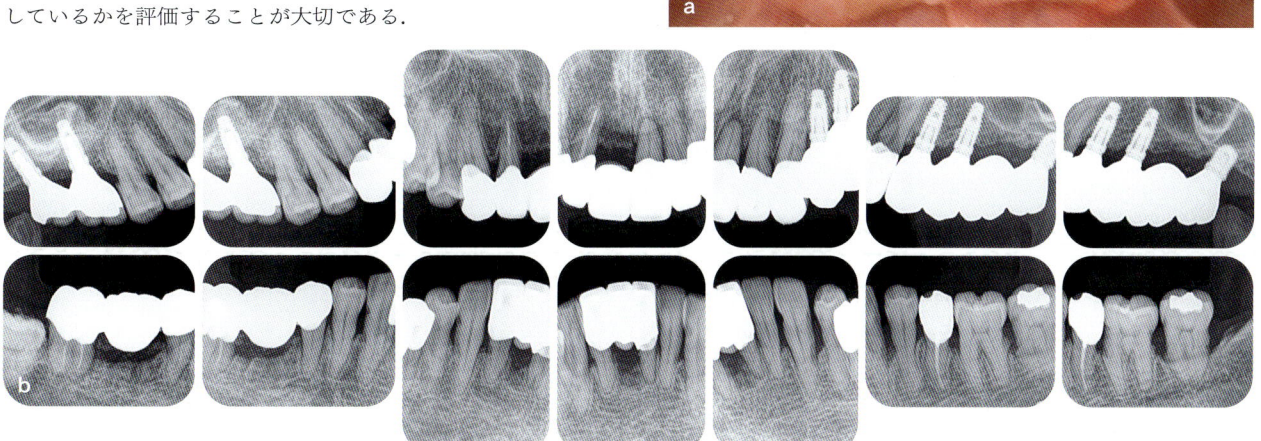

●治療終了後の変化

歯周治療および口腔機能回復治療を行ったことにより，口腔衛生状態や咬合力，咀嚼機能は大幅に改善しました．また舌圧も基準値に到達しました．口腔乾燥はあまり変化が見られませんでしたが，口腔衛生状態に加えてSPTにて経過観察していくこととしました（**図43, 44**）．

口腔機能回復と同時に患者の健康観も取り戻したため，血糖値や肥満傾向および睡眠時無呼吸も改善でき，患者は現状に非常に満足しています（**図45**）．

担当歯科衛生士と管理栄養士が二人三脚となって成し遂げることができた結果であり，筆者もとても嬉しく思います．

口腔機能精密検査　記録用紙

評価項目	検査項目	評価法／使用機材	基準値	初診時 月　日	治療後 月　日
口腔衛生	舌苔付着	TCI	≧50%	75	30
	細菌数	口腔内細菌カウンタ	≧レベル4（3.162×10⁶CFU/mL 以上）		
口腔乾燥	口腔湿潤度	口腔水分計ムーカス他	<27	24	27
	唾	サクソンテスト	≦2g／2分		
咬合力	咬合力検査	デンタルプレスケールⅡ	フィルタあり<350N フィルタなし<500N		
		口腔機能モニター Oramo-bf(オラモ)	<375N	160	240
	残存歯数		<20本		
舌口唇運動	オーラルディアドコキネシス	健口くん ハンディ他	<6回／秒	パ タ カ	パ タ カ
舌圧	舌圧検査	舌圧測定器	<30kPa	26	32
咀嚼機能	咀嚼能力検査	グルコセンサーGS-Ⅱ	<100mg/dL	156	254
	咀嚼能率スコア法	咀嚼能力測定用 グミゼリー	スコア0, 1, 2		
嚥下機能	嚥下スクリーニング検査	EAT-10	≧3点		
	自記式質問票	聖隷式嚥下質問紙	≧A1項目		

2年後

該当項目が3項目以上で「口腔機能低下症」と診断する．

該当項目数：4

該当項目数：1

図43　治療終了後，該当項目は1となり口腔機能低下を改善することができたといえる．

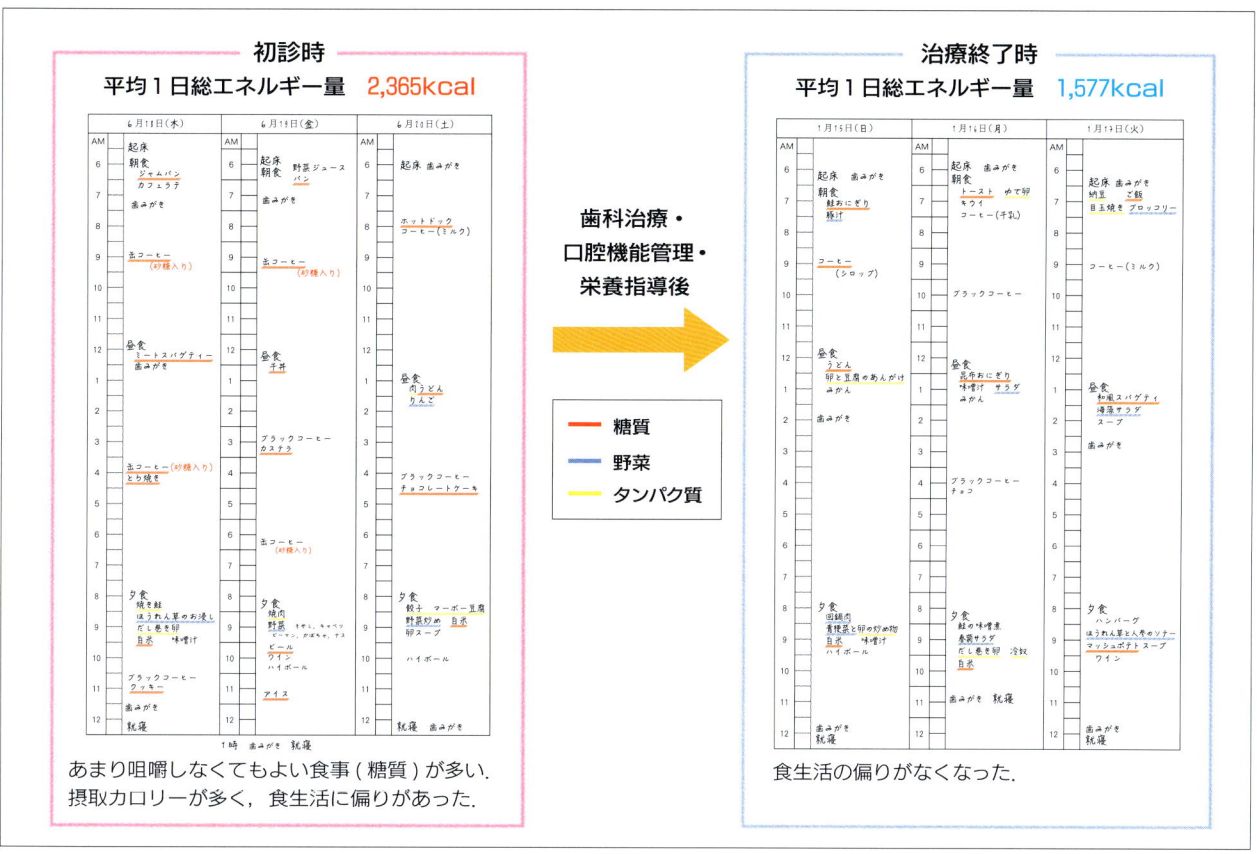

図44 口腔機能回復と平行して意識改革も行わなければならない.管理栄養士の指導によりバランスの良い食生活ができている.

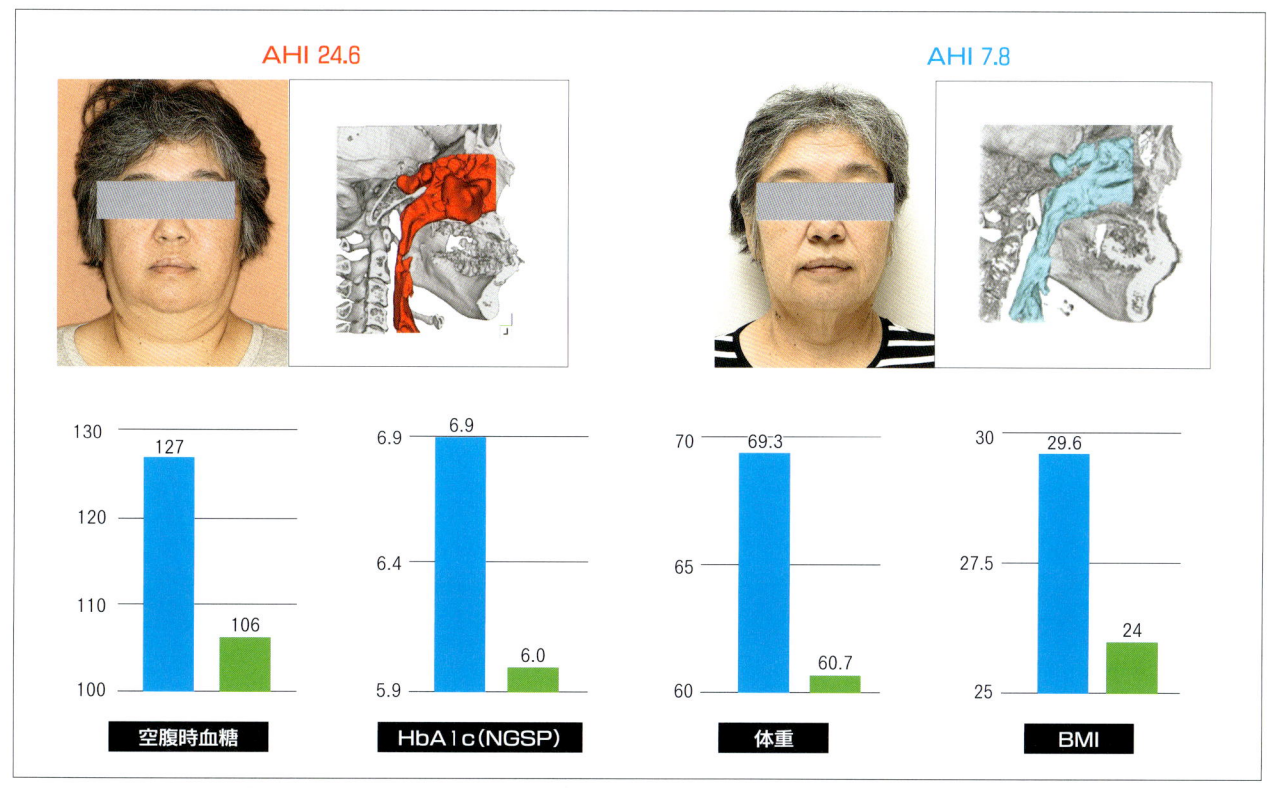

図45 口腔機能と生活習慣の改善により患者は健康観を取り戻し,あらゆる項目の数値が改善している.

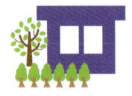 ## 当院での口腔機能低下症に関する取り組み

医療法人マイアベニュー なみき通り歯科・矯正歯科
（愛知県名古屋市）

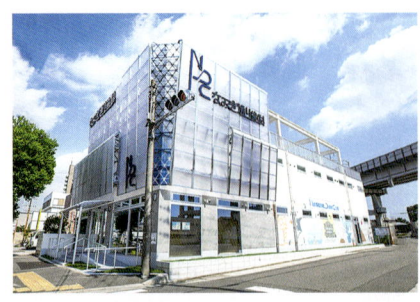

●病院概要

名古屋市の南区に位置する一般歯科診療所であり，住宅街の中にあることから，乳幼児から高齢者まで患者層は幅広い．訪問部もあり在宅診療にも対応している．

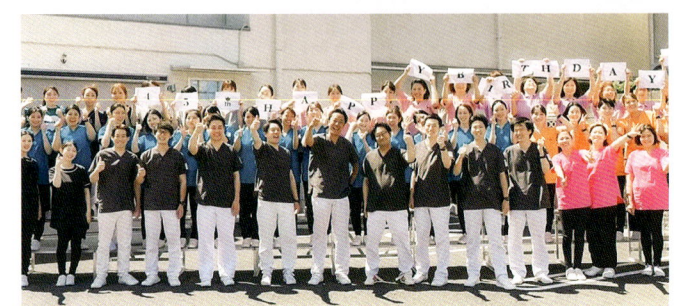

●外来部門のスタッフ構成

歯科医師13名，歯科衛生士16名
歯科技工士 4 名，管理栄養士 6 名
放射線技師 2 名，保育士 6 名

●口腔機能精密検査の実施状況

50歳以上の患者にはすべて施行している．初診時および SPT やメインテナンス時に歯科衛生士が検査する．

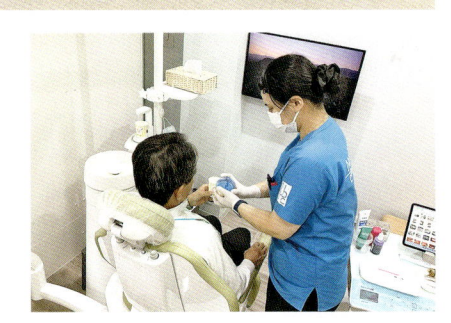

One Point アドバイス！

- 口腔機能低下症は軽度な時からのスクリーニングが重要です．重度になってしまうと治療できることが限定されてしまいます．対象患者すべてに検査を行うことを推奨します．
- 歯周病や欠損補綴の治療のゴールは最終的に歯や補綴装置が適正に機能しているかどうかです．口腔機能精密検査で，治療終了後の口腔機能を評価することが非常に重要です．
- 治療終了後からが本当の意味でのスタートです．継続してリスクを未然に察知しながら，担当スタッフたちと二人三脚で寄り添い続けられるような仕組みが必要です．

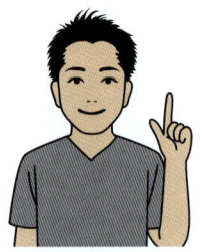

安藤壮吾

6 歯科訪問診療において口腔機能の改善がみられた慢性期脳卒中の症例

中尾　祐／鈴木宏樹

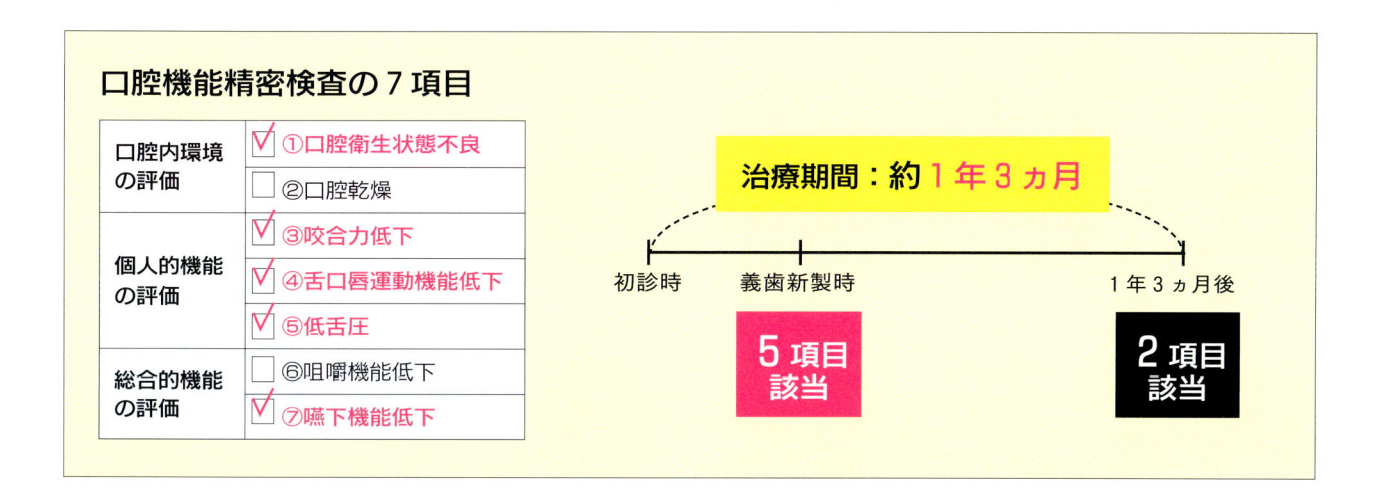

口腔機能精密検査の7項目

口腔内環境の評価	☑ ①口腔衛生状態不良
	☐ ②口腔乾燥
個人的機能の評価	☑ ③咬合力低下
	☑ ④舌口唇運動機能低下
	☑ ⑤低舌圧
総合的機能の評価	☐ ⑥咀嚼機能低下
	☑ ⑦嚥下機能低下

治療期間：約1年3ヵ月

初診時　　義歯新製時　　　　　　　　　　1年3ヵ月後

5項目該当　　　　　　　　　　　　2項目該当

症例の概要

年齢・性別	80代，男性
主訴	形があるものを食べたい
初診までの経過	2022年9月に左側脳出血を発症し，急性期病院に搬送され保存的治療を実施された．その後リハビリテーション病院を経て，有料老人ホームに入居した．食事はミキサー食を摂取していたが食形態レベルを上げたいとの希望があり，ケアマネジャーからの紹介にて2023年3月に当院へ訪問診療の依頼があった
既往歴	左側脳出血，高血圧症，不眠症
服用薬剤	降圧薬（ループ系利尿薬，ACE阻害薬，β1受容体選択性遮断薬），睡眠導入薬（オレキシン受容体拮抗薬）
日常生活動作（ADL）	右上下肢完全麻痺のため，ほぼベッド上で生活しているが，車椅子移乗は可能であり，食事や排泄時は車椅子を使用している
食事	食形態は主食が軟飯，副食はミキサーであり，自身でスプーンを用いて経口摂取している

●初診時の状態

身長	168cm
体重	58kg

BMI	20.5kg/m²
MNA®-SF	4P(低栄養)

上顎には金属でコーピングされた歯が数本残存しており，以前はコーヌスタイプの義歯を使用していました(**図46**)．脳出血後の入院期間中は義歯を外しており，退院時には義歯を装着することができなくなったとのことでした．下顎は両側臼歯部まで残存しており，コーピングした上顎の残存歯と下顎の歯が部分的に接触していましたが，咀嚼ができる状態ではありませんでした．

食形態は義歯非装着でも摂取できるよう軟飯＋ミキサー食でした．もともと利き腕は右腕でしたが，脳出血後は右上下肢麻痺が残存したため，利き手ではない左手でスプーンを用いて摂取されていました．食事観察では口腔内に食物残渣が多く，時折むせを認めました．

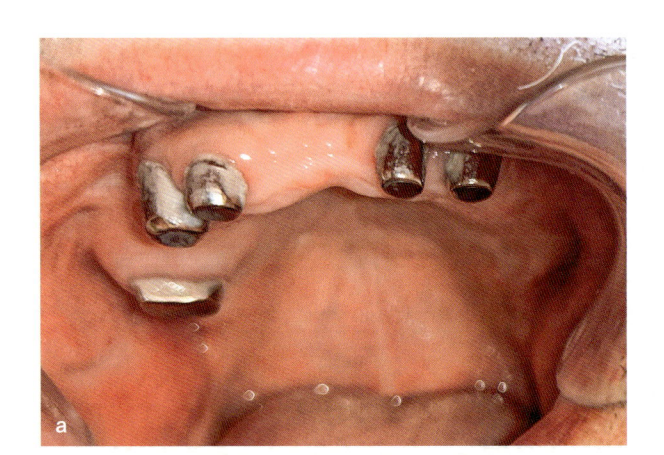
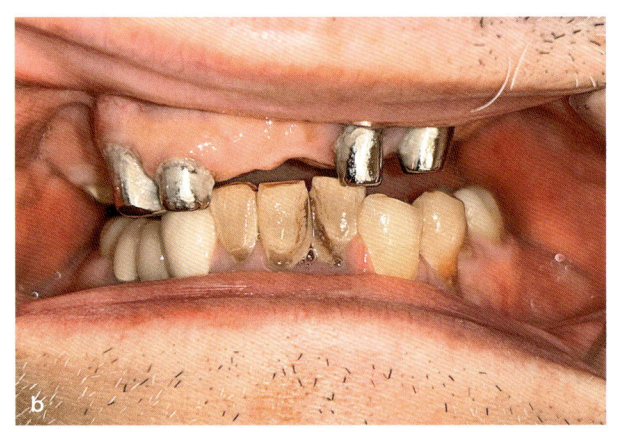
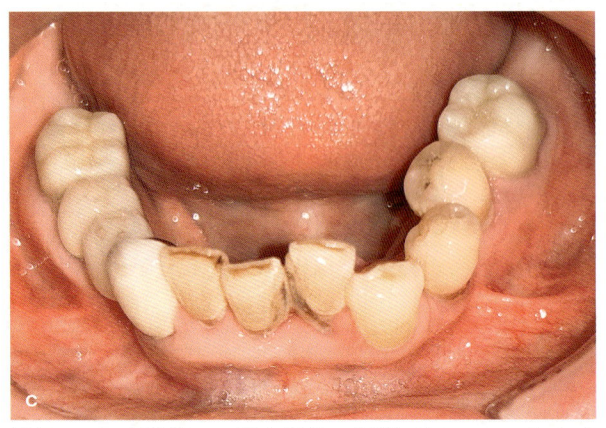
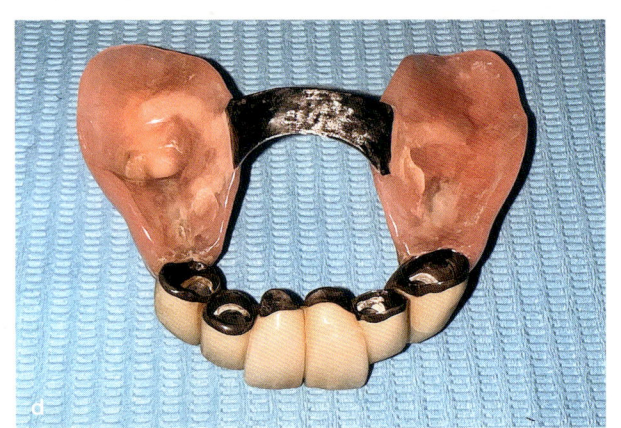

図46a～d 初診時の口腔内所見．上顎にはコーヌスタイプの義歯を所持していたが，入院により長期間外していたため装着できなくなっていた．下顎の残存歯とコーピングされた歯が部分的に咬合している状態であった．

治療方針

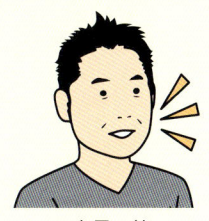
中尾　祐

・咀嚼能力の改善のため上顎の義歯を新製し，食形態の向上を図る
・口腔機能精密検査を行い，口腔機能の低下（特に舌圧および舌口唇運動の低下）に対し，口腔機能訓練（あいうべ体操，パタカラ体操，タッピングなど）を指導する
・誤嚥リスクの高い症例であるため，義歯作製後は定期的な食事観察とあわせてむせや発熱の有無を確認する

●義歯作製のポイント

　上顎の義歯は全部床義歯の形態として，残存歯は被覆しました．残存している上顎前歯が唇側に位置していたため，上顎義歯の前歯部口蓋側にはパラタルランプ（オクルーザルランプ）を付与し，前歯部も咬合接触させました（**図47**）．また，義歯使用により義歯非使用時と比較して咬合高径が高くなることが予想され，舌圧を低下させないために PIP（Pressure Indicator Paste）を用いて義歯の口蓋研磨面への舌の接触状態を確認し（**図48**），床の厚みや形態を考慮しながら義歯を作製しました（**図49**）．

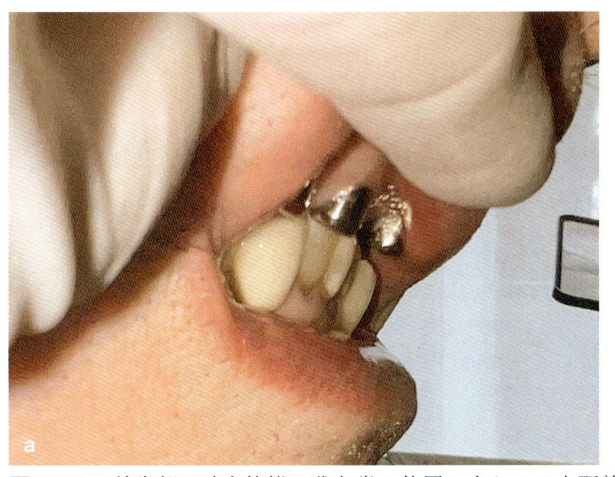
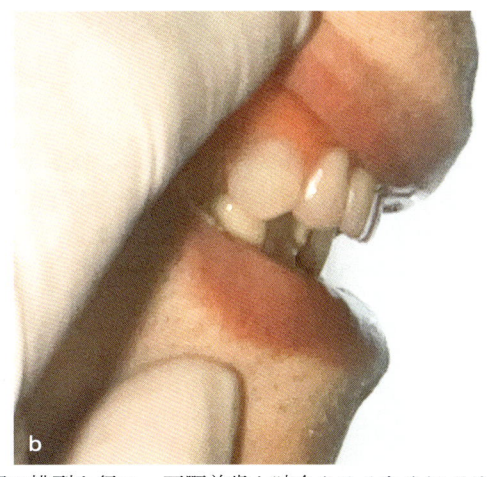

図47a, b　前歯部の咬合状態．残存歯の位置に合わせて上顎前歯部の排列を行い，下顎前歯と咬合させるためにパラタルランプを付与した．

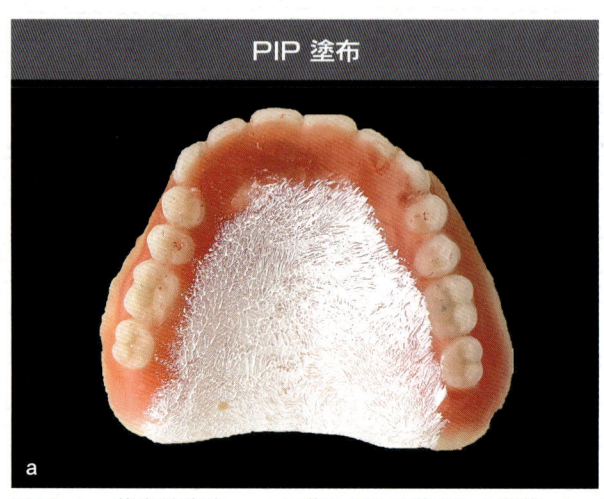
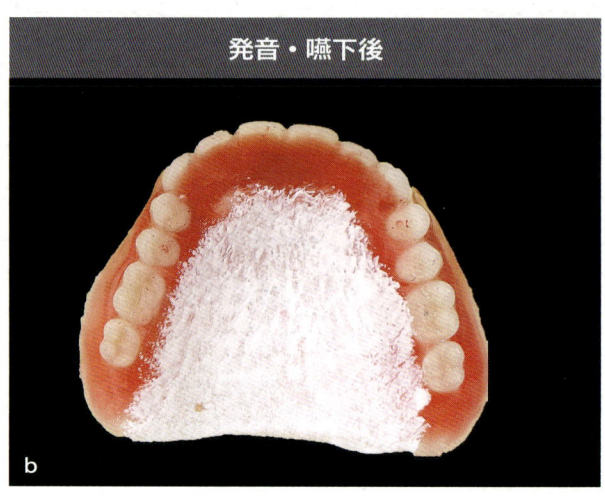

図48a, b 義歯試適時. **a**：口蓋に PIP を塗布した状態. **b**：発音・嚥下後の状態. 床口蓋部に舌が接触していることがわかる.

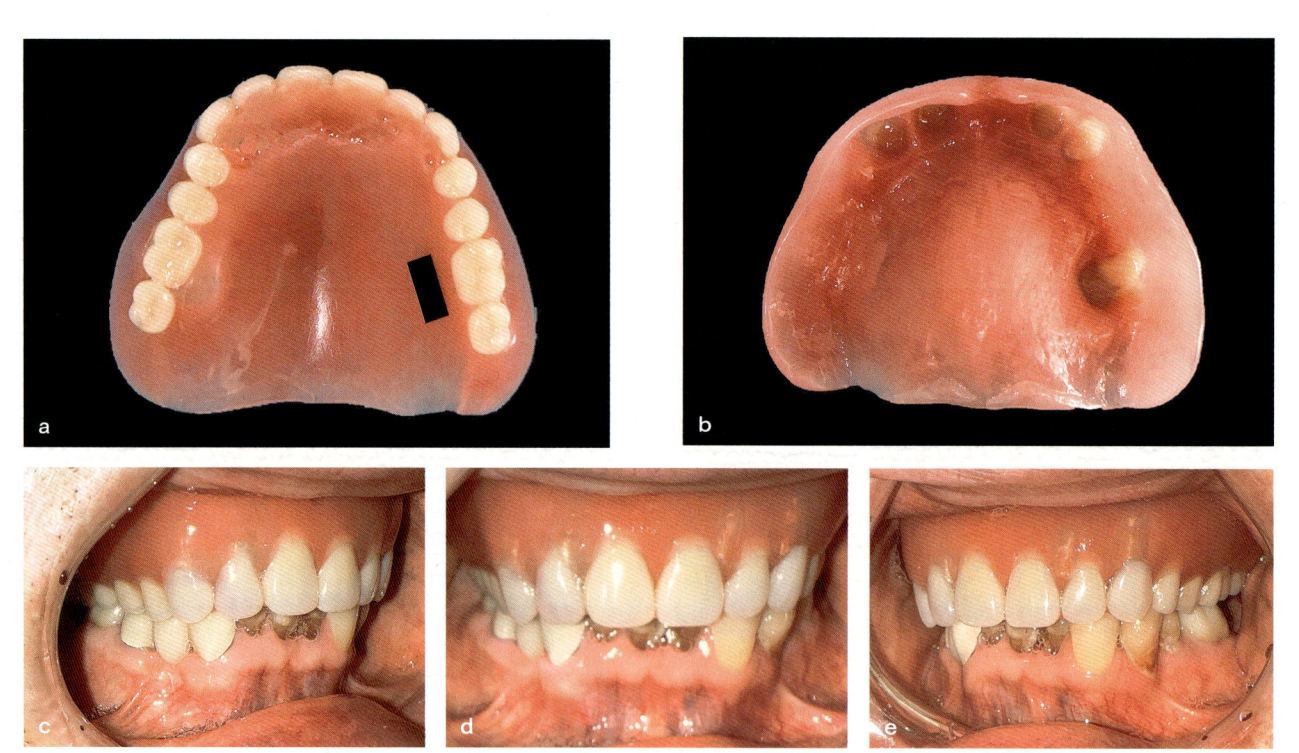

図49a〜e 新義歯装着後の口腔内所見. 装着当初は軽い違和感を訴えていたが，2週間程度で問題なく使用できるようになった.

●口腔機能訓練指導のポイント

　旧義歯は装着ができず，初回の口腔機能精密検査は新義歯作製後に行いました．検査結果を**図50**に示しますが，義歯作製後に口腔機能精密検査を実施したところ，7項目中の5項目が該当しており，口腔機能低下症の診断となりました．特に舌口唇運動と舌圧の低下が著しく，舌のタッピング，あいうべ体操，パタカラ体操などを中心に口腔機能訓練の指導を行いました．患者が口腔機能訓練の実施を忘れてしまうことが多かったため，居室内の目につきやすいところに口腔機能訓練の実施方法を記載したリハカードを貼り（**図51**），生活の中で意識をしてもらうことで，訓練の継続につながりました．脳出血後の障害により「自分は何もかも悪くなるばっかりだ」と患者はつねに落ち込み気味であったため，口腔機能に関しては悪いところよりも改善した部分を伝えるように心がけ，歯科衛生士と一緒に患者を励ましながら訓練を続けました．

　咀嚼能力検査の結果や食事観察の状況から，口腔機能訓練を開始して3ヵ月後に一口大への食形態の変更が可能と判断しました（**図52**）．脳出血の後遺症に配慮し，食形態を上げる際には口腔内残渣の有無，むせの出現や発熱などの確認を定期的に行うようにしました．

口腔機能精密検査　記録用紙

評価項目	検査項目	評価法/使用機材	基準値	月　　　日
口腔衛生	舌苔付着	TCI	≧50%	72.0
	細菌数	口腔内細菌カウンタ	≧レベル4 （3.162×10⁶CFU/mL 以上）	
口腔乾燥	口腔湿潤度	口腔水分計ムーカス他	<27	27.3
	唾液量	サクソンテスト	≦2g/2分	
咬合力	咬合力検査	デンタルプレスケールII	フィルタあり<350N フィルタなし<500N	
		口腔機能モニター Oramo-bf（オラモ）	<375N	
	残存歯数		<20本	10
舌口唇運動	オーラルディアドコキネシス	健口くん ハンディ他	<6回/秒	パ 3.2 タ 2.6 カ 2.2
舌圧	舌圧検査	舌圧測定器	<30kPa	2.0
咀嚼機能	咀嚼能力検査	グルコセンサーGS-II	<100mg/dL	120
	咀嚼能率スコア法	咀嚼能力測定用 グミゼリー	スコア0,1,2	
嚥下機能	嚥下スクリーニング検査	EAT-10	≧3点	15
	自記式質問票	聖隷式嚥下質問紙	≧A1項目	

該当項目が3項目以上で「口腔機能低下症」と診断する．

該当項目数：
5

図50　義歯装着後の口腔機能精密検査値．7項目中5項目が該当し，特に舌口唇運動と舌圧で機能低下を認めた．

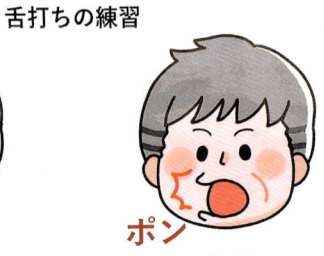

舌打ちの練習

舌を上顎につけます

ポン

「ポン」と音が鳴るように
舌打ちをします

a

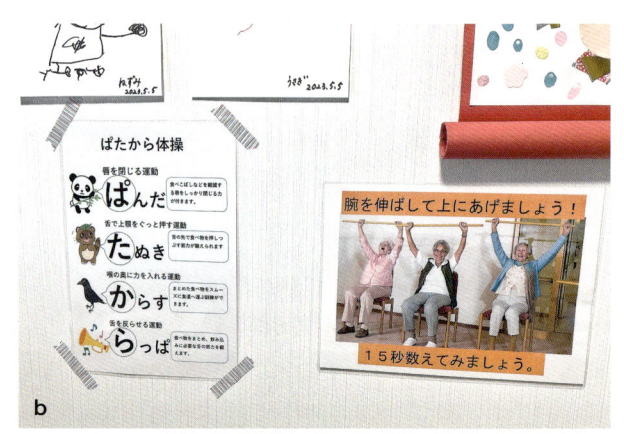

b

図51a, b 口腔機能訓練の実施方法を記載したリハカード．目につきやすい居室の壁に貼ることで，患者に口腔機能訓練を忘れずに実施してもらうことができた．

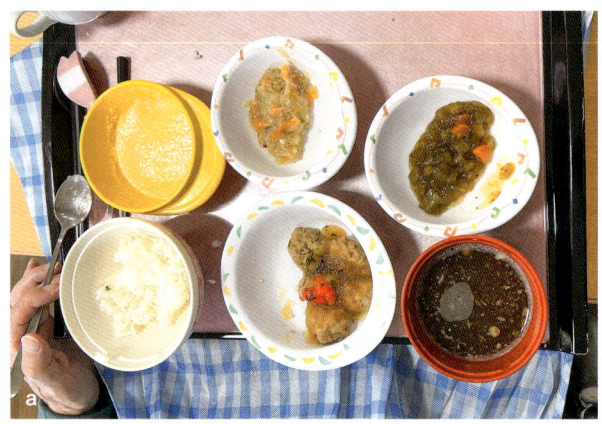

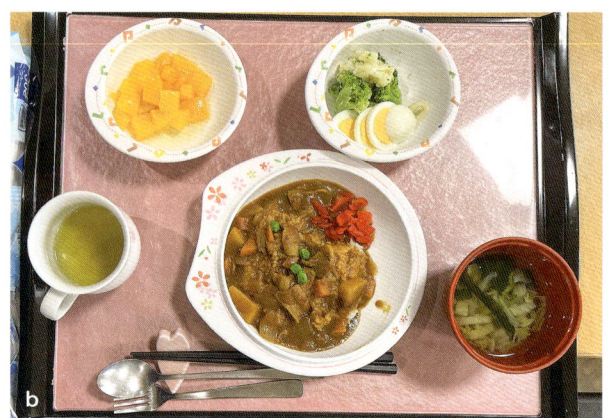

図52a, b 食形態の変化．a：初診時の食事．b：義歯装着後の食事．軟飯＋ミキサー食から米飯＋一口大へ食形態を変更することができた．食形態レベルを上げることで食事摂取量も改善した．

CHECK !

この症例はこう対応した！

問題点	対応策
・咀嚼できる口腔内の状態ではない	・義歯の新製
・嚥下機能の低下が疑われる	・低下した口腔機能に対応する口腔機能訓練の指導

原因	
・義歯が装着できていない	・食事観察
・全身疾患治療にともなう口腔機能の低下	

●義歯を新製した後の口腔機能の変化

　義歯装着から1年後に行った口腔機能精密検査では，7項目中の5項目で認められた口腔機能の低下が2項目へと改善し，口腔機能低下症を脱することができました（**図53**）．脳出血後の麻痺が残存しており，舌口唇運動については大幅な改善は困難でしたが，その他の検査結果は改善が認められました．また体重も増加し，栄養状態も改善しました（**図54**）．食事だけではなく，煎餅などの間食も摂取できるようになったとのことで，訪問時には「何でも食べら

れるから太っちゃうよ〜」と嬉しそうな表情を見せてくれました．

　脳卒中回復期以降の患者においても，口腔機能訓練を行うことで口腔機能を改善できる可能性があると考えています．歯科訪問診療においては，口腔機能が低下していく時期の患者の診察を担当する頻度が高くなりますが，できるだけ本人の生活に寄り添い，最期まで「食べる」ことを支えたいと思います．

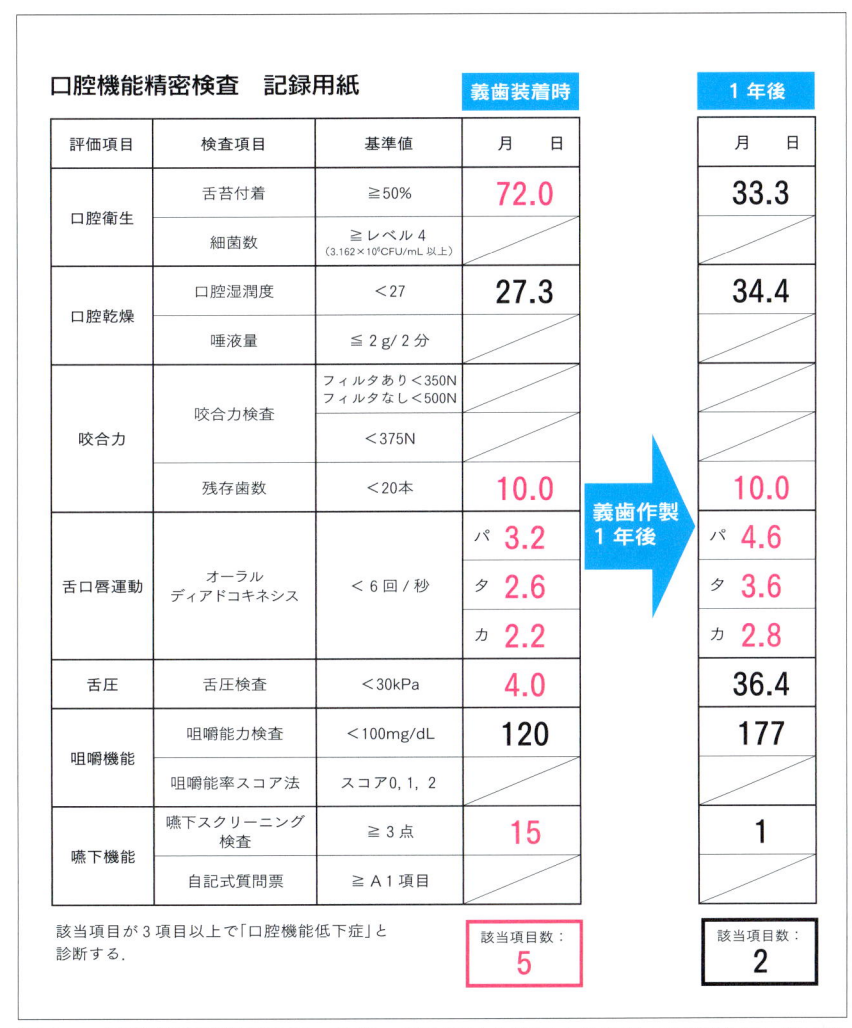

図53　口腔機能精密検査結果の推移．初診時は7項目中5項目で口腔機能の低下を認めていたが，義歯作製後1年には該当項目数が2に減少し，すべての項目で改善が認められた．

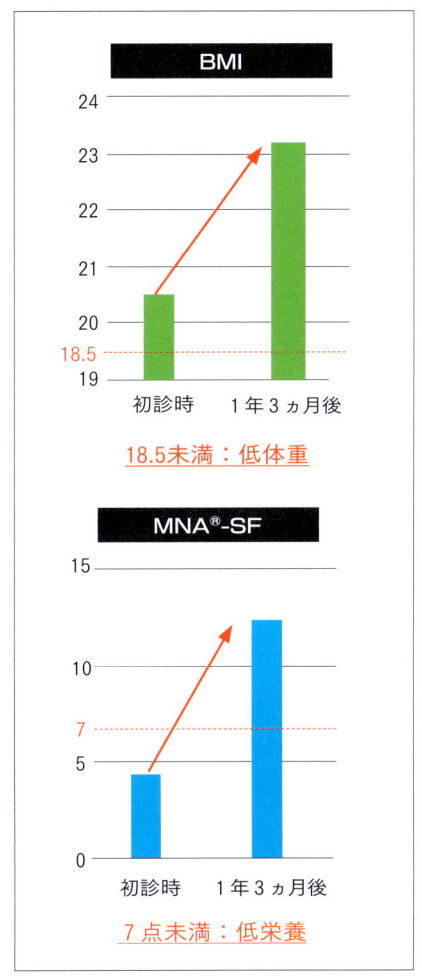

図54　初診時と比較した体重および栄養状態の変化．初診時と比較し，体重は増加し栄養状態も改善した［BMI：初診時の20.5（普通体重）→1年3ヵ月後に23.2（普通体重）まで増加，MNA®-SF：初診時の4P（低栄養）→1年後に12P（栄養状態良好）まで増加］．

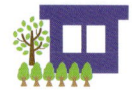

当院での口腔機能低下症に関する取り組み

医療法人福和会 別府歯科医院 訪問診療部（福岡県福岡市）

●病院概要

　福岡市の副都心に位置する一般歯科診療所です．地域の高齢化率は全国平均を大きく下回っていますが，訪問診療のニーズは年々増加しており，患者の年齢別割合では後期高齢者の割合が高くなっています（図A）．

●訪問部門のスタッフ構成

歯科医師20名，歯科衛生士22名，クリーニングスタッフ1名

●口腔機能精密検査の実施状況

　訪問診療においても口腔機能を診ることは重要と考えており，認知機能や全身疾患の状況にもよりますが，検査実施が可能な方には口腔機能精密検査を行うようにしています．訪問ルートが多いので，予約ボード（図B）を用いて口腔機能精密検査機器の管理を行っています．検査機器は，訪問時にはプラケースや緩衝材の入った箱に入れて運ぶようにしています（図C）．

図A　受診患者の年齢別割合.

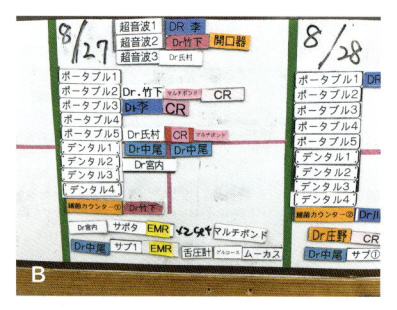

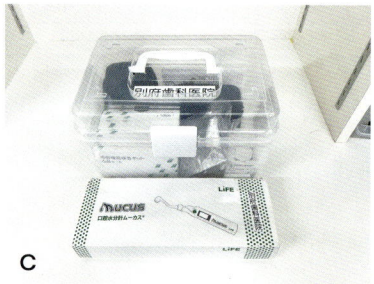

図B　予約ボード．口腔機能精密検査を実施するルートに検査機器を配備できるように毎日ボードで管理している．
図C　口腔機能精密検査機器の管理状況．訪問診療では移動が必須になるので，検査機器の破損がないようハードケースや緩衝材が入った箱で持ち運ぶようにしている．

One Point アドバイス！

・歯科訪問診療においては，口腔機能の改善よりも廃用予防や口腔ケアに重点が置かれることが多いと思います．しかし，本症例のように口腔内の状態を整え，機能訓練を行うことで口腔機能が向上するケースもありますので可能な範囲で口腔機能精密検査を行い，改善できるポイントがないかどうか検討してみましょう．
・口腔機能精密検査の機器は訪問診療の際も持ち運びができます．各医院の状況に合わせて運用を検討してみてください．

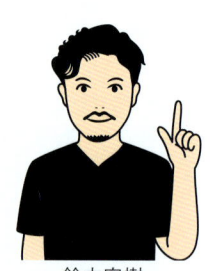

鈴木宏樹

7 腐骨除去および義歯の新製を行い口腔機能が改善した薬剤関連顎骨壊死（MRONJ）の症例

松村香織

口腔機能精密検査の7項目

口腔内環境の評価	☑ ①口腔衛生状態不良
	☐ ②口腔乾燥
個人的機能の評価	☑ ③咬合力低下
	☑ ④舌口唇運動機能低下
	☑ ⑤低舌圧
総合的機能の評価	☑ ⑥咀嚼機能低下
	☐ ⑦嚥下機能低下

治療期間：約1年

初診時 ── 1年後

5項目該当 → 3項目該当

症例の概要

年齢・性別	90代，女性
主訴	歯ぐきが痛くて食べられない
初診までの経過	202X年6月に自宅近隣のA歯科で上顎総義歯を新製した．装着直後から疼痛があり，その後歯肉からの出血も認めたが，A歯科では歯肉表面の洗浄のみを実施された．このため同年10月に他院（B歯科）を受診した．上顎には多数の未処置残根，6残根周囲の圧痛があったため同院にて残根抜歯を施行された．その後も疼痛は持続し，抜歯窩の骨露出も認めたため同年12月に精査加療依頼があり当院を初診された
既往歴	高血圧症，僧帽弁閉鎖不全症，原発性骨粗鬆症，腰椎圧迫骨折，認知症
服用薬剤	降圧薬（ARB II），骨粗鬆症治療薬（ビタミンD_3製剤）
日常生活動作（ADL）	自立
食事	自力で摂取できるが，咀嚼が困難であり，主食は全粥，副食はきざみ程度の食形態としている

●初診時の状態

身長	140cm
体重	40kg

BMI	20.3kg/m^2
MNA®-SF	12P（栄養状態良好）

　上下顎には全部床義歯を装着していましたが，1 3 4 部に残根がありました．左側上顎臼歯部〜臼後部にかけて腐骨の露出を認めました（**図55**）．薬剤手帳には，骨粗鬆症治療薬としてビタミンD$_3$製剤のみが記載されていましたが，処方医に薬剤情報を照会したところ，4年前より骨吸収抑制薬である経口ビスフォスフォネート製剤（BP製剤）が投与されており，1年前からはBP製剤内服困難のため注射薬である抗RANKL抗体が6ヵ月ごとに投与されていました．投与薬剤と臨床所見から薬剤関連顎骨壊死（MRONJ）と診断しました．

　初診時に実施した口腔機能精密検査の結果を**図56**に示します．口腔衛生，咬合力，舌口唇運動，舌圧，咀嚼機能の5項目で機能低下が認められ，口腔機能低下症の状態でした．

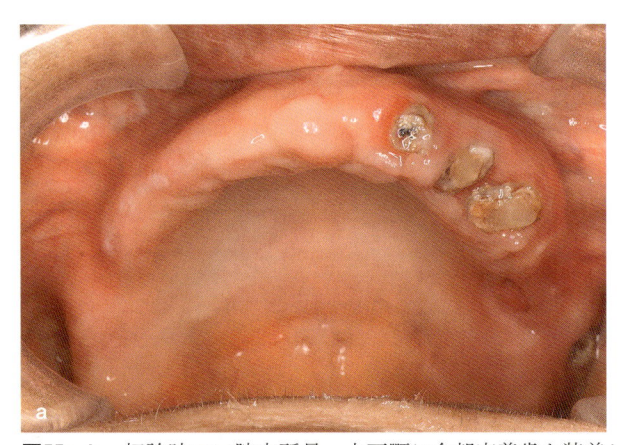 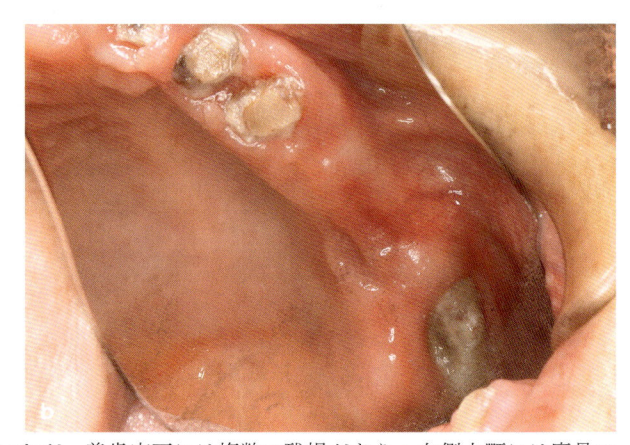

図55a, b　初診時の口腔内所見．上下顎に全部床義歯を装着していたが，義歯床下には複数の残根があり，左側上顎には腐骨の露出を認めた．

口腔機能精密検査　記録用紙

評価項目	検査項目	評価法 / 使用機材	基準値	月　　日
口腔衛生	舌苔付着	TCI	≧50%	
	細菌数	口腔内細菌カウンタ	≧レベル4 （3.162×10⁶CFU/mL 以上）	Lv 5
口腔乾燥	口腔湿潤度	口腔水分計ムーカス他	＜27	27.3
	唾液量	サクソンテスト	≦2g/2分	
咬合力	咬合力検査	デンタルプレスケールⅡ	フィルタあり＜350N フィルタなし＜500N	
		口腔機能モニター Oramo-bf(オラモ)	＜375N	60
	残存歯数		＜20本	
舌口唇運動	オーラルディアドコキネシス	健口くん ハンディ他	＜6回/秒	パ 3.2 タ 2.6 カ 2.2
舌圧	舌圧検査	舌圧測定器	＜30kPa	6
咀嚼機能	咀嚼能力検査	グルコセンサーGS-Ⅱ	＜100mg/dL	20
	咀嚼能率スコア法	咀嚼能力測定用 グミゼリー	スコア0, 1, 2	
嚥下機能	嚥下スクリーニング検査	EAT-10	≧3点	1
	自記式質問票	聖隷式嚥下質問紙	≧A1項目	

該当項目が3項目以上で「口腔機能低下症」と診断する.

該当項目数：
5

図56　初診時に実施した口腔機能精密検査の結果．噛めないという訴えがあり，咬合力検査・咀嚼能力検査はいずれも低値であった．また，舌圧，舌口唇運動機能，口腔細菌数も基準に満たず，口腔機能低下症と診断した．

CHECK！ この症例はこう対応した！

問題点	原因	対応策
・口腔内に感染がある ・歯槽部の感染により義歯が装着できていない ・口腔機能(舌圧，舌口唇運動)の低下	・長期にわたり義歯床下に残存していた歯根 ・慢性感染により発症した薬剤関連顎骨壊死 ・加齢，口腔内感染による食事摂取量減少	・早期に消炎治療，感染源除去を実施する ・適合の良い義歯を作製し，咀嚼機能の回復を図る ・低下した口腔機能に対応した口腔機能訓練を実施する

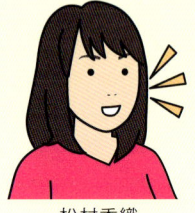

・MRONJ の治療を早急に行う

・適合の良い義歯を装着してもらい，咬合ができるようにする

・舌圧および舌口唇運動の低下に対し，口腔機能訓練（あいうべ体操，舌の抵抗訓練）を指導する

松村香織

●本症例における義歯治療のポイント

入院管理下に腐骨除去手術を実施しました（**図57**）．視診で確認できる腐骨を削合除去しました．また，その他の残根も感染源となるため抜歯を行いました．開放した腐骨除去後の創部をできるだけ清潔に保つため，また食事をしっかり摂取してもらうために，術直後から義歯を調整して装着しました．創部に接する義歯の内面をティッシュコンディショナーで調整しながら，創部の治癒を待機しました．

術後 6 ヵ月経過時点で創部は平坦化し（**図58**），このタイミングで義歯の新製を行うこととしました．上下顎に全部床義歯を装着し（**図59**），現在も定期的な義歯調整を行っていますが MRONJ の再燃は認めていません．

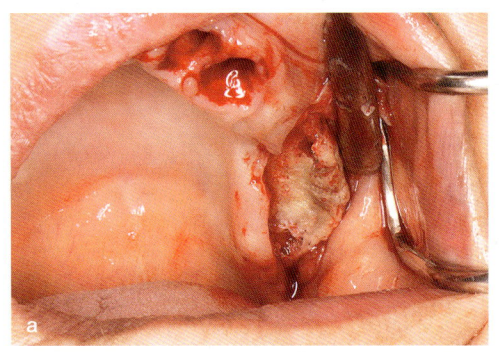
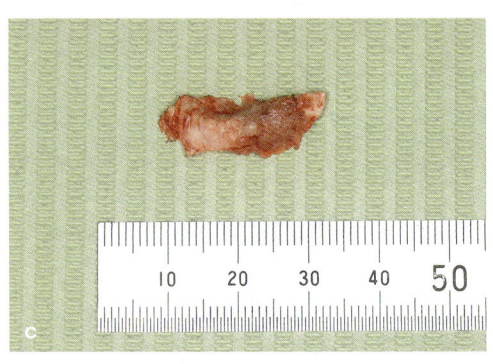
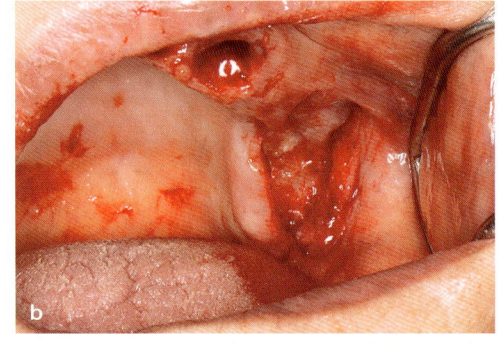
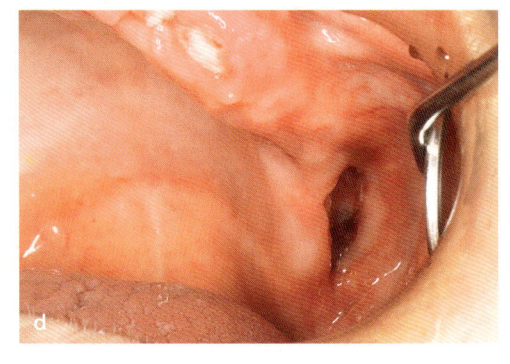

図57a〜d 腐骨除去術中所見．腐骨除去後は創部を開放創として洗浄を継続した．創部保護のため，術直後から義歯を装着した．

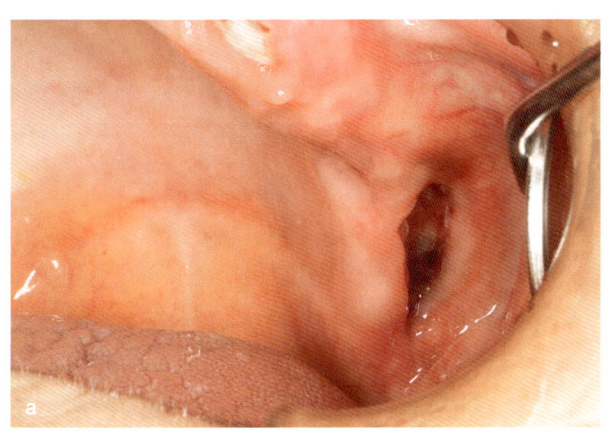
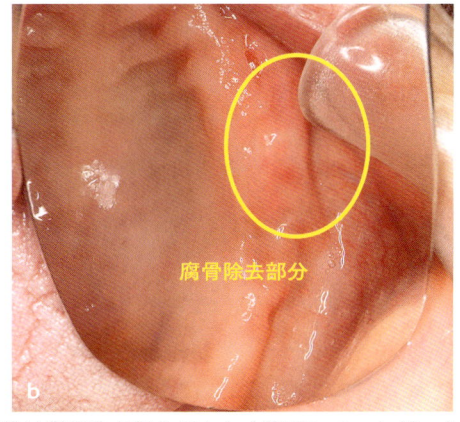

図58a, b　腐骨除去術後の経過．**a**：腐骨除去直後，**b**：術後6ヵ月．術直後は腐骨除去部分が大きく陥凹していたが，6ヵ月経過後は平坦化している．

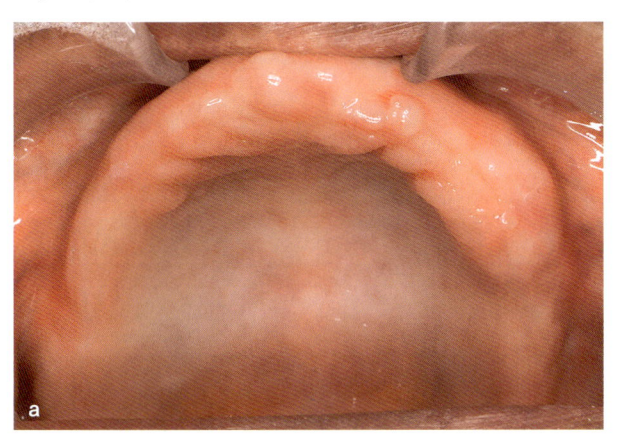
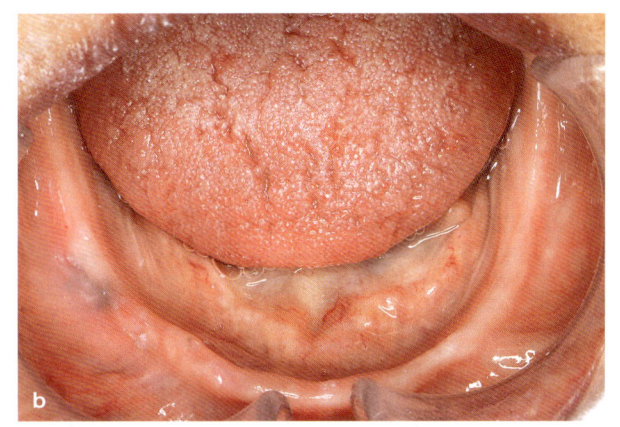
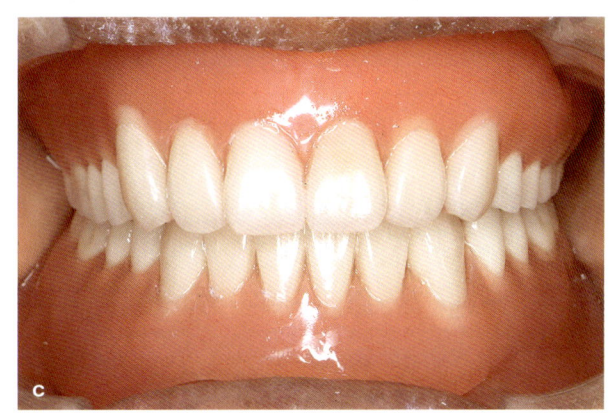

図59a〜c　義歯新製時の所見．上下顎に全部床義歯を新製した．残根はすべて抜歯し，上下顎の歯槽部に特記すべき異常は認めない．

●口腔機能訓練指導のポイント

初診時の口腔機能精密検査では7項目中の5項目が該当しており，口腔機能低下症の診断となりました（**図56**）．上顎に腐骨があり，咬合力の低下や咀嚼能力の低下につながっていると考えられたため，MRONJ の治療と義歯の調整を優先して行う方針としました．

咬合力，咀嚼機能以外にも舌口唇運動機能低下，舌圧の低下，口腔衛生状態不良も認めたため，口腔機能訓練も MRONJ の治療と並行して実施しました．舌圧子による舌の抵抗訓練，あいうべ体操を中心に指導をしました．

●治療後の口腔機能の変化

初診から1年後に行った口腔機能精密検査では，7項目中の5項目で認められた口腔機能の低下が3項目へと改善しました（**図60**）．これは口腔機能低下症の診断にはなるのですが，初診時と比較して咬合力，舌口唇運動機能，舌圧のいずれの数値もかなり改善しており，年齢から考えると妥当な結果と考えています．

筆者は地域の二次医療機関に勤務していますが，MRONJを発症した高齢者に対し，歯肉表面の洗浄だけで長期間対応し，病状を悪化させている医療機関が散見されます．顎骨壊死の拡大により経口摂取が困難となり，栄養状態が悪化してから紹介受診される症例も少なくありません．本症例のように，早期に腐骨を削合除去し欠損部分に義歯を装着すると，口腔機能を大きく低下させることなく回復することができます．そもそもMRONJを発症しないように適切に口腔内を管理しておくことが重要ですが，MRONJを発症した場合も適切な治療を早期に行い，口から食事を摂取できるようにするのがわれわれ歯科専門職の役割だと考えています．

口腔機能精密検査　記録用紙

評価項目	検査項目	評価法/使用機材	基準値	初診時 月　日		治療後 月　日
口腔衛生	舌苔付着	TCI	≧50%			
	細菌数	口腔内細菌カウンタ	≧レベル4 (3.162×10⁶CFU/mL 以上)	Lv 5		Lv 2
口腔乾燥	口腔湿潤度	口腔水分計ムーカス他	＜27	27.3		32.4
	唾	サクソンテスト	≦2g/2分			
咬合力	咬合力検査	デンタルプレスケールⅡ	フィルタあり＜350N フィルタなし＜500N			
		口腔機能モニター Oramo-bf(オラモ)	＜375N	60		289
	残存歯数		＜20本			
舌口唇運動	オーラルディアドコキネシス	健口くん ハンディ他	＜6回/秒	パ 3.2 タ 2.6 カ 2.2	1年後	パ 4.6 タ 3.6 カ 2.8
舌圧	舌圧検査	舌圧測定器	＜30kPa	6		28
咀嚼機能	咀嚼能力検査	グルコセンサーGS-Ⅱ	＜100mg/dL	20		127
	咀嚼能率スコア法	咀嚼能力測定用グミゼリー	スコア0, 1, 2			
嚥下機能	嚥下スクリーニング検査	EAT-10	≧3点	1		0
	自記式質問票	聖隷式嚥下質問紙	≧A1項目			

該当項目が3項目以上で「口腔機能低下症」と診断する．

該当項目数： 5

該当項目数： 3

図60 口腔機能精密検査結果の推移．初診時は7項目中5項目で口腔機能の低下を認めたが，顎骨壊死の治療が終了し，義歯を装着した後は該当項目数が3項目に減少し，すべての口腔機能精密検査結果で改善が認められた．

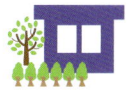 当院での口腔機能低下症に関する取り組み

公立八女総合病院 歯科口腔外科（福岡県八女市）

●病院概要

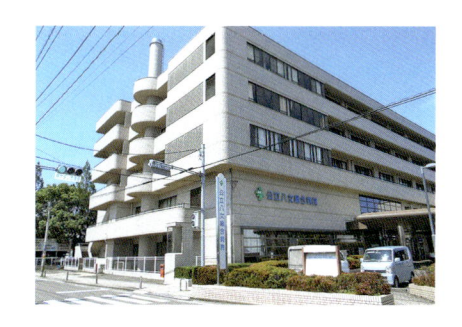

　地域の基幹病院として稼働している急性期総合病院内にある歯科口腔外科です．福岡県八女市は福岡県南部に位置しており，熊本県および大分県の県境に隣接しています．人口は約6.4万人で，山間部を中心に高齢化が進んでおり，高齢化率は2020年時点で36.6％と全国平均に比べ高い水準にあります．当科を受診される方は，地域の一般歯科診療所からの紹介患者および医科で全身疾患治療中の患者が大半を占めています．

●外来部門のスタッフ構成

　歯科口腔外科のスタッフ構成は歯科医師常勤１名，非常勤４名，歯科衛生士３名，歯科助手３名です．
　病院内には看護師（摂食嚥下認定看護師１名含む），管理栄養士，言語聴覚士，理学療法士，作業療法士，薬剤師などが多数在籍しており，周術期口腔機能管理やNSTなどのチーム医療で連携しながら診療を行っています．

●口腔機能精密検査の実施状況

　口腔機能精密検査はおもに医科での疾患治療中に義歯を作製する必要がある患者，周術期口腔機能管理で長期にわたり口腔内を管理する患者に対して実施しています．機材は消耗品とともにワゴンに搭載し，診療室内や病棟で検査をする際に移動しやすくしています．また，『患者さんにしっかり説明できる口腔機能低下症読本』に掲載した患者説明用およびスタッフ準備用の付録をクリアファイルにまとめ，検査時にすぐに確認できるようにしています．

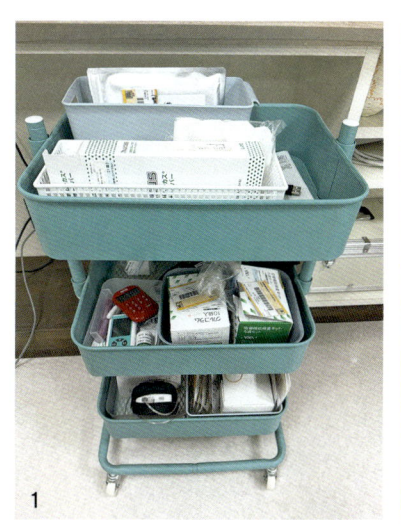

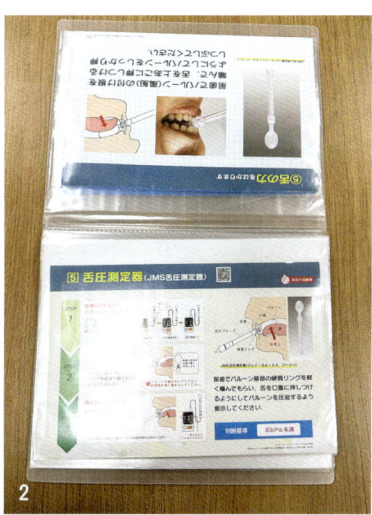

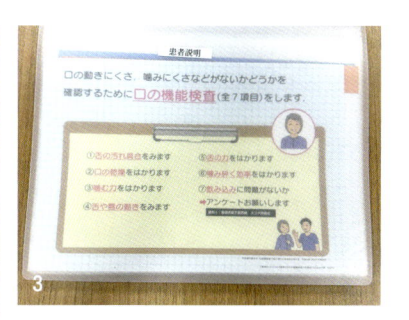

図A1〜3　口腔機能精密検査の機材管理について．A1：検査機器を搭載したワゴン．A2，3：説明用の資料をまとめたファイル．ワゴンの中に配置して，検査時に確認できるようにしている．

- 高齢者は，口腔内に感染などのトラブルがあると食事摂取量が減少し，さらに口腔機能の低下が進むことがあります．**普段から感染しないような口腔内管理を行う**ことが重要です．未処置残根は感染源となるので残さないようにしましょう．
- 感染した場合は，必要に応じて高次医療機関と連携しながらすみやかに**消炎と感染源への対応**をします．漫然と洗浄のみを継続したり，抗菌薬投与だけで経過をみることは避けましょう．
- 義歯を新製するだけで口腔機能が回復するとは限りません．口腔機能精密検査を実施し，**必要な口腔機能訓練を指導**しましょう．

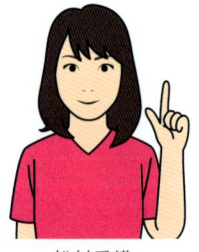

松村香織

8 矯正治療の前後で口腔機能管理を実施した4症例

吉岡和彦

当院では矯正治療の前後に口腔機能精密検査を実施しています．矯正治療の前後で口腔機能が向上するケースもあれば，逆に低下するケースもあり，**図61**のように4つのパターンが観察されます．❶と❸の場合は治療後にメインテナンスに移行できますが，❷と❹の場合，治療後のリハビリテーションが必要となります．矯正治療期間が長くなった患者に治療後にまたしばらく通ってもらうのは大変なことも多いため，説明の仕方やタイミングも重要です．

また，治療後に口腔機能が低下した理由や，口腔機能が向上しなかった理由は各症例でそれぞれ異なるため，症例ごとにリハビリテーションのメニューを考えることも重要だと考えています．今回は❶〜❹のケースを紹介し，その対応について共有したいと思います．

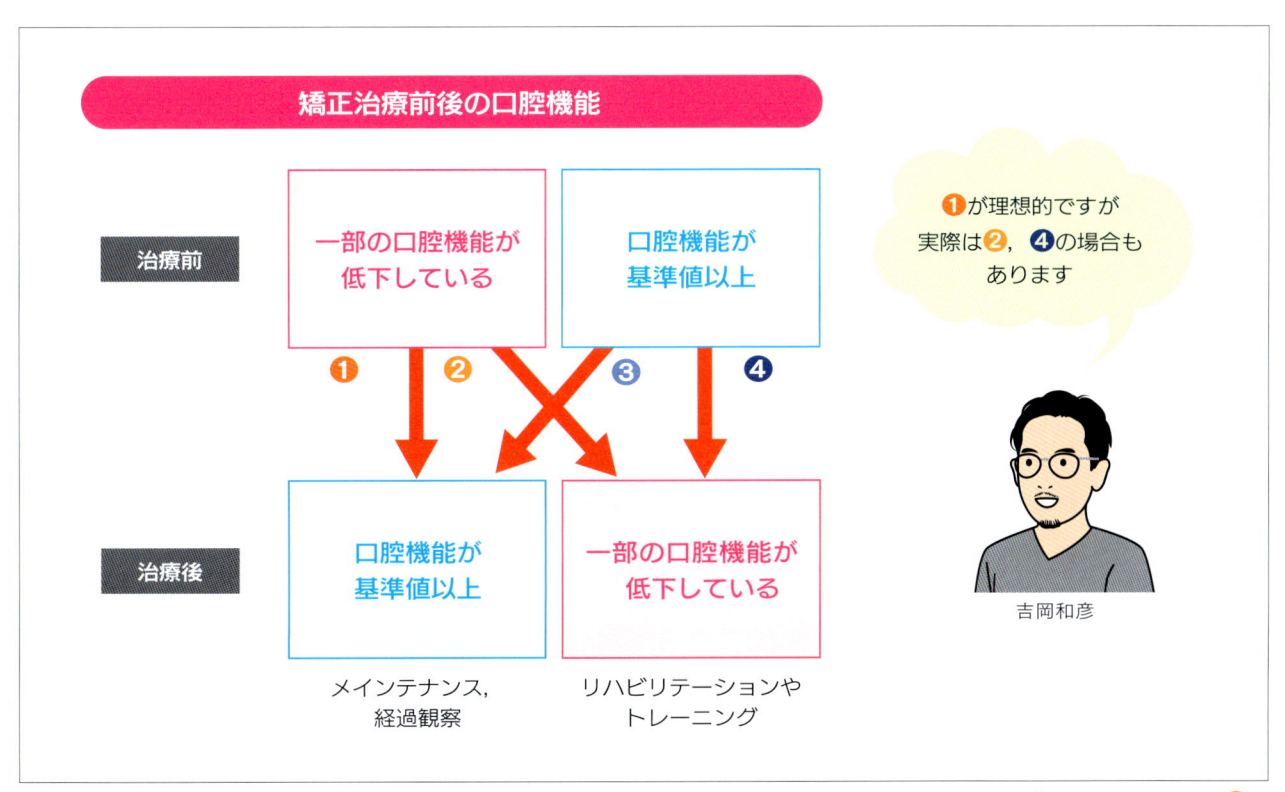

図61 矯正治療前後で口腔機能が向上するケースもあれば，逆に低下するケースもある．4パターンに分けることができ，❷と❹の場合は治療後のリハビリテーションが必要となる．

年齢・性別	30代,女性
主訴	歯並び・嚙み合わせが気になる

　治療前は前歯部がまったく咬合しておらず,咬合力は基準値以下でした.主訴は見た目の改善でしたが,下顎小臼歯部に強い叢生があり,矯正治療を行うことになりました(**図62**).

　上顎前歯部を内側に移動させることと,前歯部の咬合接触,前方・側方運動時のガイドを付与することを目的に <u>4|4</u> を抜歯しました.下顎は非抜歯で治療しました.ブラケットで強い叢生を解消した後にマウスピース矯正に移行し,約2年で治療目標を達成しました(**図63**).

　矯正治療前後の口腔機能(舌圧,咀嚼能力,咬合力)検査の結果を**図64**に示します.矯正治療を実施したことで,咬合力だけではなく舌圧や咀嚼能力も向上しました.

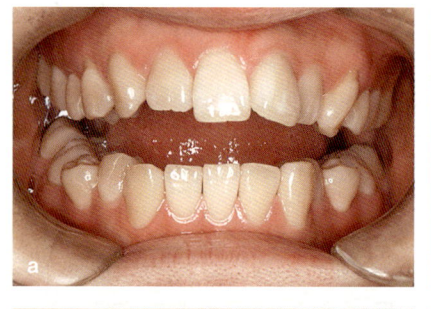
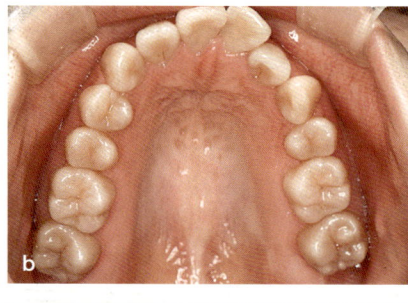
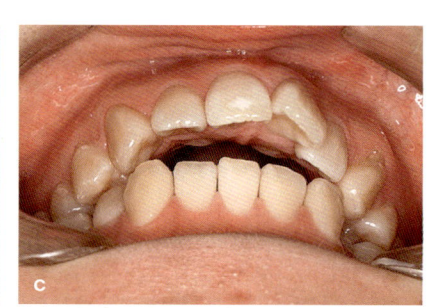
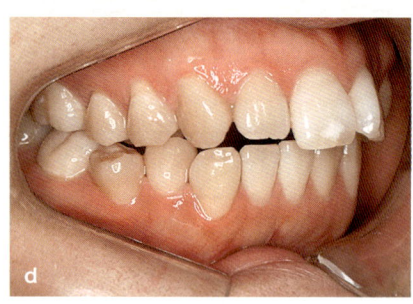
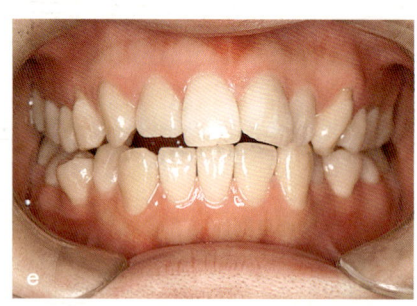
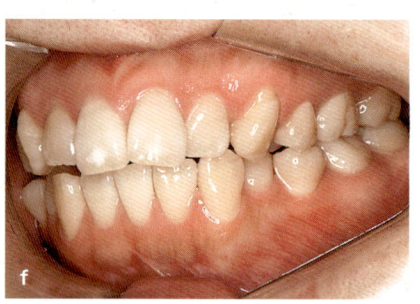
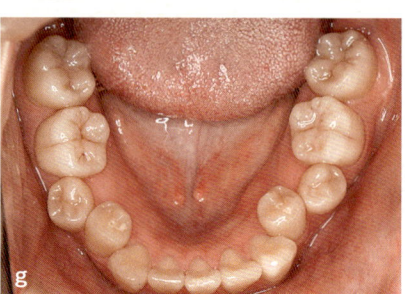

【不正咬合の種類】
上下顎叢生,オープンバイト

図62a〜g　初診時の口腔内所見.上下顎の叢生,オープンバイトを認めた.

98

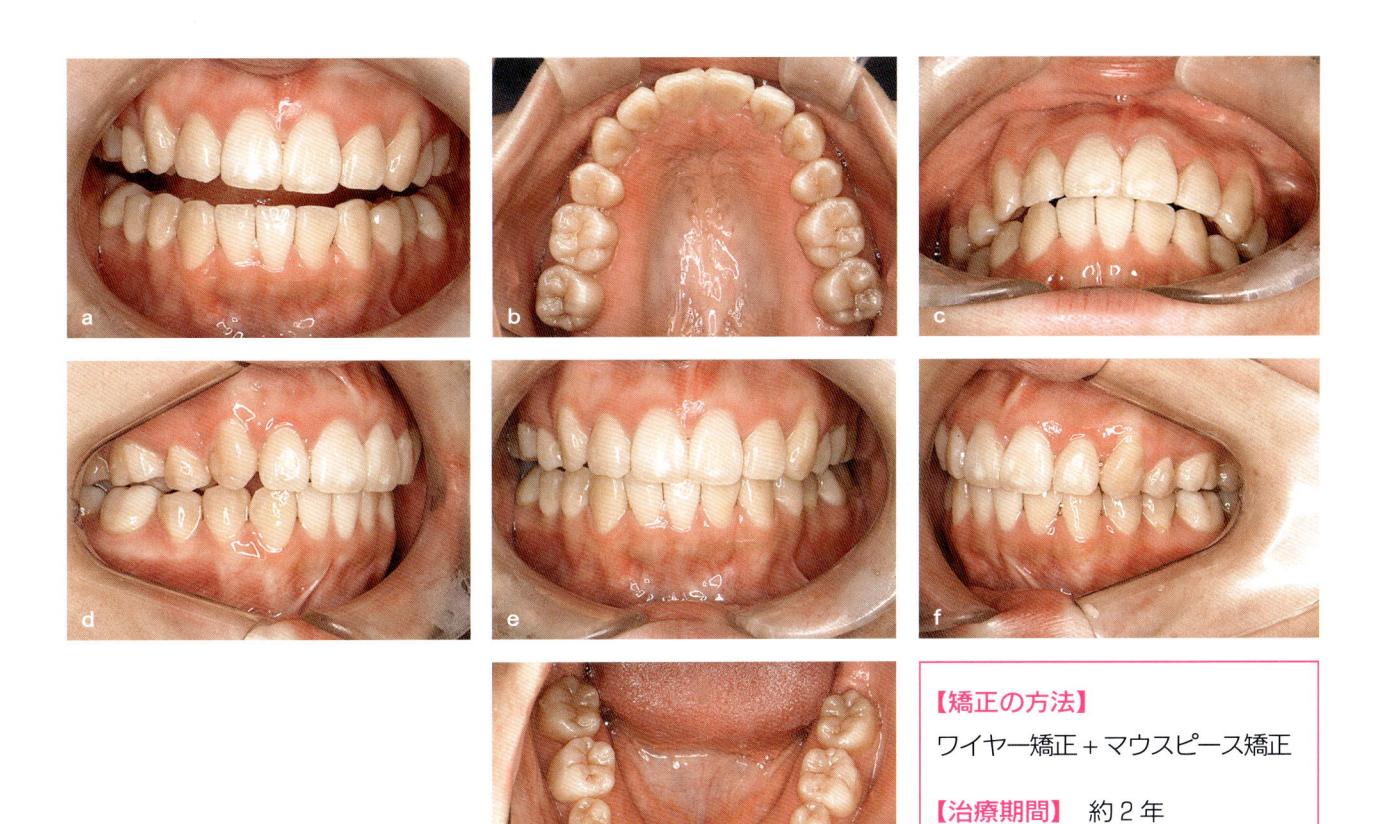

【矯正の方法】

ワイヤー矯正 + マウスピース矯正

【治療期間】　約 2 年

図63a〜g　矯正治療終了後の口腔内所見．ブラケットで強い叢生を解消した後にマウスピース矯正に移行した．矯正治療期間は約 2 年であった．

図64　治療前後で実施した口腔機能検査結果．すべての検査項目で数値の改善を認めた．

	舌圧(kPa)	咀嚼能率(mg/dL)	咬合力(N)
基準値	30	100	500
治療前	40.9	225	447.1
治療後	45.9 ↑	283 ↑	535 ↑

❷ 治療前後において一部の口腔機能が低下している症例

年齢・性別	20代, 女性
主訴	歯並び・噛み合わせが気になる

図65に初診時の口腔内所見を示します. 左右の犬歯はⅠ級関係で, 大臼歯はわずかにⅢ級傾向ですが大きな問題はない症例でした. 口腔機能を計測してみると, 舌圧と咀嚼能力が基準値以下でした. 歯列弓は上下顎とも狭窄しており, 前歯部に叢生を認めますが, 口腔機能が低下しているような印象はありません. 主訴は歯並び, 噛み合わせに関するもので, 口腔機能の低下を示唆するような訴えもありません

でした.

本症例ではマウスピース矯正を行いました. 上下顎とも狭窄した歯列弓を起こすことでスペースを作り, 叢生を解消しました(図66). 臼歯部で緊密な咬合を与えることができましたが, 前歯部の被蓋は若干浅い仕上がりとなりました. 比較的短い治療期間で, 見た目も改善しました.

しかし, 矯正治療開始前から低値であった舌圧が,

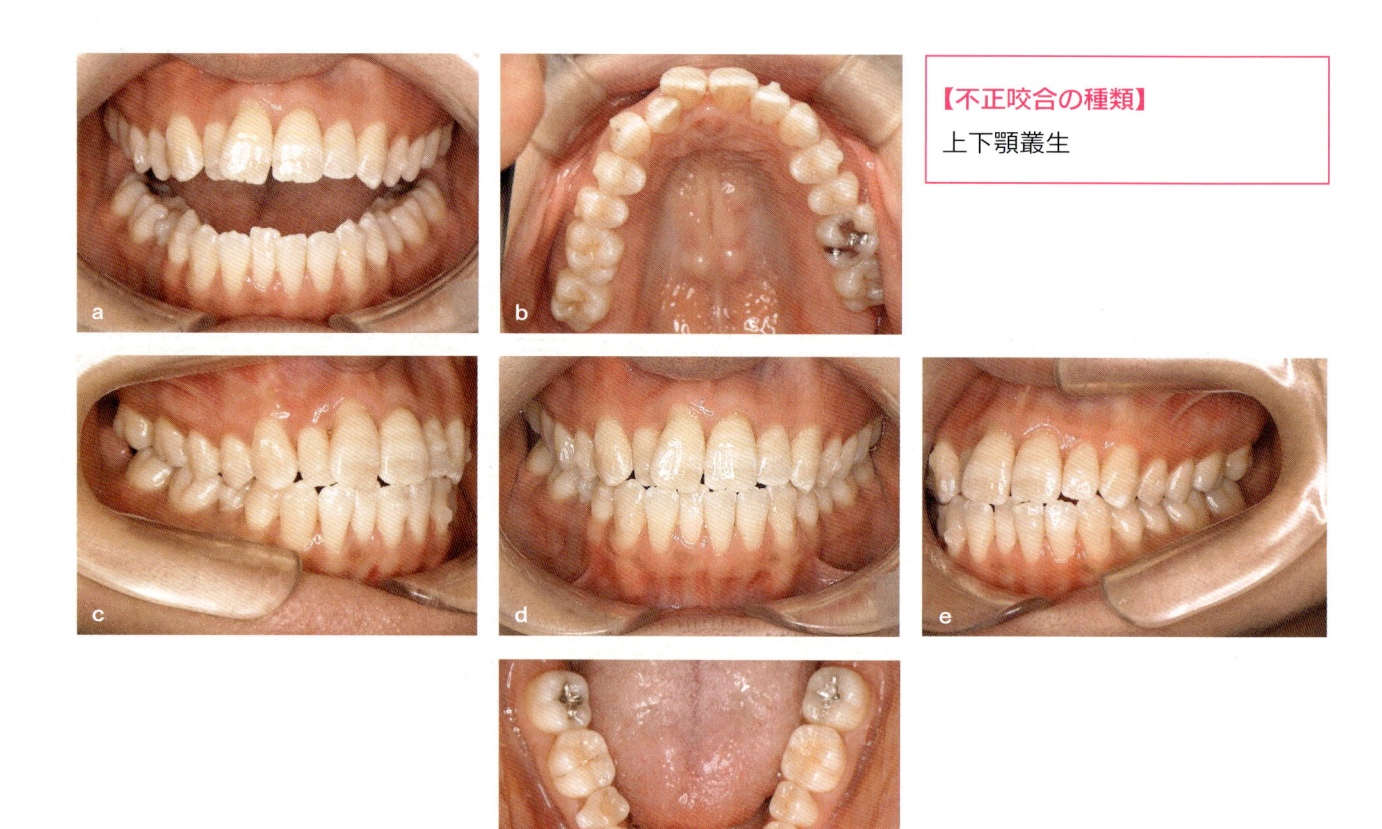

【不正咬合の種類】

上下顎叢生

図65a〜f　初診時の口腔内所見. 上下顎に歯列弓の狭窄と叢生を認めた.

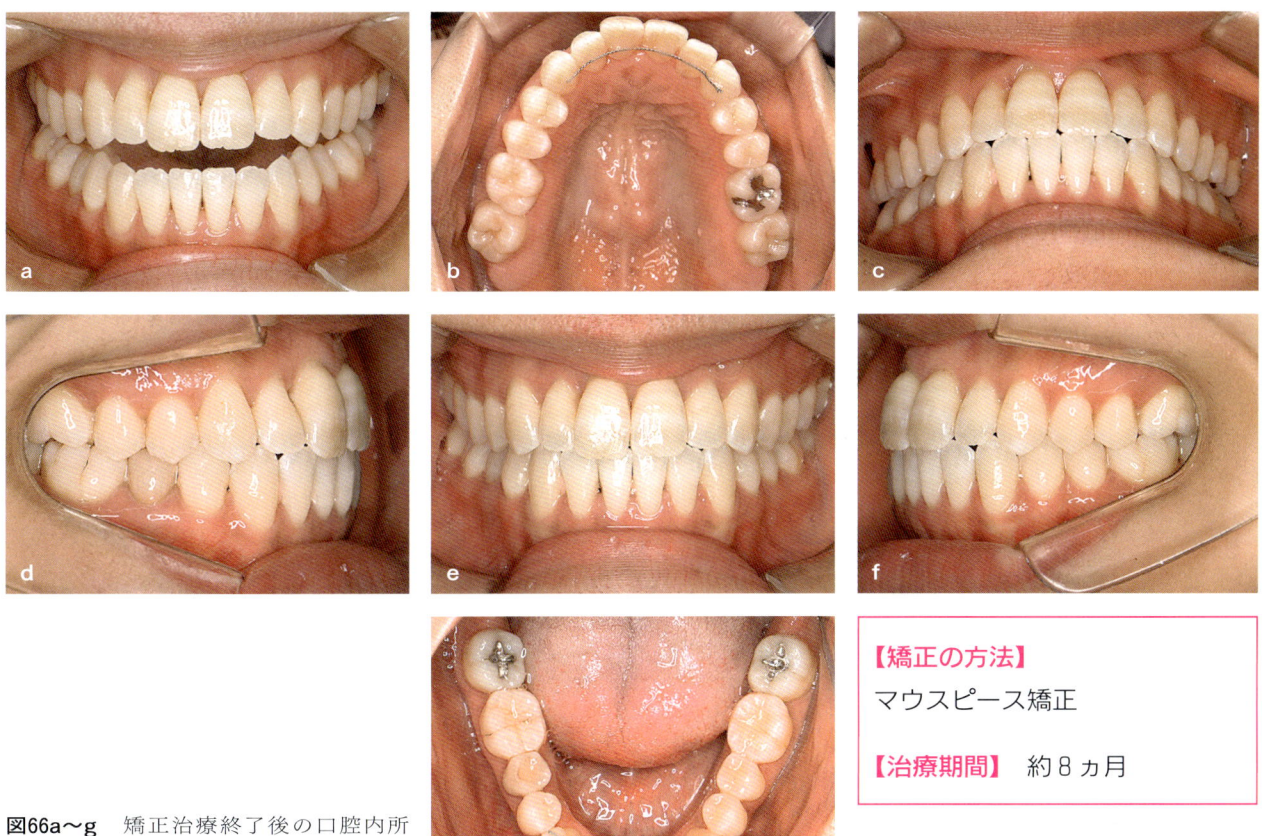

【矯正の方法】

マウスピース矯正

【治療期間】　約8ヵ月

図66a〜g　矯正治療終了後の口腔内所見．マウスピース矯正を行った．矯正治療期間は約8ヵ月であった．

	舌圧（kPa）	咀嚼能率（mg/dL）	咬合力（N）
基準値	30	100	500
治療前	27.4	92	561.7
治療後	22.6 ↓	174 ↑	635.2 ↑
治療後1年	22.5	219 ↑	798.1 ↑

図67　治療前後で実施した口腔機能精密検査結果．咀嚼能力も咬合力も基準値以上に向上しているが，舌圧の低下があり治療後1年経過しても回復しなかった．

矯正治療終了後にはさらに低下しました（**図67**）．口腔機能訓練として空嚥下，ポッピングの指導は行いましたが，咀嚼能力と咬合力に問題がないためか患者は日常生活で不便さを感じておらず，自身でのトレーニングがあまり実施できていません．その後，本症例では矯正治療終了後の舌圧低下が回復しませんでした．

年齢・性別	40代，女性
主訴	笑ったときに歯ぐきが見える

図68に初診時の口腔内所見を示します．患者は以前にもガミースマイルを気にされ上顎の口腔前庭を浅くする手術を受けたものの，あまり改善が見られず当院で矯正治療を開始することになりました．ガミースマイルを改善するために前歯を圧下させる計画を立て実施しました（図69）．また，矯正治療終了後に 2|2 の CAD/CAM 冠をセラミッククラウンに交換し，笑った時の口元の印象は大きく変化しました（図70）．

もともと治療前の口腔機能に問題はなく，矯正治療後も大きな変化はありませんでした．大臼歯の咬合関係は変化させていませんが，咬合力がやや低下しているのは前歯の深い被蓋を改善した影響だと考えています（図71）．

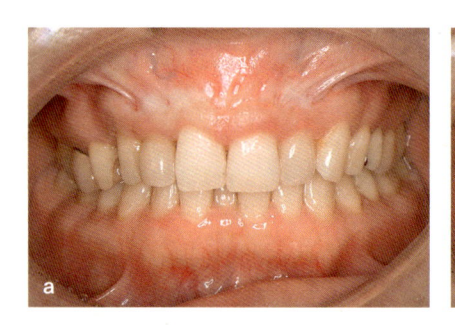
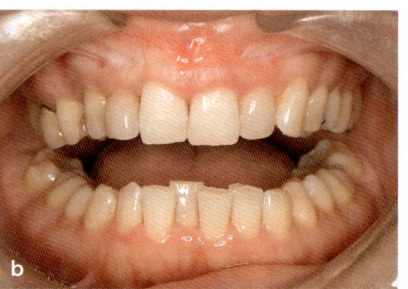
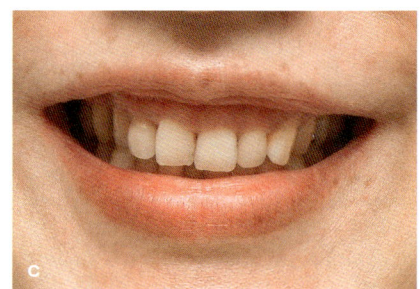

【不正咬合の種類】
ガミースマイル，下顎叢生，前歯部歯軸傾斜

図68a〜c　初診時の口腔内所見．主訴であるガミースマイルに加え，下顎の叢生と前歯部の歯軸傾斜を認めた．

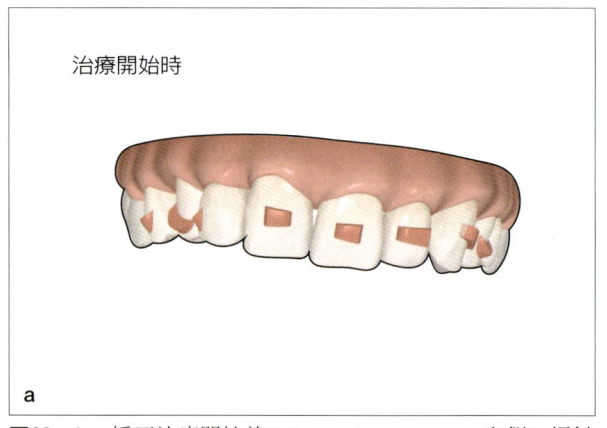
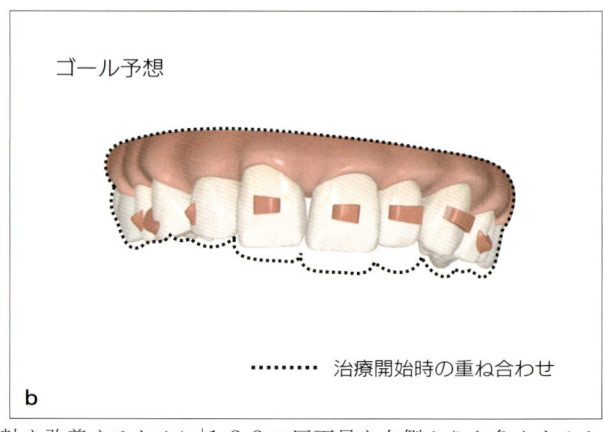

治療開始時

ゴール予想

・・・・・・ 治療開始時の重ね合わせ

図69a, b　矯正治療開始前のシミュレーション．左側に傾斜した歯軸を改善するために 1 2 3 の圧下量を右側よりも多くするように計画した．

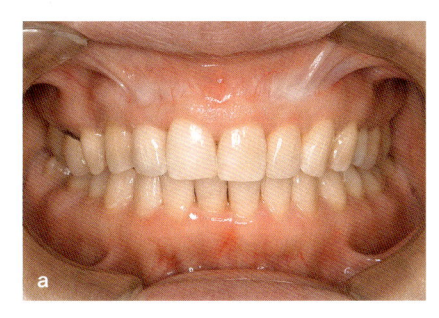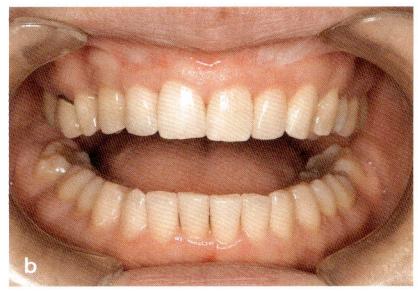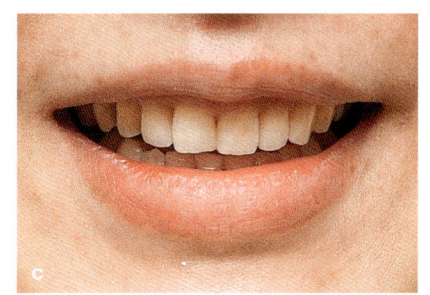

図70a〜c　矯正治療終了後の口腔内所見．マウスピース矯正後に$\underline{2+2}$の補綴治療を行い，口元の印象は大きく変化した．矯正治療期間は約8ヵ月であった．

【矯正の方法】

マウスピース矯正

【治療期間】　約8ヵ月

図71　治療前後で実施した口腔機能精密検査結果．もともと口腔機能は低下しておらず，矯正治療後も大きな変化はなかった．咬合力は正常範囲だが，矯正治療終了後に若干低下した．これは前歯の深い被蓋を改善した影響だと考えている．

	舌圧（kPa）	咀嚼能率（mg/dL）	咬合力（N）
基準値	30	100	500
治療前	30.9	257	1413.1
治療後	30.3	256	1154.6

治療前の口腔機能は問題なかったが，
治療後に口腔機能が低下した症例

年齢・性別	40代，女性
主訴	歯並び・噛み合わせが気になる

　図72に初診時の口腔内所見を示します．3|3 の唇側転位を認め，上下顎ともに強い叢生がある症例でした．臼歯は I 級関係で，口唇の突出感はなく，上顎中切歯切端の位置も問題ありませんでした．臼歯の咬合関係を維持し，中切歯の位置を維持しながら犬歯関係の I 級関係を確立するために 4|4，4|4 の

抜歯が必要と判断しました．

　本症例では 1 年 9 ヵ月かけてワイヤー矯正を実施しました．矯正治療に際して小臼歯を 4 本抜歯しましたが，もともとの叢生が強く，術前後の舌房の広さには大きな変化を認めませんでした（**図73**）．しかし，術前に基準値以上だった舌圧は大きく低下しま

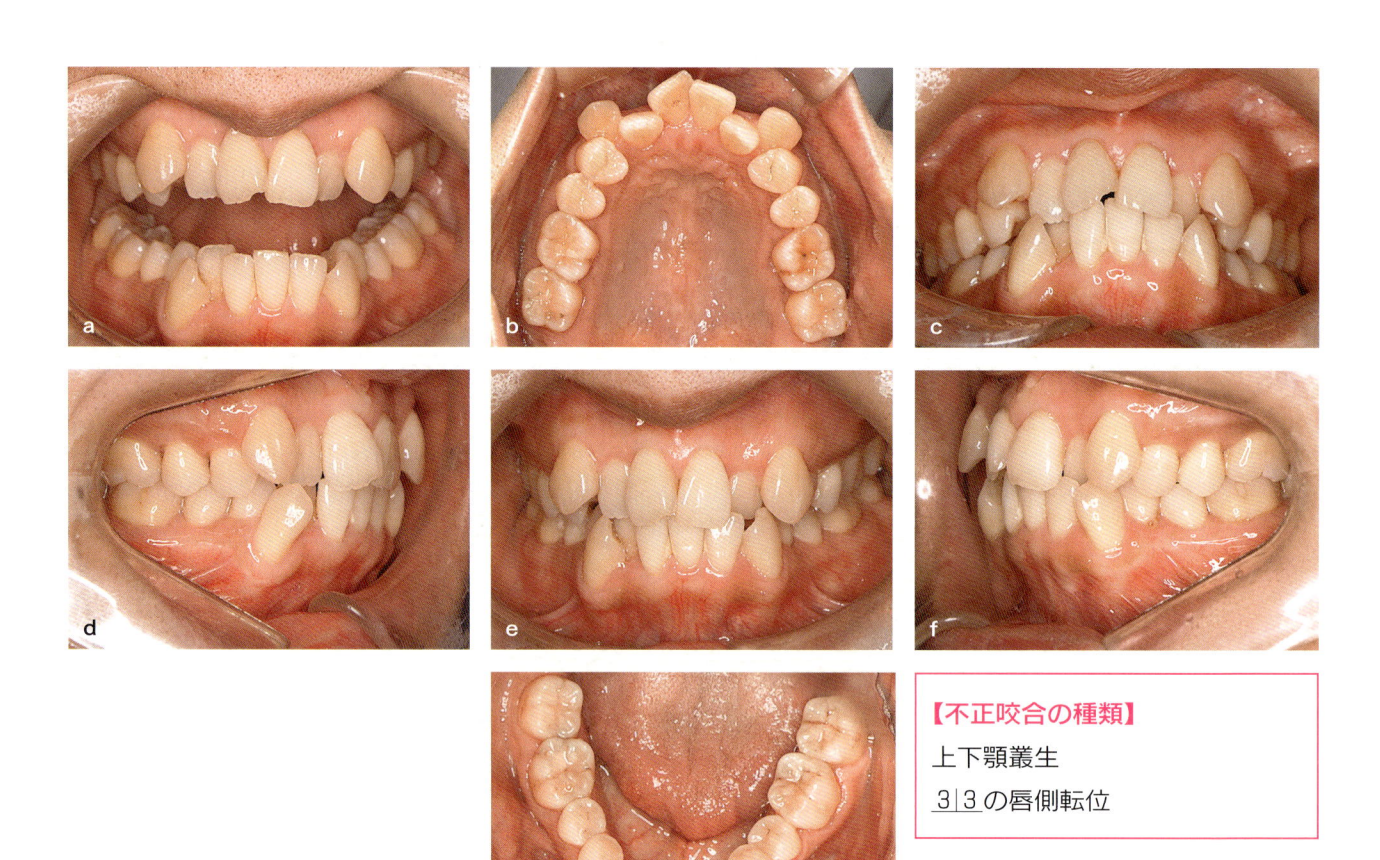

【不正咬合の種類】

上下顎叢生

3|3 の唇側転位

図72a〜g　初診時の口腔内所見．上下顎の叢生と 3|3 の唇側転位を認めた．

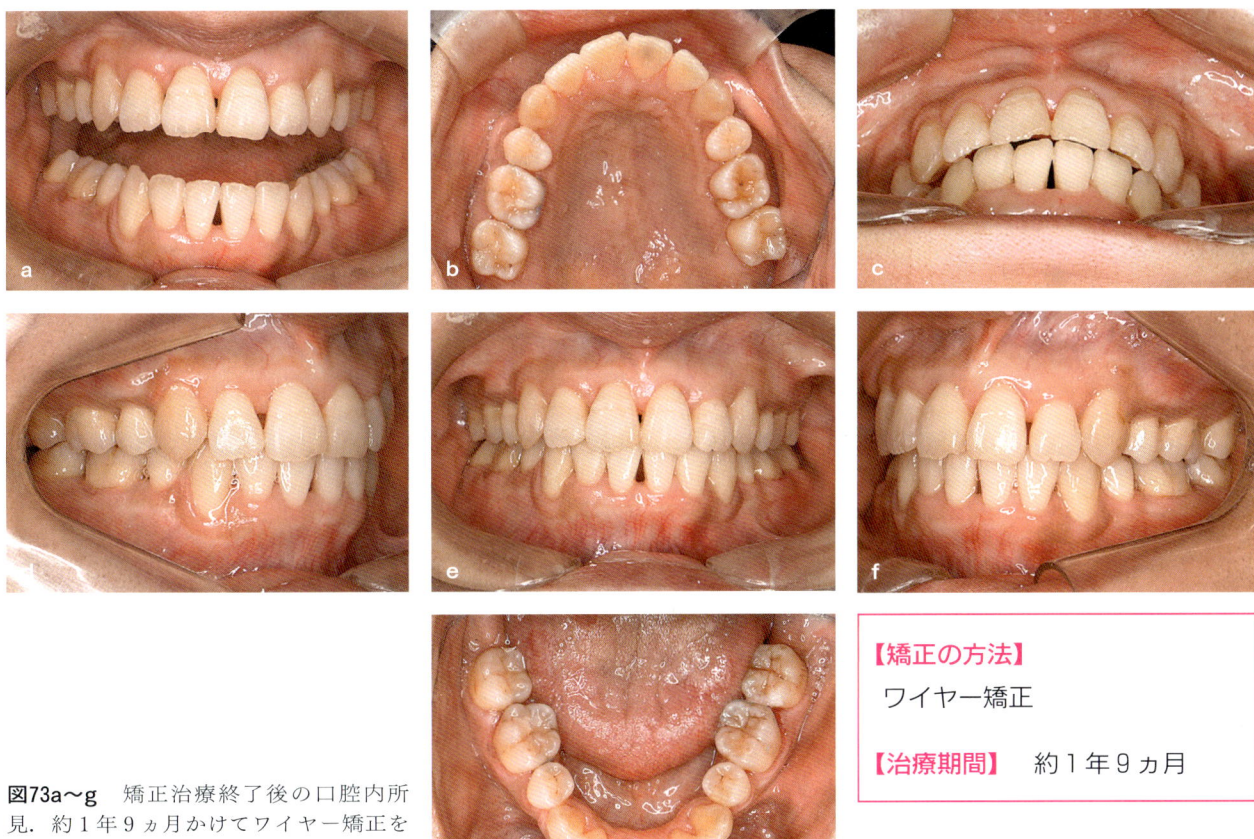

【矯正の方法】

ワイヤー矯正

【治療期間】　約1年9ヵ月

図73a〜g　矯正治療終了後の口腔内所見．約1年9ヵ月かけてワイヤー矯正を行った．もともとの叢生が強く，舌房の広さに視診上大きな変化は認めなかった．

	舌圧(kPa)	咀嚼能率(mg/dL)	咬合力(N)
基準値	30	100	500
治療前	42	187	1500.9
治療後	24.3 ↓	148 ↓	293.1 ↓
治療後1年	26.8	186 ↑	733.5 ↑

図74　治療前後で実施した口腔機能精密検査結果．矯正治療終了後に低下した咀嚼能力および咬合力は，咀嚼の指導により基準値以上に回復したが，舌圧は回復しなかった．

した（図74）．また，咬合力と咀嚼能力も矯正治療開始前に比べ，数値が低下してしまいました．治療期間が2年近くなると他のケースでも咬合力が落ちることがあり，その場合は「歯応えがあるものをしっかり噛んでください」と指導するようにしています．本症例は硬固物の咀嚼により，約半年で咬合力が向上してきました．しかし，舌圧は治療開始前より低い値で経過しています．

まとめ

●口腔機能訓練のポイント

　矯正治療が終わった若年患者は歯の本数が多く，咬合支持がしっかりあり，唾液も十分に出ているので，口腔機能の一部が低下しても本人は自覚がないことがほとんどです．そのため，矯正治療終了後に口腔機能が低下していることを説明しても，なかなか理解してもらえないこともあります．また，口腔機能に関するトレーニングを説明しても，忘れてしまったり実践してもらえなかったりします．定期検診時には声かけや再評価を行い，口腔機能は若年のうちにきちんと獲得しておくことの大切さを繰り返し伝えることが重要です．実際に何度も説明することで，患者の理解が得られ口腔機能の改善につながると考えています．

●矯正治療と口腔機能の関係

　矯正治療の対象となる患者は，欠損補綴を含むような全顎治療のケースなどを除くと，比較的年齢が若く欠損の少ない方が多数を占めます．しかし，そのような欠損のない健康な状態の成人で，一部の口腔機能が低下している人が存在します[11]．そのような症例の背景には，おそらく**口腔機能発達不全症**があるのではないかと考えています．口腔機能発達不全症は，「食べる機能」「話す機能」「その他の機能」が十分に発達していないか，正常に機能獲得ができておらず，明らかな摂食機能障害の原因疾患がなく，口腔機能の定型発達において個人因子あるいは環境因子に専門的関与が必要な状態とされています．

　しかし通常，口腔機能を他の人と比べる機会はあまりないため，自覚症状がない人がほとんどです．運よくかかりつけの歯科医院で治療やトレーニングが行われ，成人になる前に「食べる機能」「話す機能」「その他の機能」を獲得できる場合もありますが，口腔機能発達不全症のすべての患者が成人になる前に正常な口腔機能を獲得できるわけではありません．そういった，自覚症状がなく一部の口腔機能が低下している患者が，歯の欠損を放置し，歯の欠損が拡大していくことで，食べられるものが限られ，さらに口腔機能が低下していくと，オーラルフレイルになるのが早くなるのではないかと推察できます（**図75**）．そのため，できるだけ若いうちに口腔機能の回復を図ることが重要です．口腔機能が低下している人の口腔内に共通の所見はなく，口腔機能を計測してみないとわかりません．歯科を受診するすべての患者に口腔機能精密検査を行うことが，将来的な口腔機能低下症を防ぐきっかけになるのではないかと考えています．

　矯正治療後に口腔機能が向上したケースと，低下したケースの間に明確な違いはありませんが，口腔機能に影響する因子として咬合高径の変化やアーチ形状の変化，抜歯の有無，矯正装置の口唇閉鎖への影響，矯正治療期間の長さや矯正治療中の食事形態などが挙げられます．さまざまな因子が関与するので，何が口腔機能を低下させた原因か明確に判断できない場合もありますが，重要なのは術後に口腔機能を計測することと，低下している項目に対してリハビリテーションを行うことだと考えています．

　筆者の考える矯正治療のゴールを**図76**に示します．審美性や清掃性の向上はもちろんですが，一方で口腔機能の維持・向上も重要と考えています．患者が生涯を通じて自身の歯で美味しく食事ができるように，今後も機能にこだわって治療を続けていきたいと思います．

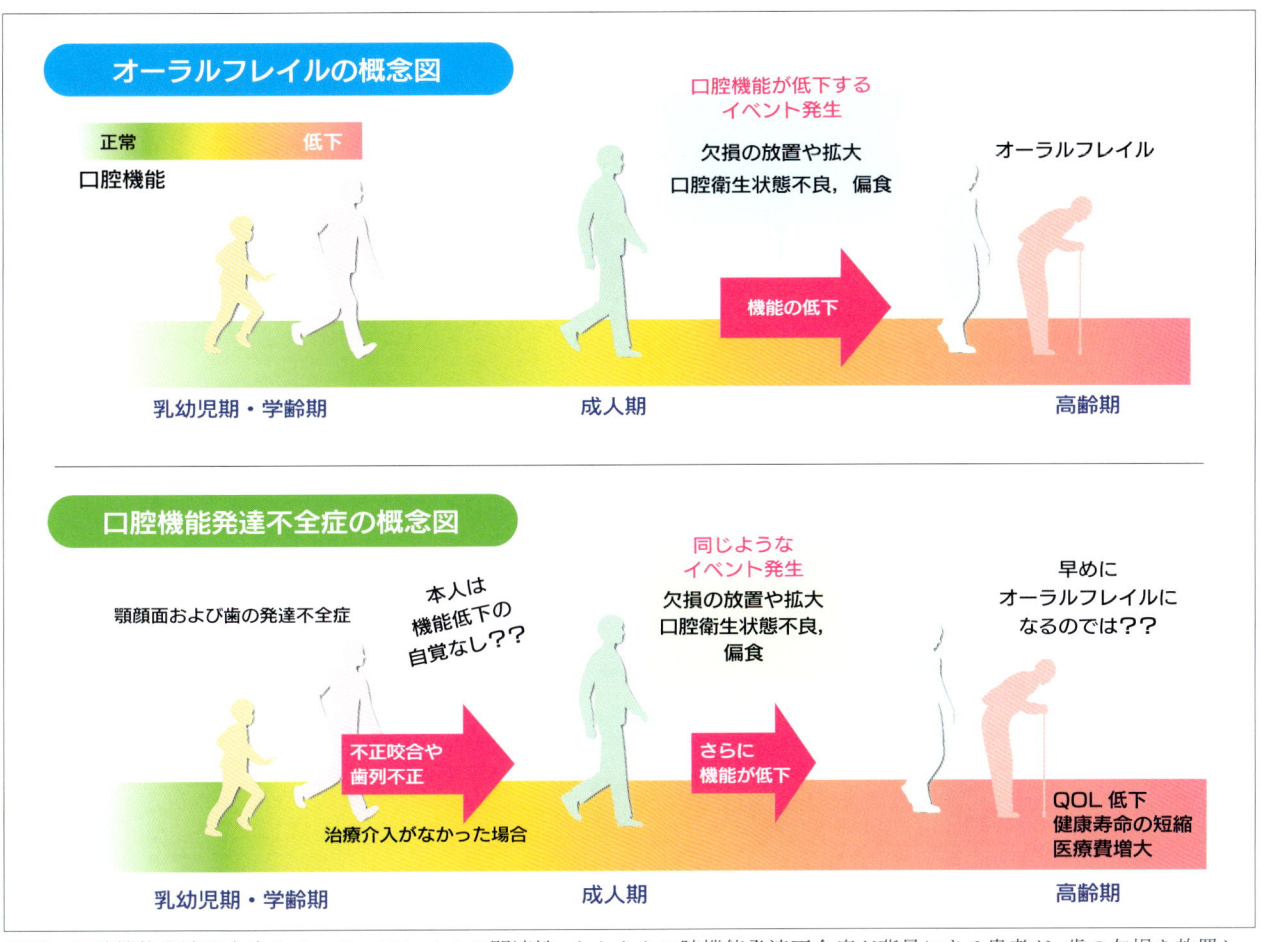

図75　口腔機能発達不全症とオーラルフレイルの関連性. もともと口腔機能発達不全症が背景にある患者が, 歯の欠損を放置し, さらに口腔機能が低下していくと, オーラルフレイルになるのが早くなるのではないかと考えている（参考文献12より引用改変）.

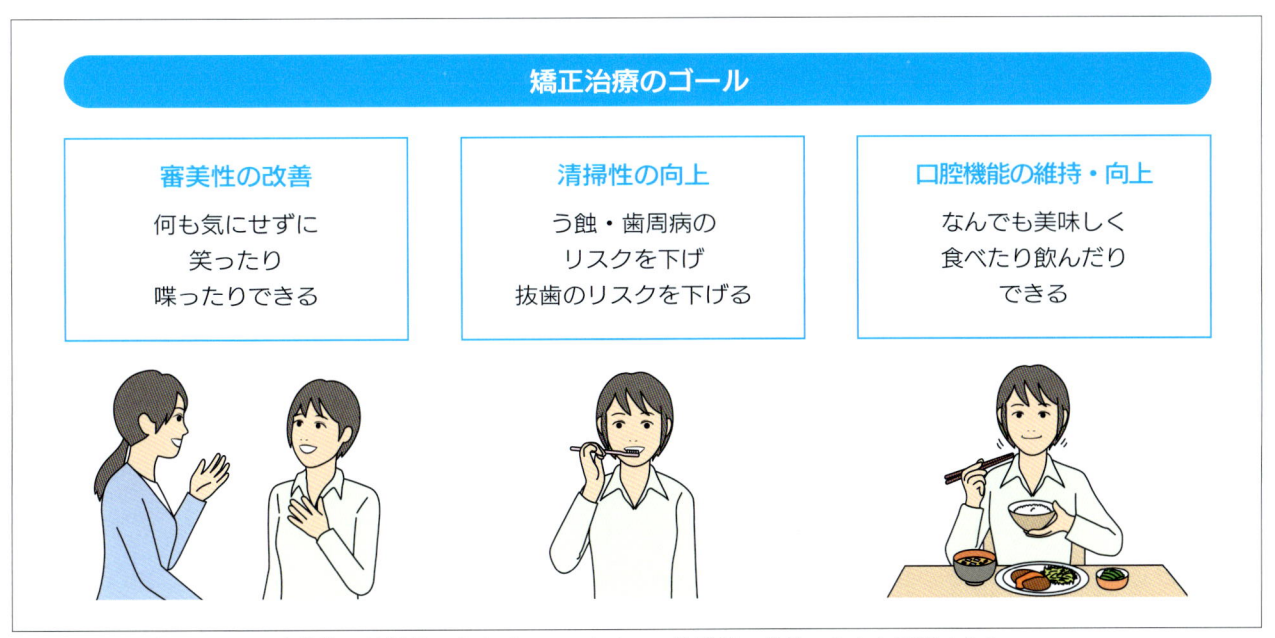

図76　矯正治療のゴール. 審美性, 清掃性の向上だけではなく, 口腔機能の維持・向上も重要である.

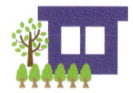

当院での口腔機能低下症に関する取り組み

よしおか歯科・こども歯科（福岡県福岡市）

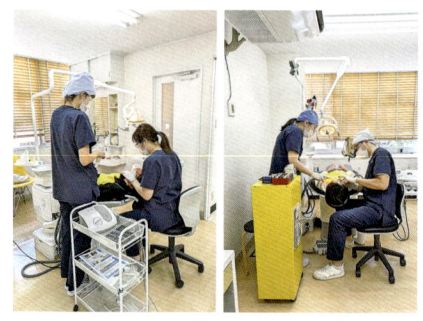

●病院概要

　福岡県中心部に位置する一般歯科診療所．外来患者の９割が60歳以下で，欠損補綴よりも修復治療や予防治療が多いです．患者全体の４割が20歳以下で，小児の治療や予防も多い診療所です．

●外来部門のスタッフ構成

歯科医師２名，歯科衛生士６名
歯科助手（管理栄養士）１名，受付１名

●口腔機能精密検査の実施状況

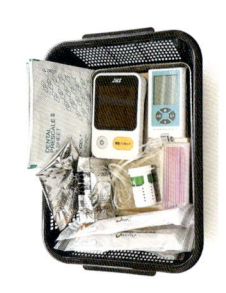

　現在は咬合再構成の治療前後やインプラント治療前後，矯正治療の前後で口腔機能を計測しています．当院では小児の患者も多いので，現在口腔機能発達不全症への口腔機能測定にも取り組んでいます．成人に対する治療前後の口腔機能を計測する際は，「咬合力」「舌圧」「咀嚼能力」の３項目を測定していますが，必要に応じて「パタカ測定」や「口唇閉鎖力」の検査も追加していこうと考えています．計測は，歯科衛生士が実施しています．

One Point アドバイス！

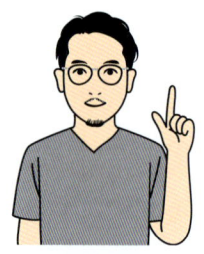

吉岡和彦

・矯正治療のゴールは「審美」や「清掃性の向上」だけではなく，「口腔機能の維持・向上」も重要です．将来にわたって自分の歯でしっかり食事ができるように，**メインテナンスに加えて口腔機能を診る**ことがこれから必要になってくると考えています．
・成人では一部の口腔機能が低下していても自覚がないことが多いので，口腔機能について数字で示すことができるのが口腔機能精密検査を実施する利点です．
・口腔機能が向上しない場合も，原因を患者と一緒に考え，根気強く説明することが重要です．当院では定期検診の際に口腔機能精密検査を実施して患者のモチベーションを上げるようにしています．

9 口腔機能管理だけでは どうにもならない 嚥下障害の症例

鈴木宏樹

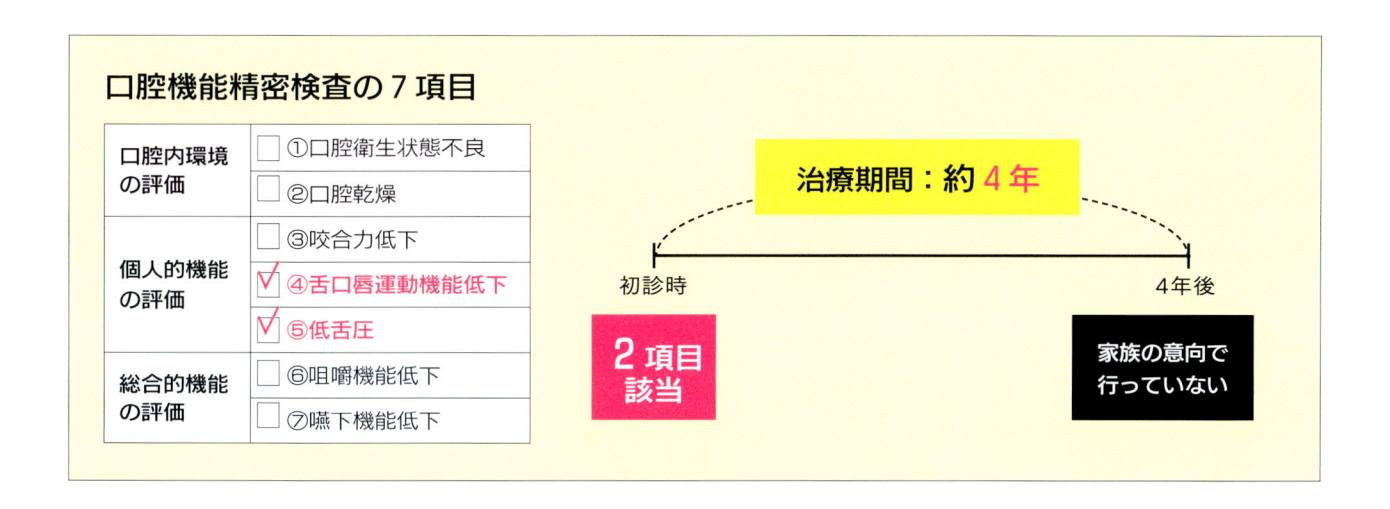

口腔機能精密検査の7項目

口腔内環境の評価	☐ ①口腔衛生状態不良
	☐ ②口腔乾燥
個人的機能の評価	☑ ④舌口唇運動機能低下
	☑ ⑤低舌圧
	☐ ③咬合力低下
総合的機能の評価	☐ ⑥咀嚼機能低下
	☐ ⑦嚥下機能低下

治療期間：約4年

初診時 ────────── 4年後

2項目該当

家族の意向で行っていない

症例の概要

年齢・性別	90代，女性
主訴	歯科からも口腔機能を見てほしい（医科の病棟依頼）
初診までの経過	誤嚥性肺炎による入退院を繰り返しており，胃ろうが増設されていた．再度の経口摂取を検討するため歯科受診となった
既往歴	陳旧性脳梗塞，中等度アルツハイマー型認知症，心不全
服用薬剤	抗認知症薬（アリセプト），抗血栓薬（イグザレルト）
日常生活動作（ADL）	一部介助．手足の麻痺はないが認知症により要介護状態
食事	胃ろうによる経管栄養法に加え，ごく少量の経口摂取

身長	148cm
体重	35kg

BMI	16kg/m² (低体重)

慢性期病棟に入院している患者で（**図77**），脳梗塞後遺症に起因する嚥下障害があり，複数回の誤嚥性肺炎の既往から胃ろうが増設されていました．医科で再度の経口摂取を検討されており，歯科へ口腔内環境および口腔機能について診察依頼がありました．いつも笑顔かつ明るい性格の方で，1日3回の歯磨きを欠かしたことがないと朗らかに言っていました．

初診時の口腔内所見を**図78**に示します．90代と高齢でしたが，残存歯は28本あり，視診上は口腔機能の低下は感じられませんでした．口腔機能精密検査を行ったところ，舌口唇運動と舌圧の2項目に低下

が認められましたが，口腔機能低下症には該当しないという結果でした（**図79**）．年齢の割に口腔機能は保たれており，特に咀嚼機能や咬合力の検査結果は良好で，嚥下にストレスも感じていないことから，口腔機能訓練次第では再度の経口摂取も可能ではないかと考えたのですが，医科での嚥下検査結果を確認したところ，検査中の誤嚥があり，明らかな嚥下障害を認めました．その後、多発性のラクナ梗塞も見つかり嚥下障害の改善は難しいと判断されたため，家族との話し合いで積極的な経口摂取は諦めることとなりました．

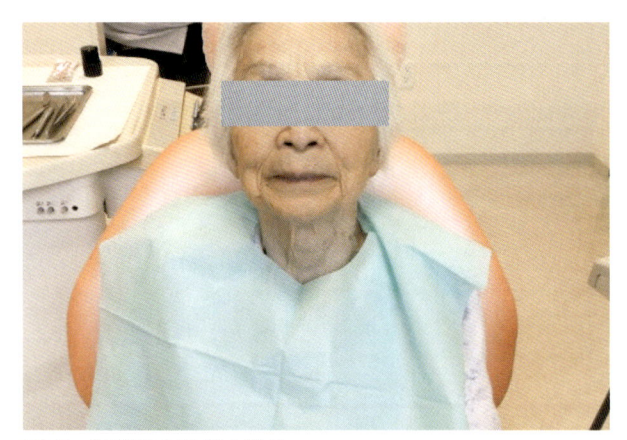

図77 初診時の患者の様子．

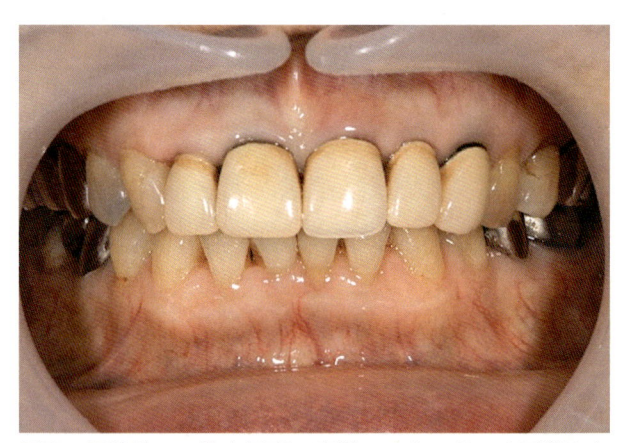

図78 初診時の口腔内写真．高齢ではあるが，上下顎ともに臼歯部まで残存しており咬合接触があった．

口腔機能精密検査　記録用紙

評価項目	検査項目	評価法 / 使用機材	基準値	月　　日
口腔衛生	舌苔付着	TCI	≧50%	**33.3**
	細菌数	口腔内細菌カウンタ	≧レベル 4 (3.162×10⁶CFU/mL 以上)	
口腔乾燥	口腔湿潤度	口腔水分計ムーカス他	<27	**27.6**
	唾液量	サクソンテスト	≦ 2 g/ 2 分	
咬合力	咬合力検査	デンタルプレスケール II	フィルタあり<350N フィルタなし<500N	**588**
		口腔機能モニター Oramo-bf(オラモ)	<375N	
	残存歯数		<20本	**28**
舌口唇運動	オーラルディアドコキネシス	健口くん ハンディ他	< 6 回 / 秒	パ **5.0** タ **5.0** カ **4.4**
舌圧	舌圧検査	舌圧測定器	<30kPa	**18.4**
咀嚼機能	咀嚼能力検査	グルコセンサーGS- II	<100mg/dL	**260**
	咀嚼能率スコア法	咀嚼能力測定用 グミゼリー	スコア0, 1, 2	
嚥下機能	嚥下スクリーニング検査	EAT-10	≧ 3 点	**0**
	自記式質問票	聖隷式嚥下質問紙	≧ A 1 項目	

該当項目が 3 項目以上で「口腔機能低下症」と診断する.

該当項目数：
2

図79　初診時に実施した口腔機能精密検査の結果．機能低下が認められたのは 2 項目であり，口腔機能低下症には該当しなかった．EAT-10では嚥下機能に問題がないように見えるが，認知機能低下者などでは，本評価が自記式であることもあり，嚥下機能の低下が表現されない場合があるので注意が必要である．特に本症例では誤嚥性肺炎の既往があることからも嚥下機能の客観的評価を必要とする．

CHECK！ この症例はこう対応した！

問題点

・口腔機能精密検査では嚥下機能に問題がないように見えたが，実際は不顕性誤嚥をしており，患者自身があまり自覚しておらず嚥下スクリーニング検査でも検出できなかった

・VF 検査では嚥下反射が起こっておらず，多量の不顕性誤嚥が認められた

・頭部CT 検査の結果，ラクナ梗塞が多部位で確認され，嚥下反射が低下していることが判明した

対応策

・家族との話し合いで今後も経管栄養（胃ろう）とお楽しみ程度の経口摂取を続けることとなった．歯科としては定期的な口腔ケアを行い口腔内細菌の増加防止と口腔の廃用防止に努めることにした

治療方針

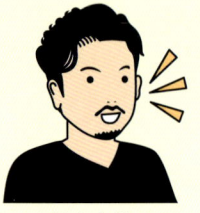

鈴木宏樹

- 誤嚥性肺炎予防のため器質的な口腔ケアを行った
- 器質的な口腔ケアだけでなく機能的口腔ケアも行うことで口腔機能をなるべく維持し，食事摂取以外の口腔機能である会話や表情が保てるように努めた
- 短期記憶障害があり自発的な口腔機能訓練の実施は難しく，口腔ケア時に合わせて口腔体操などのリハビリテーションを行うこととした
- 口腔乾燥が認められることもあったため，口腔ケア後は必ず保湿を行うようにした(図80)

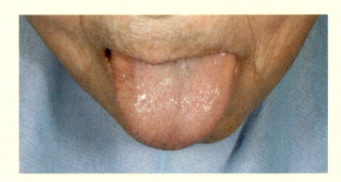

図80　口腔ケア実施後の舌の状態．口腔ケア時には保湿を怠らないようにしている．

●その後

　歯科が本患者とかかわってから4年が経過しました．加齢にともない ADL は徐々に低下し，移動は車椅子になりましたが日々穏やかに過ごされています．家族の意向により現在は口腔機能精密検査は行っていませんが，定期的な口腔ケアにより誤嚥性肺炎の発症はなく経過されています．会話の速度はやや遅くなったものの，今も口腔ケア時には朗らかにいろいろな話をされています(図81)．本人は「こうやって皆さんがよくしてくださるおかげで食べるのにはまったく困っていません」と笑顔で言っています(実際には経口摂取はされていませんが，認知症のために忘れています)．胃ろうについてはさまざまな考えがありますが，本人に不満はなく，長く生きることを望んだ家族は喜んでいます．

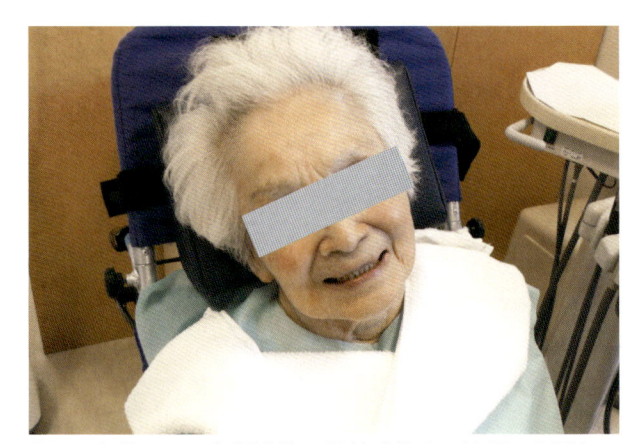

図81　初診から4年経過後．歯科受診時は笑顔で会話をされることが多い．

One Point アドバイス！

　口腔機能精密検査は臨床的に食べる能力を診るために非常に有効な検査ですが，その数値だけを過信しないように気をつけなければなりません．疾患や服薬などにより嚥下反射がほとんど起きない場合もあるため，口腔機能だけでなく患者の全身状態や疾患をきちんと知り，総合的に判断することが肝要です．本人や家族の希望に添いながら歯科としてできる限りのことを行いましょう．

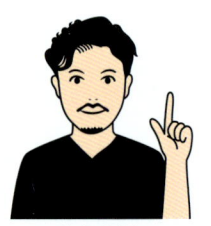

鈴木宏樹

参考文献

1. 一般社団法人 日本栄養治療学会事務局．GLIM 基準について．https://www.jspen.or.jp/glim/glim_overview(2024年 9 月10日アクセス)

2. Jensen GL, Cederholm T, Correia MITD, Jensen GL, Cederholm T, Correia MITD, Gonzalez MC, Fukushima R, Higashiguchi T, de Baptista GA, Barazzoni R, Blaauw R, Coats AJS, Crivelli A, Evans DC, Gramlich L, Fuchs-Tarlovsky V, Keller H, Llido L, Malone A, Mogensen KM, Morley JE, Muscaritoli M, Nyulasi I, Pirlich M, Pisprasert V, de van der Schueren M, Siltharm S, Singer P, Tappenden KA, Velasco N, Waitzberg DL, Yamwong P, Yu J, Compher C, Van Gossum A. GLIM Criteria for the Diagnosis of Malnutrition：A Consensus Report From the Global Clinical Nutrition Community. JPEN J Parenter Enteral Nutr. 2019 Jan；43(1)：32-40.

3. 一般社団法人 日本栄養治療学会事務局．GLIM 基準について．https://files.jspen.or.jp/2024/03/glim_overview_20240322.pdf(2024年 9 月10日アクセス)

4. 日本摂食・嚥下リハビリテーション学会医療検討委員会．摂食・嚥下障害の評価(簡易版)．日本摂食・嚥下リハビリテーション学会医療検討委員会案．日摂食嚥下リハ会誌．2011；15(1)：96–101.

5. 山本為之．総義歯臼歯部人工歯の配列について(その 2)－特に反対咬合について－．補綴臨床．1972；5 ：395-400.

6. 平野浩彦，飯島勝矢，菊谷武，渡邊裕，戸原玄(編)．実践！オーラルフレイル対応マニュアル．東京：東京都福祉保健財団，2016.

7. 鈴木宏樹，松村杏織(監著)．患者さんにしっかり説明できる口腔機能低下症読本．東京：クインテッセンス出版，2024.

8. 菊谷武．チェアサイド オーラルフレイルの診かた 第 2 版．東京：医歯薬出版，2022.

9. NAGOYA かいごネット．https://www.kaigo-wel.city.nagoya.jp/view/kaigo/date/(2024年 8 月27日アクセス)

10. 今井一彰．鼻呼吸 歯医者さんの知りたいところがまるわかり．東京：クインテッセンス出版，2020.

11. Yoshioka K, Ogino Y, Kawasaki M, Ayukawa Y. An observational study of oral functions in patients aged from 20 to 49 years. J Oral Sci. 2024；66(1)：75-8.

12. 厚生労働省．中央社会保険医療協議会 歯科医療について(その 1)(平成25年 7 月31日)．https://www.mhlw.go.jp/file/05-Shingikai-12404000-Hokenkyoku-Iryouka/0000013710.pdf(2024年 9 月18日アクセス)

CHAPTER

3

口腔機能発達不全症について

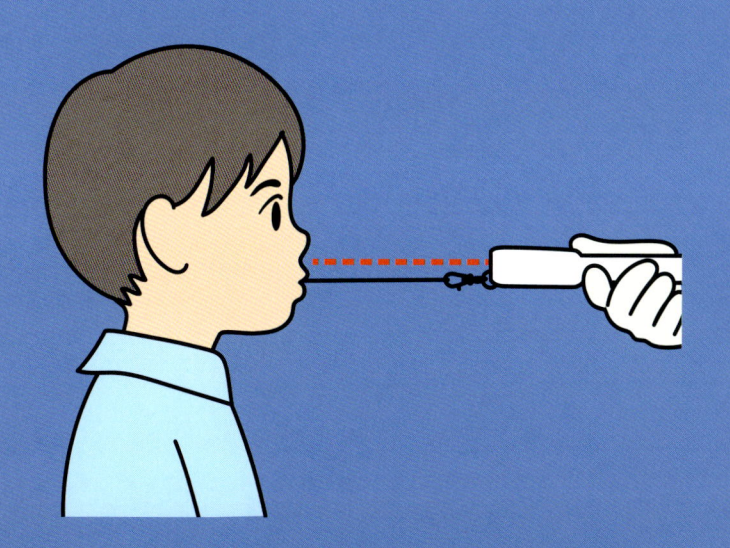

1 小児の口腔機能発達不全症について

松村香織

口腔機能発達不全症にかかわる必要性

口腔機能は，他の身体的機能と同じように小児期に獲得し，成人期にその機能を維持し，高齢期には加齢にともない低下します（**図1**）.

しかし，小児期に正常な口腔機能が獲得できていない場合，成人期に適切な口腔機能を発揮できなくなり，高齢期には歯の喪失や加齢などが加わって，さらなる機能低下をきたすと想定されています．口腔機能発達不全については早期に対応することで軌道修正が容易とされています．一般歯科診療所にはさまざまな年齢層が受診しており，ぜひ小児の口腔機能にも目を向けていただきたいと思います.

本章では小児の口腔機能発達不全症について解説します．口腔機能発達不全症とは，食べる機能，話す機能，その他の口腔機能が十分に発達していないか，正常に機能獲得ができていない状態を指します．明らかな摂食機能障害の原因疾患はなく，口腔機能の定型発達において個人因子あるいは環境因子に専門的関与が必要です．咀嚼や嚥下がうまくできない，構音の異常，口呼吸などの症状が認められますが，患者には自覚症状があまりない場合も多く，歯科で機能発達の遅れや誤った機能の獲得について発見し，早い段階で軌道修正を行うことが重要とされています.

すでに口腔機能が確立している成人では，口腔機能の低下が生じた場合，回復のための訓練（リハビリテーション）を実施することで可及的に元の正常な口腔機能に復帰させることができます．このように成人の場合は機能回復するための目標がありますが，一方で小児期の口腔機能は機能の発達・獲得（ハビリテーション）の過程にあり，成長の段階において正常な状態も変化します．このため，成長の段階に応じて口腔機能の獲得遅延について判断し，正しい成長に導くための評価基準が示されています.

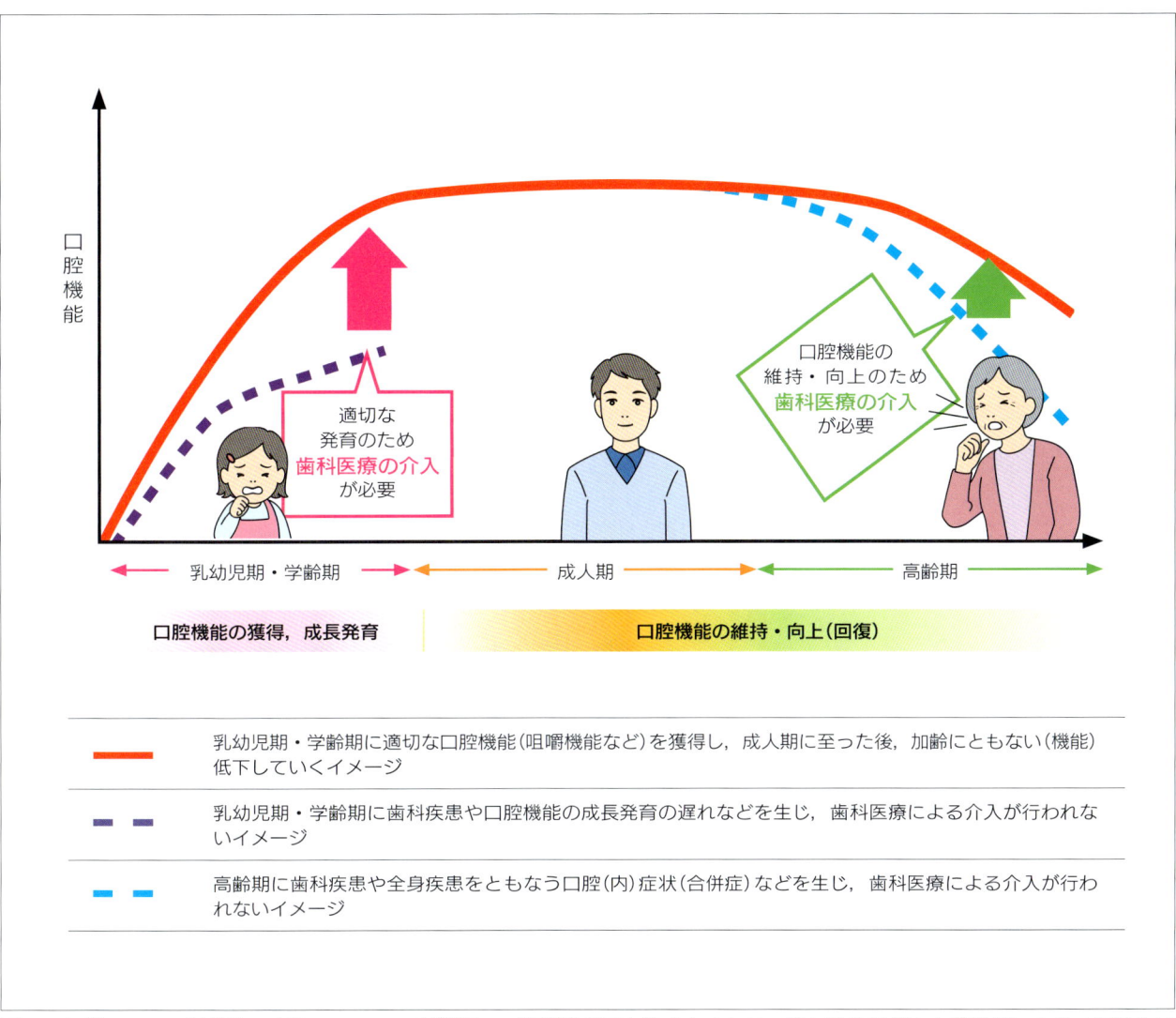

図1 加齢による口腔機能の変化について．高齢期の口腔機能低下を防ぐためには，特に乳幼児期から学齢期にかけて良好な口腔・顎・顔面の成長発育および適切な口腔機能を獲得し，成人期・高齢期にかけて口腔機能の維持・向上を図っていくことが重要とされている（参考文献1より引用改変）．

口腔機能発達不全症の診断

口腔機能発達不全症の診断には，口腔機能発達不全症に関する基本的な考え方[2]に示されている評価項目を使用します．成長の段階に応じて評価基準が異なり，離乳完了前後で評価基準が分けられています．

離乳完了前は，**チェックリスト**（**図2**）（巻末付録：**資料1**参照）のうち「食べる機能」，「話す機能」の項目で2つ以上の該当項目があるもの（C-1～9のいずれか1つを含む）について口腔機能発達不全症と診断します．

離乳完了後は，**チェックリスト**（**図3**）（巻末付録：**資料2**参照）のうち「食べる機能」，「話す機能」の項目で2つ以上に該当（C-1～6の中のいずれか1つを含む）場合に口腔機能発達不全症と診断します．

「口腔機能発達不全症」チェックリスト（離乳完了前）

A 機能	B 分類	C 項目	D 該当項目
食べる	哺乳	C-1　先天性歯がある	☐
		C-2　口唇，歯槽の形態に異常がある（裂奇形など）	☐
		C-3　舌小帯に異常がある	☐
		C-4　乳首をしっかり口にふくむことができない	☐
		C-5　授乳時間が長すぎる，短すぎる	☐
		C-6　哺乳量・授乳回数が多すぎたり少なすぎたりムラがあるなど	☐
	離乳	C-7　開始しているが首の据わりが確認できない	☐
		C-8　スプーンを舌で押し出す状態がみられる	☐
		C-9　離乳が進まない	☐
話す	構音機能	C-10　口唇の閉鎖不全がある（安静時に口唇閉鎖を認めない）	☐
その他	栄養（体格）	C-11　やせ，または肥満である（カウプ指数で評価）[*1]　　現在　体重＿＿＿g　身長＿＿＿cm　　出生時　体重＿＿＿g　身長＿＿＿cm　　カウプ指数：＿＿＿	☐
	その他	C-12　口腔周囲に過敏がある	☐
		C-13　上記以外の問題点[※]	☐

＊1：カウプ指数（6歳未満の幼児）　{体重（g）／身長（cm）^{2}}×10で評価

※：「上記以外の問題点」とは口腔機能発達評価マニュアルのステージ別チェックリストの該当する項目がある場合に記入する

図2　「口腔機能発達不全症」チェックリスト（離乳完了前）（参考文献2より引用改変）．

「口腔機能発達不全症」チェックリスト(離乳完了後)

A 機能	B 分類	C 項目	D 該当項目
食べる	咀嚼機能	C-1　歯の萌出に遅れがある	☐
		C-2　機能的因子による歯列・咬合の異常がある	☐
		C-3　咀嚼に影響するう蝕がある	☐
		C-4　強く噛みしめられない	☐
		C-5　咀嚼時間が長すぎる,短すぎる	☐
		C-6　偏咀嚼がある	☐
	嚥下機能	C-7　舌の突出(乳児嚥下の残存)がみられる(離乳完了後)	☐
	食行動	C-8　哺乳量・食べる量・回数が大きすぎたり少なすぎたりムラがあるなど	☐
話す	構音機能	C-9　構音に障害がある(音の置換,省略,歪みなどがある)	☐
		C-10　口唇の閉鎖不全がある(安静時に口唇閉鎖を認めない)	☐
		C-11　口腔習癖がある	☐
		C-12　舌小帯に異常がある	☐
その他	栄養 (体格)	C-13　やせ,または肥満である (カウプ指数*1,ローレル指数*2で評価) 　現在　　　体重＿＿＿＿＿g　　　身長＿＿＿＿＿cm 　カウプ指数・ローレル指数：＿＿＿＿＿＿＿	☐
	その他	C-14　口呼吸がある	☐
		C-15　口蓋扁桃などに肥大がある	☐
		C-16　睡眠時のいびきがある	☐
		C-17　舌を口蓋に押しつける力が弱い(低舌圧である)	☐
		C-18　上記以外の問題点※	☐
口唇閉鎖力検査　(＿＿＿＿＿＿＿N)			☐
舌圧検査　　　　(＿＿＿＿＿＿＿kPa)			☐

＊1：カウプ指数(6歳未満の幼児)　{体重(g)／身長(cm)^2}×10で評価
＊2：ローレル指数(6歳以上の学童)　{体重(g)／身長(cm)^3}×10^{4}で評価
※：「上記以外の問題点」とは口腔機能発達評価マニュアルのステージ別チェックリストの該当する項目がある場合に記入する

図3　「口腔機能発達不全症」チェックリスト(離乳完了後)(参考文献2より引用改変).

口腔機能発達不全症と診断されている18歳未満の患者のうち,評価項目において3項目以上に該当する場合には,歯科疾患管理料に小児口腔機能管理料60点(口腔管理体制強化加算50点)が加算されます.

口腔機能発達不全症の評価

前述のとおり，口腔機能の獲得状況は年齢によって変わるので，以下のように離乳完了前後で異なる評価方法が設定されています．

●離乳完了前

・チェックリスト（離乳完了前）

食べる機能として哺乳，離乳の評価，話す機能として口唇閉鎖の評価，その他の機能として体格，口腔周囲の過敏の有無を評価します（**図4**）（巻末付録：**資料3**参照）．

	A 機能	B 分類
・食べる機能の評価 ①哺乳：先天性歯（先天歯，出生歯）の有無，口唇・歯槽の形態異常の有無，舌小帯の異常の有無を確認します．また乳首をしっかり口に含むことができているか，授乳時間，哺乳量と授乳回数についてチェックします． ②離乳：乳歯の萌出前に離乳を開始している場合，首の据わりを確認します．また，食事の際にスプーンを舌で押し出す状態になっていないかも確認します．	食べる	哺乳
		離乳
・話す機能の評価 ①構音機能：口唇閉鎖不全の有無を確認します（安静時の口唇閉鎖の有無）．	話す	構音機能
・その他機能の評価 ①栄養（体格）：極端な身長や体重の異常がないかを確認します．必要に応じて，カウプ指数による評価を行います． ②その他：口腔周囲を触診し，過敏の有無を確認します．また，原始反射，特に口腔周囲にみられる口唇探索反射や吸啜反射の残存がないかどうかをチェックします．指で口唇の近くを刺激すると頭を回して追いかける行動や口の中に指などを入れると吸い付く行動がみられるかも確認します．	その他	栄養 （体格）
		その他

上部見出し：「口腔機能発達不全症」チェックリスト（離乳完了前）

図4 「口腔機能発達不全症」チェックリスト（離乳完了前）の機能の評価について（参考文献2より引用改変）．

●離乳完了後（18ヵ月以降）

離乳完了後は口腔機能発達不全症を診断・評価する検査として，口唇閉鎖力検査，舌圧検査，咬合力測定検査，咀嚼回数測定検査などを実施します．口唇の閉鎖力検査と舌圧検査は，検査結果の評価に使用する年齢別の指標があります．

・口唇閉鎖力検査

口唇閉鎖不全の検査は，口唇閉鎖力測定によって評価します．測定は口唇閉鎖力測定器にて行います（**図5a〜c**）．年齢および性別に応じた標準値と比較し，年齢ごとに診断します（**図5d**）[2]．有意に低い口唇閉鎖力検査値（−1SD以下）を示し，安静時や摂食時に口唇閉鎖を認めない・口呼吸（鼻性口呼吸，歯

性口呼吸，習慣性口呼吸）などの所見を有する場合，口唇閉鎖力が不足していると診断します．口唇閉鎖力は年齢ごとに標準値が異なるので，口唇閉鎖力の診断の際には年齢および性別に応じた標準値と比較する必要があります．

口唇閉鎖力が十分に発達していない小児に対しては必要に応じて3ヵ月に1回のペースで口唇閉鎖力の測定を行います．歯科用口唇筋力固定装置（りっぷるくん）では，装着具にフロスを通して患児の歯と口唇の間に装着具を装着し，口腔内から装着具が引き出されるまで，本体を直線的に引っ張ります（**図5a**）．口唇閉鎖力の測定結果は患者モチベーションの維持または口唇トレーニングの効果の判断基準となります．

なお，口唇閉鎖力が低い状態だけが口腔機能発達不全症に特徴的な症状ではありません．舌圧，咬合力や咀嚼機能の評価を加え総合的に判断していくことが重要です．

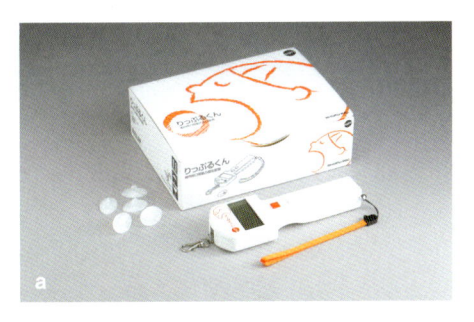

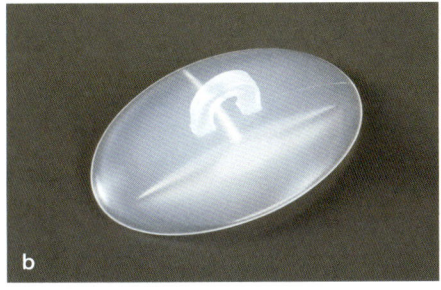

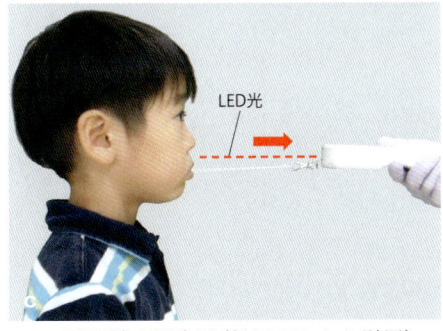

LED光

図5a〜c　口唇閉鎖力測定器（松風HPより引用）．

口唇閉鎖力の平均値と標準偏差（−1SD）				
年齢	男児（N）		女児（N）	
	平均値	−1SD	平均値	−1SD
3歳	3.7	2.1	3.5	1.9
4歳	5.1	3.0	4.8	2.8
5歳	6.5	4.1	6.1	3.8
6歳	8.4	5.5	7.1	4.6
7歳	9.9	6.6	7.8	5.1
8歳	9.8	6.5	8.0	5.0
9歳	9.5	6.0	7.8	4.7
10歳	9.1	5.7	7.7	4.6
11歳	9.1	5.8	8.4	5.3
12歳	10.1	6.9	9.2	6.1
15歳	13.4	10.5	12.0	9.6
18歳	14.2	11.6	12.6	10.6

図5d　年齢別口唇閉鎖力（参考文献2より引用改変）．

・舌圧検査

　舌圧測定器(JMS 舌圧測定器)により最大舌圧を計測します(**図6**)．舌圧が各年齢のカットオフ値以下の場合に低舌圧と診断しますが，検査の数値が正常範囲に達していないものがすべて異常というわけではありません．また，1回の検査値が正常範囲だから良いということではなく，経時的に低下を示す場合は，口腔機能発達不全症の可能性があるので注意が必要です．舌圧が十分に発達していない小児に対しては，必要に応じて3ヵ月に1回のペースで測定を行います．舌圧の測定を経時的に行うことでモチベーションの維持につながり，舌のトレーニングの効果の判断基準にもなります．

・チェックリスト(離乳完了後)

　食べる機能として咀嚼機能，嚥下機能および食行動の評価，話す機能として構音機能の評価，その他の機能として体格，口呼吸の有無を評価します(**図7**)(巻末付録：資料4参照)．

図6a　JMS 舌圧測定器(ジェイ・エム・エス，ジーシー).

	最大舌圧 （kPa）
3歳	11.82±7.68
4歳	16.67±7.49
5歳	22.1±9.5
6歳	25.38±8.15
7歳	32.46±4.09
8歳	32.1±7.57
9歳	35.33±7.24
10歳	32.82±6.77
11歳	37.52±3.33
12歳	37.48±5.97

図6b　年齢別舌圧参考値(参考文献2より引用改変).

One Point アドバイス！

　小児期に正常な口腔機能を獲得しておくことは非常に重要です．一般歯科診療所にはさまざまな年齢層の方が来院すると思いますので，高齢者の口腔機能低下症とあわせて，ぜひ小児の口腔機能発達不全症にも目を向けてみてください．

　なお口腔機能発達不全症の対応は，この後の項でもご紹介するように，多岐にわたります．一般歯科診療所ではまずスクリーニングを実施し，口腔機能に対するアプローチが必要な場合は専門医療機関や高次医療機関と連携することもご検討ください．

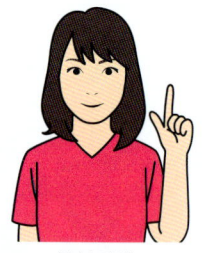

松村香織

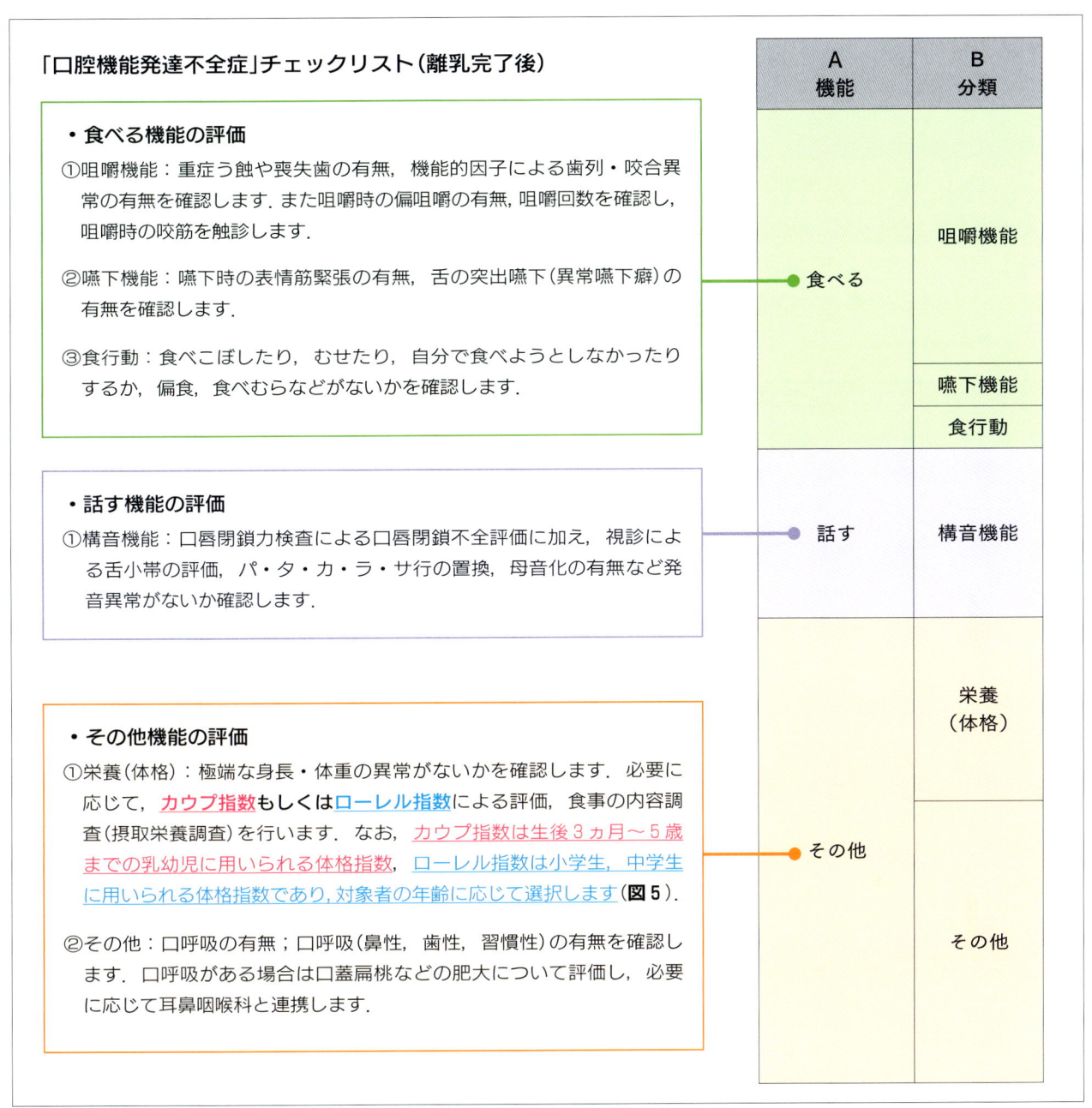

「口腔機能発達不全症」チェックリスト（離乳完了後）

・食べる機能の評価

①咀嚼機能：重症う蝕や喪失歯の有無，機能的因子による歯列・咬合異常の有無を確認します．また咀嚼時の偏咀嚼の有無，咀嚼回数を確認し，咀嚼時の咬筋を触診します．

②嚥下機能：嚥下時の表情筋緊張の有無，舌の突出嚥下（異常嚥下癖）の有無を確認します．

③食行動：食べこぼしたり，むせたり，自分で食べようとしなかったりするか，偏食，食べむらなどがないかを確認します．

・話す機能の評価

①構音機能：口唇閉鎖力検査による口唇閉鎖不全評価に加え，視診による舌小帯の評価，パ・タ・カ・ラ・サ行の置換，母音化の有無など発音異常がないか確認します．

・その他機能の評価

①栄養（体格）：極端な身長・体重の異常がないかを確認します．必要に応じて，カウプ指数もしくはローレル指数による評価，食事の内容調査（摂取栄養調査）を行います．なお，カウプ指数は生後3ヵ月～5歳までの乳幼児に用いられる体格指数，ローレル指数は小学生，中学生に用いられる体格指数であり，対象者の年齢に応じて選択します（**図5**）．

②その他：口呼吸の有無；口呼吸（鼻性，歯性，習慣性）の有無を確認します．口呼吸がある場合は口蓋扁桃などの肥大について評価し，必要に応じて耳鼻咽喉科と連携します．

A 機能	B 分類
食べる	咀嚼機能
	嚥下機能
	食行動
話す	構音機能
その他	栄養（体格）
	その他

図7a　「口腔機能発達不全症」チェックリスト（離乳完了後）の機能の評価について（参考文献2より引用改変）．

・カウプ指数（6歳未満の幼児）　　{体重（g）／身長（cm）^{2}}×10で評価
・ローレル指数（6歳以上の学童）　{体重（g）／身長（cm）^{3}}×10^{4}で評価

カウプ指数	判定
22以上	肥満
19～22未満	肥満傾向
15～19未満	正常範囲
13～15未満	やせぎみ
10～13未満	やせ

ローレル指数	判定
160以上	肥満
145～160未満	肥満傾向
115～145未満	標準
100～115未満	やせぎみ
100未満	やせ

図7b　カウプ指数，ローレル指数（参考文献2より引用改変）．

口腔機能発達不全症の管理の概要

　口腔機能発達不全症の管理の流れを**図8**に示します[2]．おおむね17歳までを対象に「食べる」「話す」などの機能の発達不全に対し，正常な機能獲得のための指導・訓練を実施します．正常な機能獲得の妨げになっている医科的疾患があれば，関連科と連携してその治療を行います．問診，検査，チェックリストの結果から，本人と保護者への具体的な指導，訓

練の仕方（場所，回数，期間，終了の目安，注意点など）の提示をします．正常な機能発達に関する情報を患者・保護者に提供し，患者の状態との違いや，どのように改善させていくのかを説明します．具体的な指導・訓練の内容・期間などについて患者・保護者に十分理解を得ることが大切です．

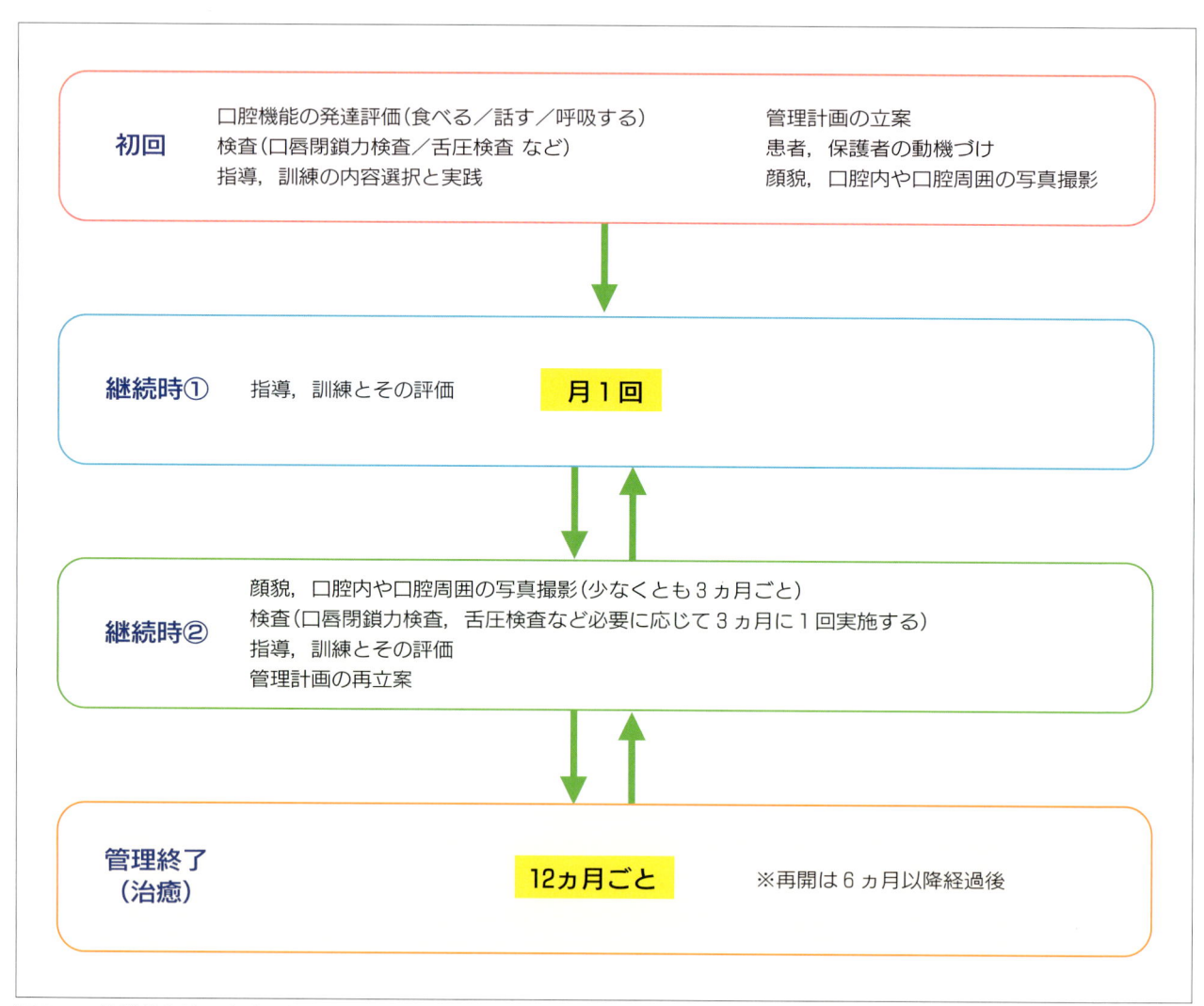

図8　口腔機能発達不全症の管理の流れ（参考文献2より引用改変）．

2 小児の口腔機能発達不全症に対する取り組み

稲吉孝介

近年，口腔機能発達不全症の対応が必要な小児患者の数は増加しているといわれており，当院にも多くの患者が来院されています．

本稿では，当院での口腔機能発達不全症患者の対応についてご紹介します．

口腔機能発達不全症の対応の流れ

口腔機能発達不全症の対応について**図9**に示します．初診時は問診と検査・診断を行い，2回目の受診時に口腔機能管理の内容を説明し，同意を得てから口腔機能精密検査および指導をしています．口腔機能精密検査はおよそ15分程度で完結するので，通常の再診枠で十分に口腔機能検査および指導の時間は確保できると考えています．

初回の口腔機能精密検査および指導実施後は，月に1回程度のペースで来院してもらい，最大で1年間口腔機能に関する指導を実施します．なお，う蝕の管理や治療が必要な場合は受診時に適宜実施しています．

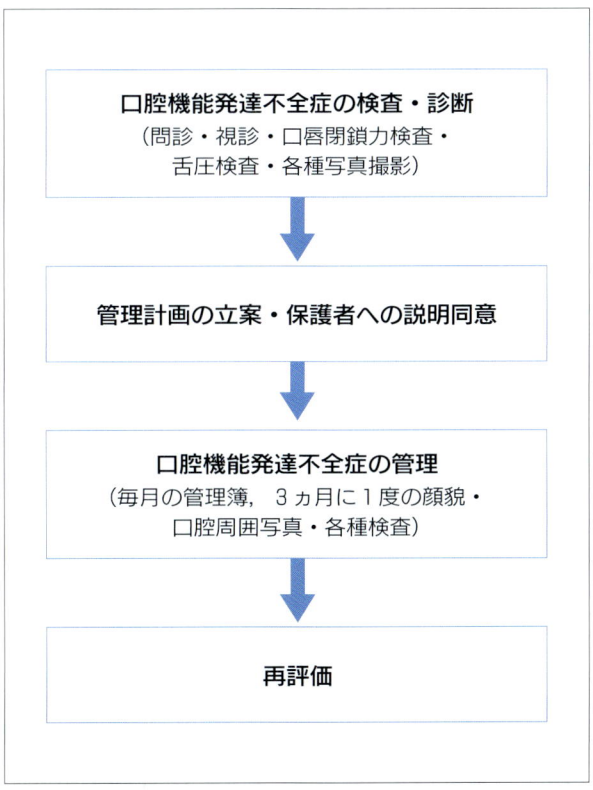

図9 口腔機能発達不全症の検査・診断の流れ(参考文献2より引用改変).

口腔機能発達不全症の初期対応時に使用する資料について

口腔機能発達不全症の初期対応時には，「口腔機能発達不全症」チェックリスト(**図10, 11**)[2]，管理計画書を使用します(**図12**)[3]．初診時にはチェックリストを用いて検査・診断を行い，その後の管理には指導・

管理記録(**図13**)[3]を使用しています．口腔機能発達不全症の診断基準は離乳完了前後で異なるため，診断基準は対象者の離乳状況に応じて選択するようにしています．

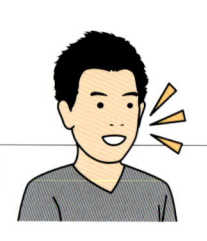

「口腔機能発達不全症」 チェックリスト （離乳完了前）

No.	氏名		生年月日	年　　月　　日	年齢	歳　　か月

A 機能	B 分類	C 項目	D 該当項目	管理の必要性
食べる	哺乳	C-1　先天性歯がある	☐	☐
		C-2　口唇、歯槽の形態に異常がある(裂奇形など)	☐	
		C-3　舌小帯に異常がある	☐	
		C-4　乳首をしっかり口にふくむことができない	☐	
		C-5　授乳時間が長すぎる、短すぎる	☐	
		C-6　哺乳量・授乳回数が多すぎたり少なすぎたりムラがあるなど	☐	
	離乳	C-7　開始しているが首の据わりが確認できない	☐	☐
		C-8　スプーンを舌で押し出す状態がみられる	☐	
		C-9　離乳が進まない	☐	
話す	構音機能	C-10　口唇の閉鎖不全がある(安静時に口唇閉鎖を認めない)	☐	☐
その他	栄養 (体格)	C-11　やせ、または肥満である 　　(カウプ指数: {体重(g)/身長(cm)²}×10　で評価)* 現在　体重　　　　g 身長　　　　cm 出生時　体重　　　　g 身長　　　　cm 　　　　　　　　　　　　　カウプ指数:	☐	☐
	その他	C-12　口腔周囲に過敏がある	☐	
		C-13　上記以外の問題点 (　　　　　　　　　　　　　　　　　)	☐	☐

C-1〜C-9で1つ以上含み

C-1〜C-10で2つ以上が該当

*「上記以外の問題点」とは口腔機能発達評価マニュアルのステージ別チェックリストの該当する項目がある場合に記入する。

(参考資料)

カウプ指数	判定
22 以上	肥満
19〜22 未満	肥満傾向
15〜19 未満	正常範囲
13〜15 未満	やせぎみ
10〜13 未満	やせ

図10　「口腔機能発達不全症」チェックリスト(離乳完了前)(参考文献 2 より引用)．「食べる機能」，「話す機能」の項目において，2 つ以上の該当項目があり，さらに C-1 〜 9 の項目のうち 1 つを含む場合に「口腔機能発達不全症」と判断する．

「口腔機能発達不全症」チェックリスト（離乳完了後）

No.	氏名		生年月日	年　月　日	年齢	歳　月

A 機能	B 分類	C 項目	D 該当項目	管理の必要性
食べる	咀嚼機能	C-1　歯の萌出に遅れがある	☐	☐
		C-2　機能的因子による歯列・咬合の異常がある	☐	
		C-3　咀嚼に影響するう蝕がある	☐	
		C-4　強く咬みしめられない	☐	
		C-5　咀嚼時間が長すぎる、短すぎる	☐	
		C-6　偏咀嚼がある	☐	
	嚥下機能	C-7　舌の突出（乳児嚥下の残存）がみられる（離乳完了後）	☐	☐
	食行動	C-8　哺乳量・食べる量、回数が多すぎたり少なすぎたりムラがあるなど	☐	☐
話す	構音機能	C-9　構音に障害がある（音の置換、省略、歪みなどがある）	☐	☐
		C-10　口唇の閉鎖不全がある（安静時に口唇閉鎖を認めない）	☐	☐
		C-11　口腔習癖がある	☐	☐
		C-12　舌小帯に異常がある	☐	☐
その他	栄養（体格）	C-13　やせ、または肥満である（カウプ指数、ローレル指数**で評価）　現在　体重　　kg　身長　　cm　カウプ指数・ローレル指数：	☐	☐
	その他	C-14　口呼吸がある	☐	
		C-15　口蓋扁桃等に肥大がある	☐	
		C-16　睡眠時のいびきがある	☐	
		C-17　舌を口蓋に押しつける力が弱い（低舌圧である）	☐	☐
		C-18　上記以外の問題点　（　　　　　　　　　　　　）	☐	
口唇閉鎖力検査		（　　　　　N）	☐	☐
舌圧検査		（　　　　　kPa）	☐	☐

右側注記：
- C-1～C-6 で一つ以上含み
- C-1～C-12 で2つ以上が該当

「上記以外の問題点」とは口腔機能発達評価マニュアルのステージ別チェックリストの該当する項目がある場合に記入する。

（参考資料）　カウプ指数（6歳未満の幼児）　[体重（g）/身長（cm）²]×10
　　　　　　　ローレル指数（6歳以上の学童）[体重（g）/身長（cm）³]×10⁴

カウプ指数	判定
22 以上	肥満
19～22 未満	肥満傾向
15～19 未満	正常範囲
13～15 未満	やせぎみ
10～13 未満	やせ

ローレル指数	判定
160 以上	肥満
145～160 未満	肥満気味
115～145 未満	標準
100～115 未満	やせぎみ
100 未満	やせ

図11　「口腔機能発達不全症」チェックリスト（離乳完了後）（参考文献2より引用）．「食べる機能」，「話す機能」の項目において，2つ以上の該当項目があり，さらにC-1〜6の項目のうち1つを含む場合に「口腔機能発達不全症」と判断する．

「口腔機能発達不全症」管理計画書

年　　　月　　　日

No.	ふりがな 患者氏名		生年月日	年　月　日	年齢　歳　か月	性別　男・女

機能	分類	項目	評価	管理計画
食べる	咀嚼機能	歯の萌出に遅れがある	問題なし・あり	経過観察＿＿ヵ月・要処理（　　）
		機能的因子による歯列・咬合の異常がある	問題なし・あり	（　　　　　　　　）指導・訓練
		咀嚼に影響するう蝕がある	問題なし・あり	要う蝕治療歯（　　　　　　）
		強く咬みしめられない	問題なし・あり	（　　　　　　）指導・訓練
		咀嚼時間が長すぎる，短すぎる	問題なし・あり	（　　　　　　）指導・訓練
		偏咀嚼がある	問題なし・あり	（　　　　　　）指導・訓練
	嚥下機能	舌の突出（乳児嚥下の残存）がみられる（離乳完了後）	問題なし・あり	（　　　　　　）指導・訓練
	食行動	哺乳量・食べる量，回数が多すぎたり少なすぎたりムラがあるなど	問題なし・あり	（　　　　　　）指導・訓練
話す	構音機能	構音に障害がある（音の置換，省略，歪みなどがある）	問題なし・あり	（　　　　　　）指導・訓練
		口唇の閉鎖不全がある（安静時に口唇閉鎖を認めない）	問題なし・あり	（　　　　　　）指導・訓練
		口腔習癖がある	問題なし・あり	（　　　　　　）指導・訓練
		舌小帯に異常がある	問題なし・あり	小帯切除・（　　　　）指導・訓練
その他	栄養（体格）	やせ，または肥満である（カウプ指数・ローレル指数で評価）カウプ指数・ローレル指数＿＿＿＿	問題なし・あり	（　　　　　　）指導・訓練
	その他	口呼吸がある	問題なし・あり	（　　　　　　）指導・訓練
		口蓋扁桃などに肥大がある	問題なし・あり	医科への対診（必要・経過観察）（　　　　　　）指導・訓練
		睡眠時のいびきがある	問題なし・あり	医科への対診（必要・経過観察）（　　　　　　）指導・訓練
		上記以外の問題点（　　　　　　　　　　　　　）	問題なし・あり	

＊「上記以外の問題点」とは口腔機能発達評価マニュアルのステージ別チェックリストの該当する項目がある場合に記入する．

【管理方針・目標（ゴール）・治療予定など】

【再評価の時期・治療期間】
・治療期間：（　　　　）ヵ月程度　　・再評価の時期：（　　　　）ヵ月程度　　・来院間隔：（　　　　）ヵ月ごと
・写真撮影：管理開始時（口腔内・口腔外）と（　　）ヵ月ごと（口腔内・口腔外）

図12　「口腔機能発達不全症」の管理計画書．初回，再評価時に作成する．再評価して指導内容が変わる際に交付（最大12ヵ月ごと）（参考文献3より引用改変）．

指導・管理記録

回数	年月日	管理計画（各項目の該当するものに○）	特記事項
1	年　月　日	・食べる機能　（改善・変化せず・悪化） ・話す機能　（改善・変化せず・悪化） ・その他の機能（改善・変化せず・悪化）	写真撮影（有・無）
2	年　月　日	・食べる機能　（改善・変化せず・悪化） ・話す機能　（改善・変化せず・悪化） ・その他の機能（改善・変化せず・悪化）	写真撮影（有・無）
3	年　月　日	・食べる機能　（改善・変化せず・悪化） ・話す機能　（改善・変化せず・悪化） ・その他の機能（改善・変化せず・悪化）	写真撮影（有・無）
4	年　月　日	・食べる機能　（改善・変化せず・悪化） ・話す機能　（改善・変化せず・悪化） ・その他の機能（改善・変化せず・悪化）	写真撮影（有・無）
5	年　月　日	・食べる機能　（改善・変化せず・悪化） ・話す機能　（改善・変化せず・悪化） ・その他の機能（改善・変化せず・悪化）	写真撮影（有・無）
6	年　月　日	・食べる機能　（改善・変化せず・悪化） ・話す機能　（改善・変化せず・悪化） ・その他の機能（改善・変化せず・悪化）	写真撮影（有・無）

図13　「口腔機能発達不全症」の指導・管理記録簿．再診のたびに管理内容や指導内容について記録する．写真撮影は少なくとも3ヵ月ごとに実施（参考文献3より引用改変）．

口腔機能発達不全症に対する指導について

　当院では，口腔機能発達不全症への対応として，"個別指導"と"集団指導"を中心に実施しています．初診時に口腔機能発達不全症であると診断された場合，0〜4歳児に対しては基本的に集団指導の場を案内しています．集団指導はおもに午前中に時間を設定し，60〜90分で4名程度を対象に行っています．そして，集団指導終了後，5歳以上は個別指導を中心に実施しています．個別指導の指導時間は15分程度です．以下に具体的な指導内容を示します．

●個別指導

　個別指導は，患者年齢を考えて実施することが重要です．とくに低年齢の場合は長時間，個室に座って行うことが困難な場合も多いので，歯科医師，歯科衛生士の診療時にチェアサイドで指導できる内容が中心です．指導は保護者と患者に対して同時に実施しています．個別指導時には，①問診，②顔貌および口腔内／口腔周囲の写真撮影，③口腔機能検査（口唇閉鎖力，舌圧検査）（**図14**）（※今後は咬合力検査も導入予定）を実施しています．

　指導項目は全部で18項目あり，指導内容についてはラミネートしたものをファイリングして各チェアに配置しています（**図15**）．検査結果に応じて，患者に必要と判断した内容をピックアップし，その場で口腔機能に関する指導を実施できるようにしています．指導内容についてはあらかじめ文面や写真で示しておき，保護者にも紙かデータで渡すようにしています．指導をするスタッフの経験値に差があると指導内容にばらつきが出ることがあるので，資料を整備し院内で統一ができるように心がけています．

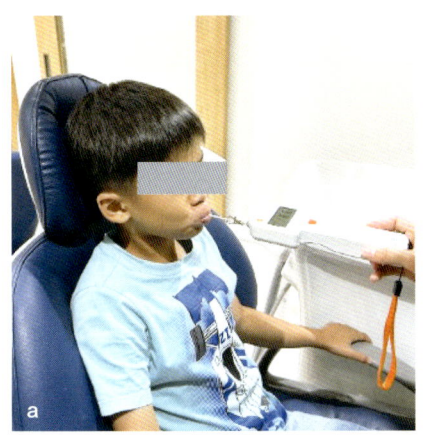
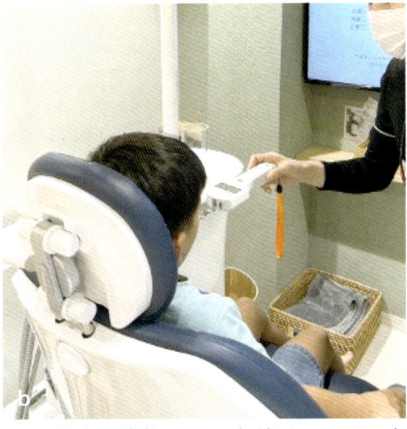
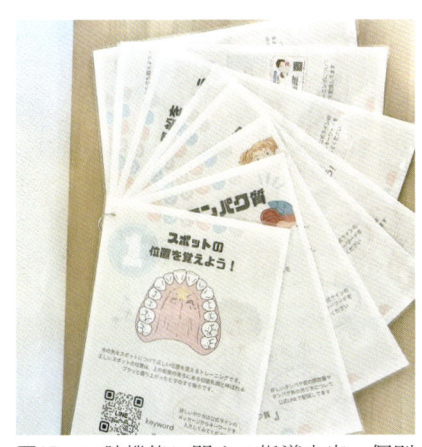

図14a, b　口唇閉鎖力検査．歯科衛生士を中心に検査を実施する．歯科用チェアに座りながら実施でき，その場で数値の確認が可能なので，検査結果をすぐに指導に活かすことができる．

図15　口腔機能に関する指導内容．個別指導で使用する指導内容は，指導を実施するスタッフによりばらつきが出ないように，全員共通の資料を用いるようにしている．資料はラミネートしたものを各チェアに配置．

集団指導は月に2〜3回程度の時間を設けて1回4名程度の集団形式で実施しています．まず，複数の患者と保護者に一斉に講座形式で講義を行います（**図16**）．集団指導は全5回に分けており，毎回，小児の口腔機能の向上に必要な内容を伝えます（**図17**）．集団指導後に，1人ずつ個別に診察し必要な訓練を指導しています．その際には個別指導と同じファイルを用いて訓練指導を実施し，指導内容の均一化を図っています．集団指導の時間は参加者の人数によって変化しますが，1回60〜90分程度です．指導は歯科医師を中心に行っていますが，歯科衛生士や言語聴覚士などが一緒に指導することもあります．集団指導の講義はスライドを共有しており，どの人が講義をしても同じ話ができるようにしています．

講義スライドは毎月改変を繰り返し，今でもアップデートを続けています．

小児の口腔機能発達不全症の取り組みは多岐にわたり，単なる口腔機能訓練だけでは改善しないことも多いです．個別の状況に応じて，歯科専門職だけではなく理学療法士（PT），作業療法士（OT），言語聴覚士（ST）などのリハビリスタッフや管理栄養士など多職種がかかわることで口腔機能の発達が良好になると考えています．

図18の症例は，毎日の口腔機能訓練に加え，生活の指導も実施したことで歯列形態にも良好な変化が認められました．これからもより良い口腔機能訓練の指導方法や地域での啓蒙活動の方法を考えて，地域の子どもたちに貢献していければと考えています．

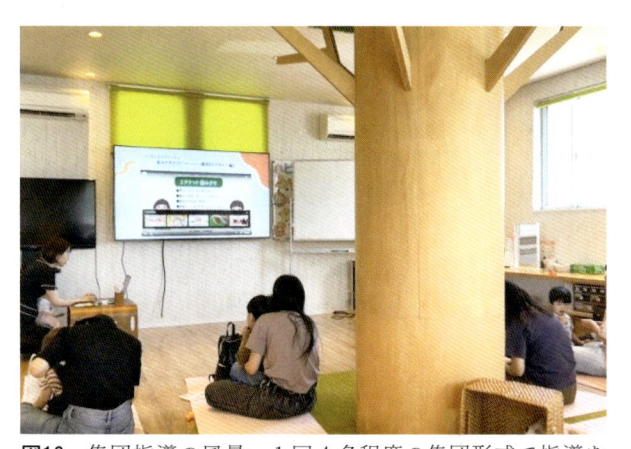

図16 集団指導の風景．1回4名程度の集団形式で指導を実施．

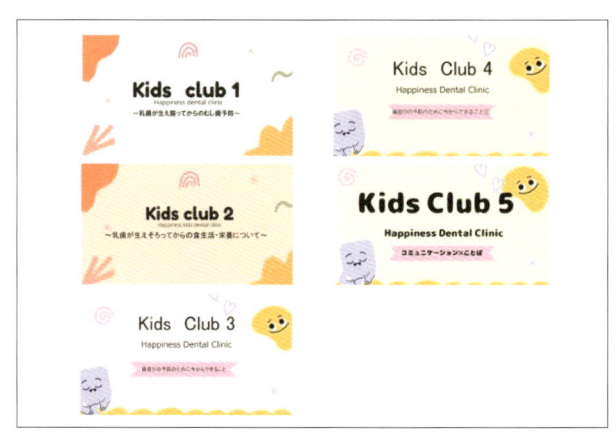

図17 集団指導で使用する説明用スライド．全部で5回に分けている．1回の指導時間は60〜90分程度で，スライドは毎月アップデートしている．

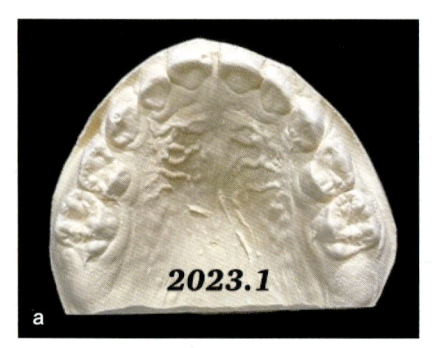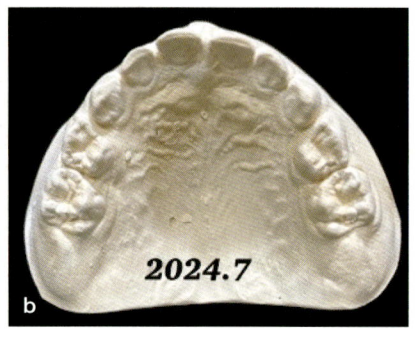

図18a, b 実際に当院で口腔機能に対するアプローチを実施した症例．口腔機能訓練と同時に生活の指導も実施した．

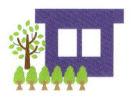 ## 当院での口腔機能発達不全症に関する取り組み

医療法人良実会 ハピネス歯科おとなこども歯科（愛知県額田郡幸田町）

●病院概要

人口約4万人，人口動態では比較的子どもの多い地域です．当院の受診割合は小児65％，成人35％程度で，小児の受診割合が多いクリニックです．保育園，児童発達支援施設，言語訓練施設も併設しています（**図A**）．

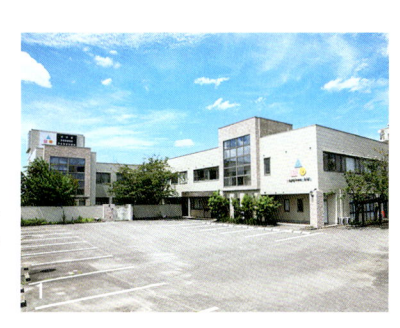
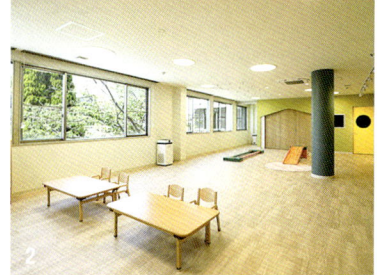
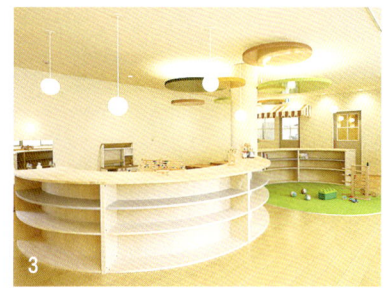
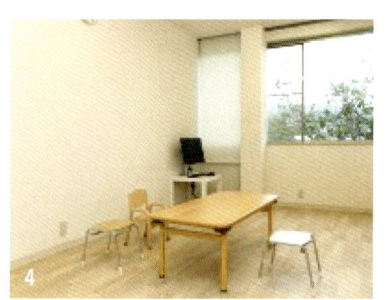

図A1 複合施設全体の写真．歯科クリニックだけではなく，保育園や発達支援の施設を併設している．
図A2 児童発達支援施設．

図A3 保育園．
図A4 言語訓練施設．

One Point アドバイス！

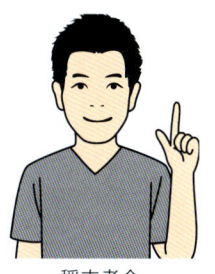

- 小児口腔機能発達不全症は多くの小児が対象になってくると思います．まずは，個別指導からスタートして徐々に指導内容の厚みを持たせるのがよいかと思います．
- 成人と違い，リハビリテーションではなくハビリテーションの概念が小児にあたるので，正しいことを伝えるだけではなく"楽しく行える工夫"を取り入れると良いと思います．
- 保護者の多くがデジタルデバイスの使用に慣れているので，各種口腔機能訓練やアドバイスはSNSなどをとおして渡したり閲覧できる環境があると，より気軽に口腔機能訓練を受けられるのではないかと思います．

稲吉孝介

●外来部門のスタッフ構成

歯科医師 8 名，歯科衛生士18名，歯科技工士 4 名，放射線技師 1 名，管理栄養士 2 名．

言語聴覚士 5 名，作業療法士 3 名，理学療法士 2 名．

その他：歯科助手，受付，保育士など多数．

●口腔機能検査の機材管理について

舌圧測定器・口唇閉鎖力測定器は院内に 5 台配備しています．小児の口腔内・顔貌撮影用カメラおよび撮影用の機材は全チェアに完備しています（**図 B**）．

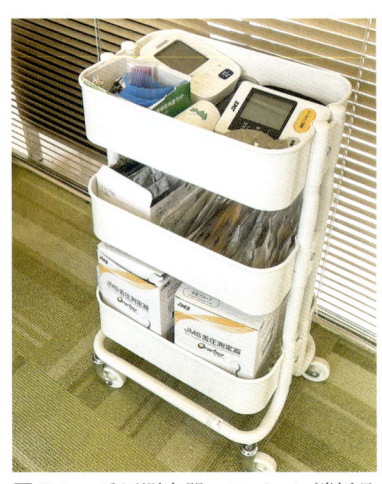

図 B1　舌圧測定器．ワゴンに消耗品と検査機器をまとめて管理している．

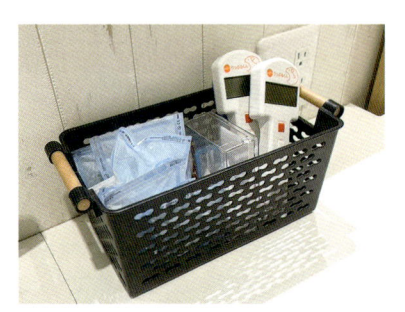

図 B2　口唇閉鎖力測定器．

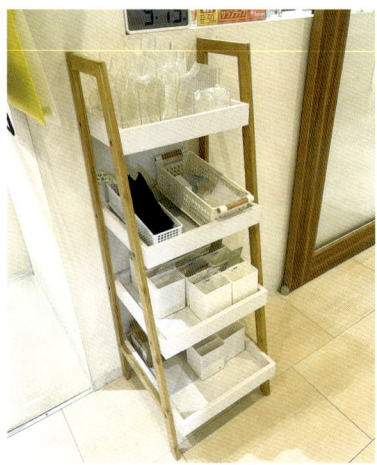

図 B3　口腔内写真撮影用のミラーと口角鉤．

3 離乳完了前の小児に対し多職種により口腔機能の発達支援を行った症例

馬場　聡／吉村聡美

口腔機能発達不全症の検査・診断におけるポイント

　口腔機能発達不全症は，「食べる機能」「話す機能」「その他の機能」が十分に発達していないか，正常に機能獲得ができていない状態とされています．評価の際は「口腔機能発達不全症」チェックリスト（巻末付録：**資料1，2**参照）を用いて，「食べる機能」として咀嚼機能，嚥下機能および食行動，「話す機能」と

して構音機能，「その他の機能」として栄養などの項目について評価を行います．検査・診断の結果に基づいて管理計画を立案し，保護者の同意を得てから指導，訓練を行います．再評価はおおむね6〜12ヵ月後に実施します（**図19**）[2]．

　「離乳完了前」と「離乳完了後」では検査・診断，指

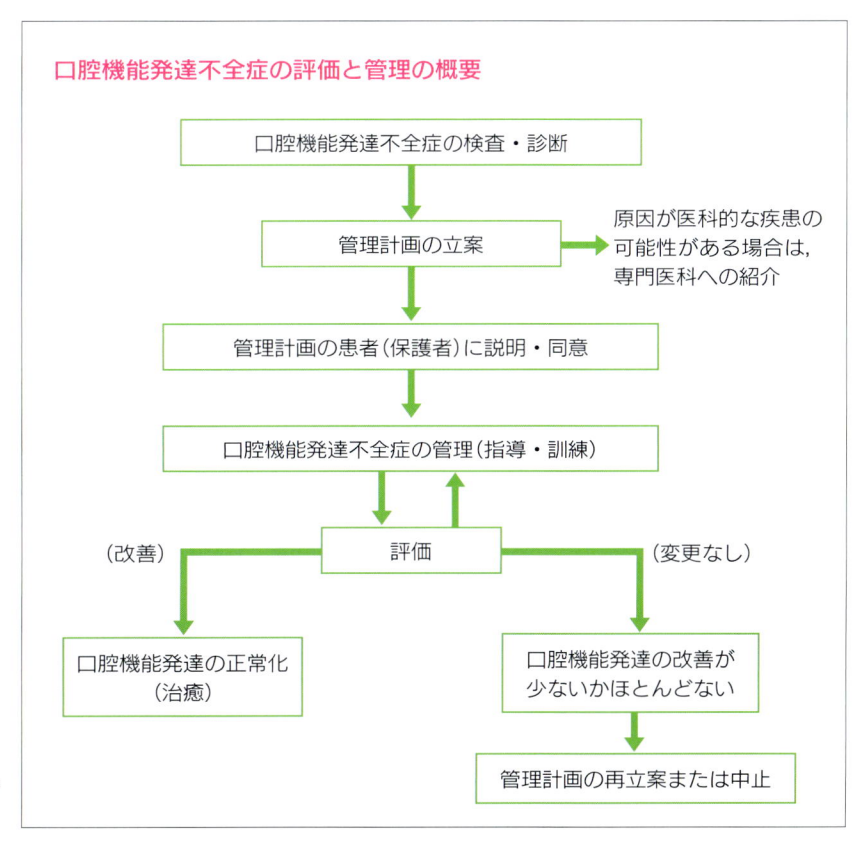

図19　「口腔機能発達不全症」の評価と管理の概要（参考文献2より引用改変）．

導，管理の内容が異なるため，検査・診断の際は，患児に適応したチェックリストを使用します．離乳の完了とは，形ある食物を噛みつぶすことができ，栄養の大部分を母乳やミルク以外の食べものから摂取できるようになる時期を指します．離乳完了の時期については，個人差はありますが月齢12〜18ヵ月前後です．離乳が完了する前は，体と心と脳が発育している途中の時期であり，感情や自我のコントロールおよび自己表現は未発達です．口腔機能発達不全症の検査・診断においては，周囲が乳児の病状や環境を読み取る必要があり，養育者の協力が不可欠です．当院では，検査・診断を乳幼児検査室（**図20**）で行っています．

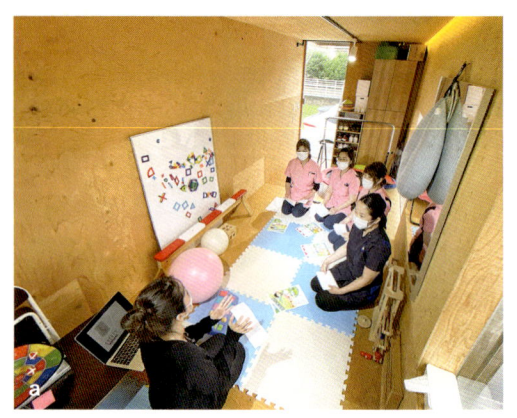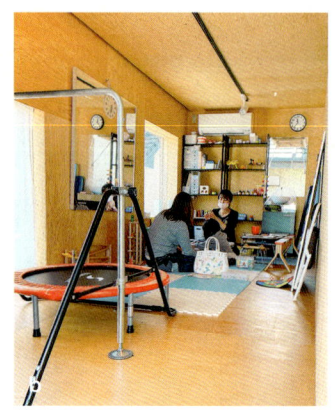

図20a, b 乳幼児検査室．口腔機能発達不全症の検査・診断は乳幼児の状態を客観的に確認できるように，専用の部屋で実施している．

症例の概要

年齢・性別	0歳5ヵ月，女児
主訴	離乳食を食べさせているが，離乳食がすすまない

●初診時の状態

身長	62cm		体重	6.3kg

図21に示すとおり，口腔機能発達不全症のチェックリスト[2]では多くの該当項目を認めました．また自宅で撮影した食事場面の動画を確認したところ，このケースでは離乳食の形態，食事の介助状況や環境について調整が必要と判断しました（**図22**）．そして早期に自立座りをしており，今後の姿勢への影響が懸念されました．

図23に子どもの定型発達の順番について示します．座るという動作は，運動発達の中で徐々に獲得したスキルによって座位姿勢が保たれることが通常です．

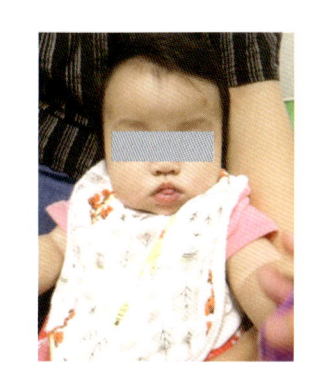

別紙1　「口腔機能発達不全症」チェックリスト（離乳完了前）

No.	氏名	▓▓▓▓▓	生年月日	▓▓▓▓▓	年齢	▓▓▓▓

A 機能	B 分類	C 項目	D 該当項目	管理の必要性
食べる	哺乳	C-1　先天性歯がある	☐	☐
		C-2　口唇、歯槽の形態に異常がある（裂奇形など）	☐	
		C-3　舌小帯に異常がある	☐	
		C-4　乳首をしっかり口にふくむことができない	☐	
		C-5　授乳時間が長すぎる、短すぎる	☐	
		C-6　哺乳量・授乳回数が多すぎたり少なすぎたりムラがあるなど	☐	
	離乳	C-7　開始しているが首の据わりが確認できない	☑	☑
		C-8　スプーンを舌で押し出す状態がみられる	☑	
		C-9　離乳が進まない	☑	
話す	構音機能	C-10　口唇の閉鎖不全がある（安静時に口唇閉鎖を認めない）	☑	☑
その他	栄養（体格）	C-11　やせ、または肥満である（カウプ指数：{体重（g）／身長（cm）²}×10　で評価）* 現在　　体重 6300 g 身長 62　cm 出生時　体重 2503 g 身長 38　cm カウプ指数: 11	☑	☑
	その他	C-12　口腔周囲に過敏がある	☑	☑
		C-13　上記以外の問題点（　　　　　　　　　　　　　　）	☐	

＊「上記以外の問題点」とは口腔機能発達評価マニュアルのステージ別チェックリストの該当する項目がある場合に記入する。

図21　初診時の顔貌と「口腔機能発達不全症」チェックリスト．顔貌は特に異常所見がなく，萌出歯はなかった．ずり這いをしており，発達は月齢相応であった（参考文献2より引用）．

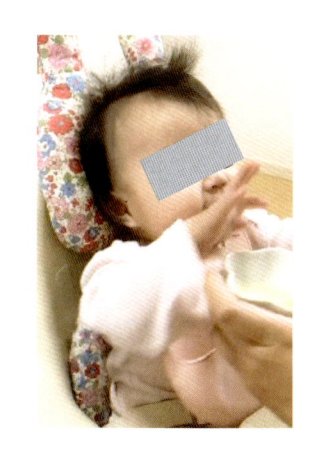

自宅での食事動画をもとに検査

	評価項目	評価
唇	下唇を巻き込んでいるか	巻き込んでいない
口の動き	舌と連動して前後に動いているか	動いていない
食事形態	とろみが適正か（離乳食初期の形態）	サラサラしすぎている
食事の介助	スプーンの形態，角度，食べさせる位置	改善が必要
食事の環境	椅子などの背もたれ，お尻の沈み，足の位置	改善が必要
食事への興味	食事を欲しがるのか，自分から食べているか	見られない

図22　初診時に実施した食事検査．自宅で撮影した食事場面の動画をもとに，離乳食摂取に関する評価を行った．

しかし，現代では座位の前段階にある運動スキルを獲得する前に座位姿勢をとることがあり，ご家庭の家具の配置などで早期に座ってしまう子どもが増えています．早期に座った場合，骨盤の安定がなく腹圧がかからず姿勢保持が難しくなることで顎が挙上してしまい，口腔機能への影響が大きくなります[4]．そのため，本症例では離乳食指導だけではなく，運動発達の面からもアプローチが必要と判断しました．

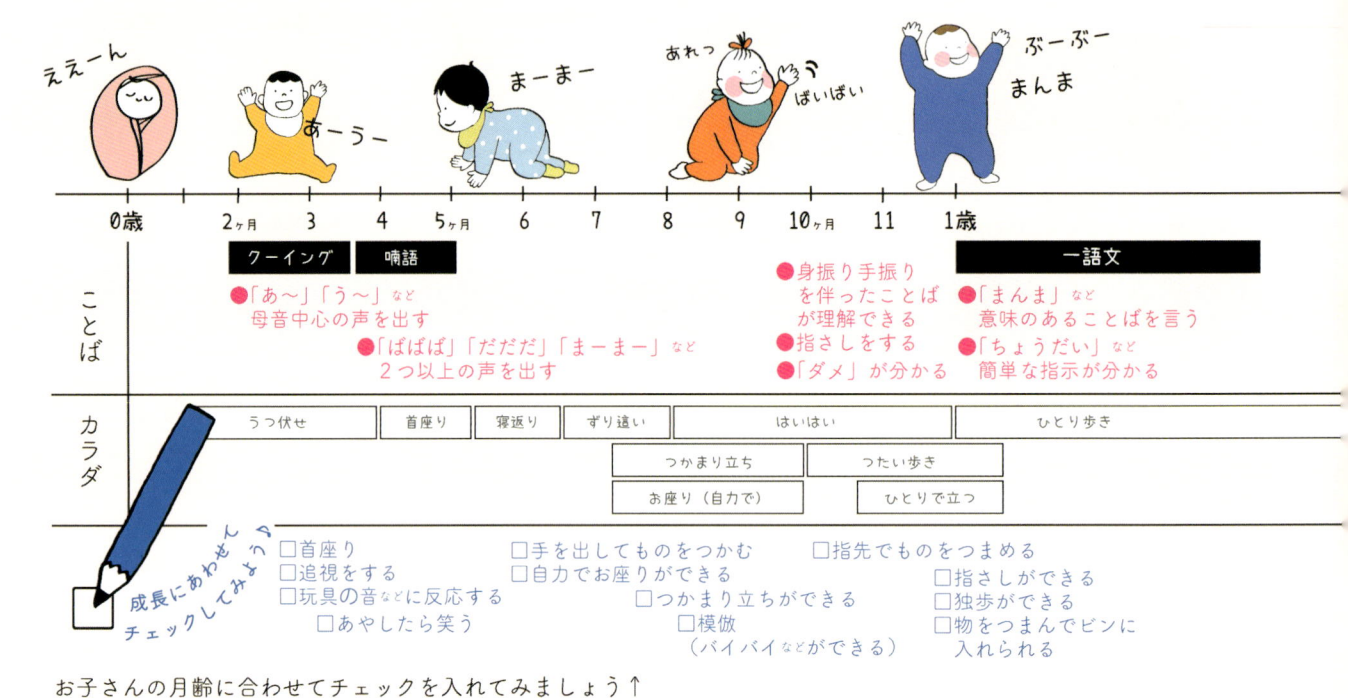

「ことば」と「カラダ」の発達

お子さんの月齢に合わせてチェックを入れてみましょう↑
※成長には個人差があります。年齢問わず気になることや困りごとがあればお気軽にご相談ください

図23 子どもの定型発達の順番（医療法人星樹会 はち歯科医院「ことろば」配布資料）.

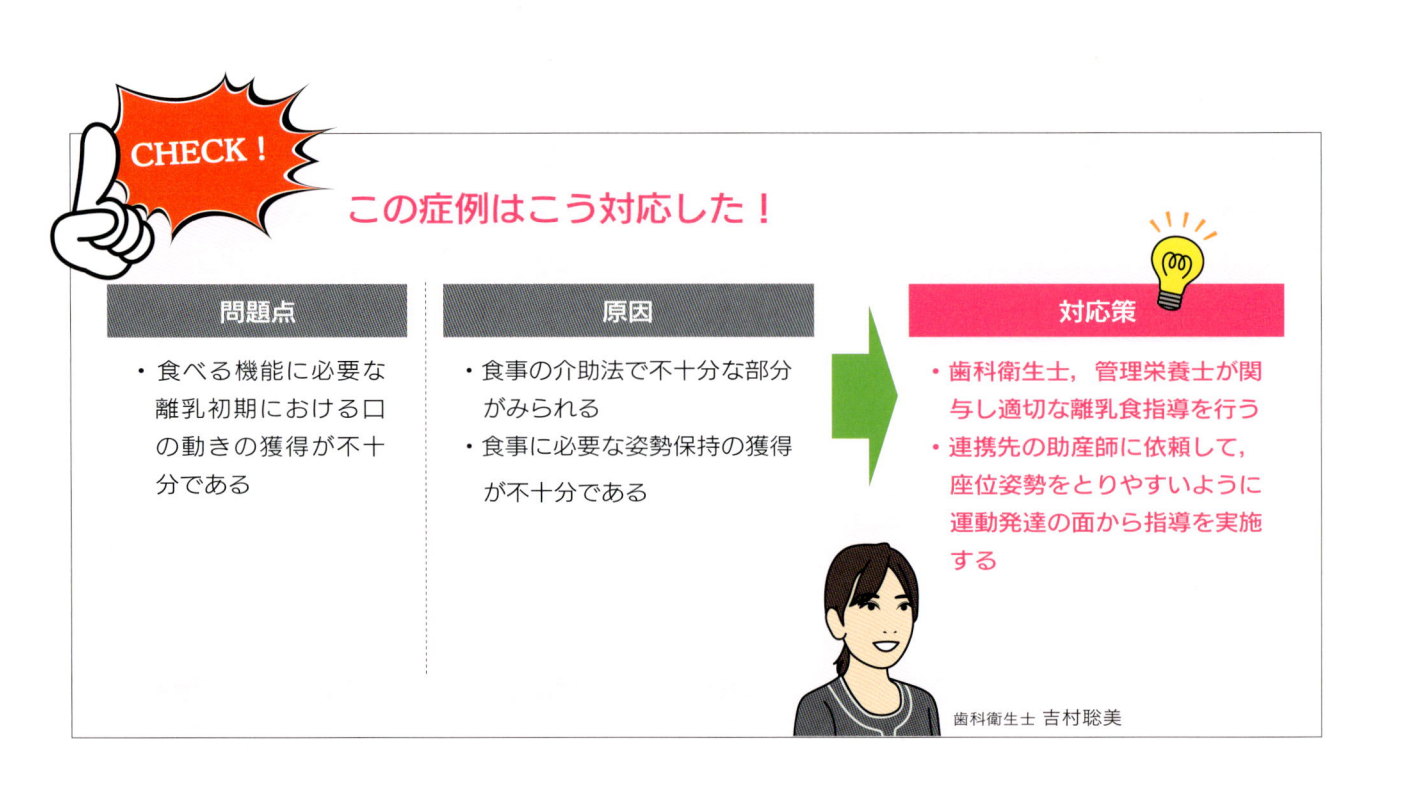

CHECK！

この症例はこう対応した！

問題点	原因	対応策
・食べる機能に必要な離乳初期における口の動きの獲得が不十分である	・食事の介助法で不十分な部分がみられる ・食事に必要な姿勢保持の獲得が不十分である	・歯科衛生士，管理栄養士が関与し適切な離乳食指導を行う ・連携先の助産師に依頼して，座位姿勢をとりやすいように運動発達の面から指導を実施する

歯科衛生士 吉村聡美

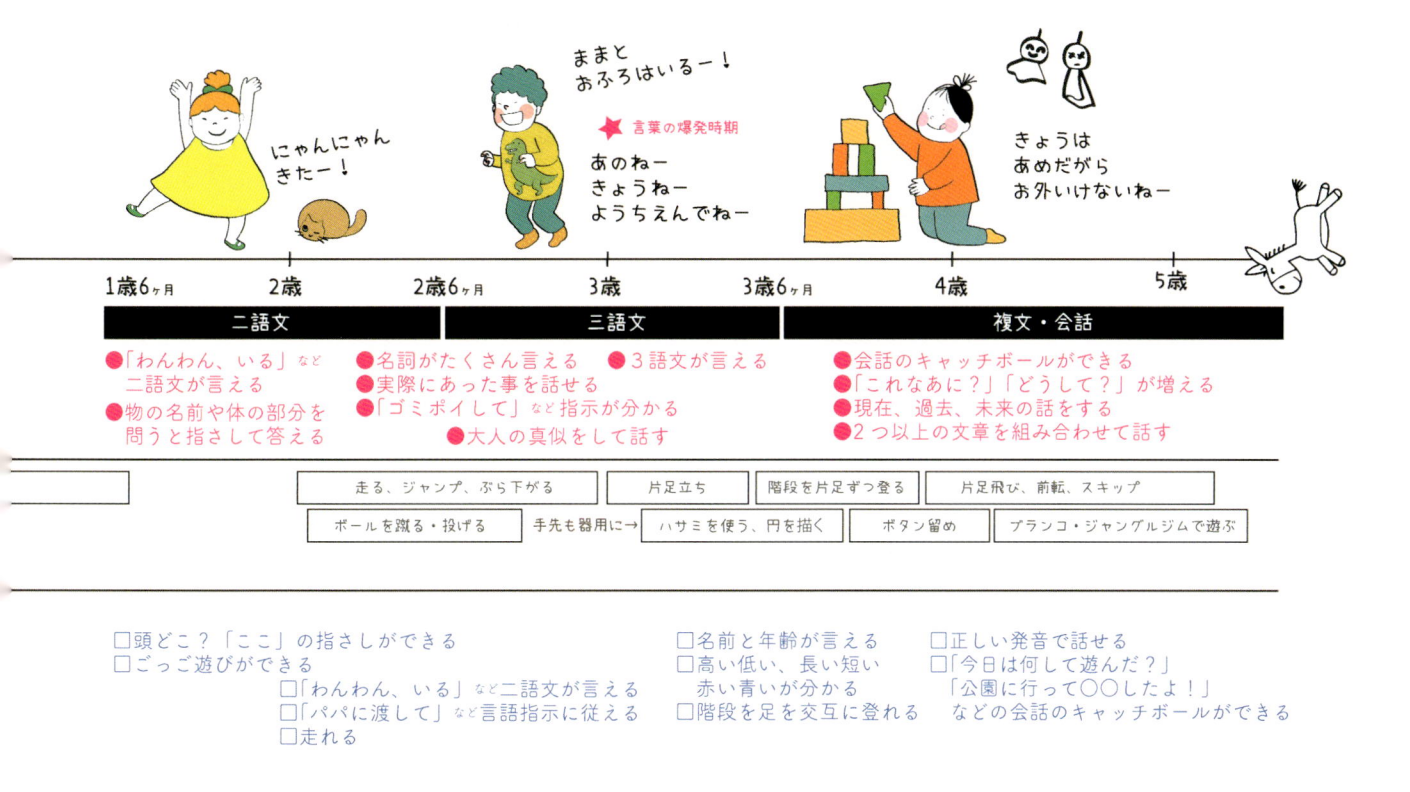

二語文		三語文		複文・会話	
●「わんわん、いる」など 二語文が言える	●名詞がたくさん言える	●3語文が言える		●会話のキャッチボールができる	
●物の名前や体の部分を 問うと指さして答える	●実際にあった事を話せる			●「これなあに？」「どうして？」が増える	
	●「ゴミポイして」など指示が分かる			●現在、過去、未来の話をする	
	●大人の真似をして話す			●2つ以上の文章を組み合わせて話す	

走る、ジャンプ、ぶら下がる｜片足立ち｜階段を片足ずつ登る｜片足飛び、前転、スキップ

ボールを蹴る・投げる｜手先も器用に→｜ハサミを使う、円を描く｜ボタン留め｜ブランコ・ジャングルジムで遊ぶ

□頭どこ？「ここ」の指さしができる
□ごっこ遊びができる
　　　□「わんわん、いる」など二語文が言える
　　　□「パパに渡して」など言語指示に従える
　　　□走れる

□名前と年齢が言える
□高い低い、長い短い
　赤い青いが分かる
□階段を足を交互に登れる

□正しい発音で話せる
□「今日は何して遊んだ？」
　「公園に行って○○したよ！」
　などの会話のキャッチボールができる

治療方針

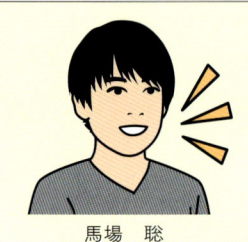

馬場　聡

・歯科衛生士，管理栄養士が関与し適切な離乳食指導を行う
・連携先の助産師に依頼して，座位姿勢をとりやすいように運動発達の面から
　指導を実施する

●離乳食指導のポイント

　検査・診断後に，**図24**のように指導計画を立案し
ました．最初の指導方針は「養育者が離乳食を楽しみ，
乳児が食に対して興味をもち，意欲を示すようにし
よう」の1点とし，その後徐々に指導内容を増やし
ていきました．

	指導内容	理由
食形態について	食事の形態を水っぽくなく，とろみがついたくらいにする	サラサラしている水分は，本来離乳食後期．9〜12ヵ月頃から処理ができるようになる
食事の介助	スプーンはフラットのものが良い	スプーンの中央の突起に触れる時に，口の閉じ方が変わる．フラットな形のものを使うことで，口が閉じやすい形になる
	スプーンの先1/4に食材はのせる	量が多いと，幼児の小さな口腔内では処理ができずに喉の奥に流れてしまう
	下唇の位置で子どもが食べるのを待つ．お母さんが食べさせるのではない	下唇の位置で食べるのを待つことで，上唇が降りてきやすくなる
	食べたらスプーンはまっすぐ抜く	大人の目線で抜くと斜め上方向に抜きがち．そうすると上唇を使うことができなくなる
	子どもに食べ物を見せて食べさせる	見ることでその食べ物をどう処理するかなど考える
食環境	できれば下肢と足底の安定を……	低年齢なので判断が難しいが，足が浮くことで舌や下顎の動きが制限される

図24　離乳食指導の内容．食形態だけではなく，介助の方法や食環境など多面的に指導を実施した．

●離乳食指導後の変化

　数ヵ月の指導管理後には大きな変化（**図25**）がみられました．なお早期自立座りがあり，今後の姿勢に影響することが懸念されたので，助産師とも連携（**図26**）をとり対応をしました．

医院での離乳食指導後の変化の推移

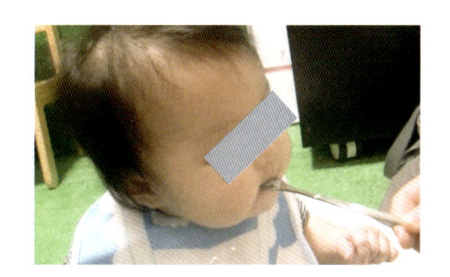

	変化した点
唇	上唇を使って捕食が見られ，下唇を巻き込む動きがでてきた
口の動き	下顎と舌が連動して前後に動いている
食事形態	食形態は当院で調整
食事の介助	スプーン形態，角度，食べさせる位置を改善
食事の環境	大きくは変えていない
食事への興味	自分の視野に食べ物が入った時に食べる意欲が出ている

図25　医院での離乳食指導後の変化．食事に対する意欲が大きく変化した．

今後の介入

●助産師の介入

　早い時期からの自立座りのため，今後の姿勢に影響する可能性がある．今後も助産師と連携．

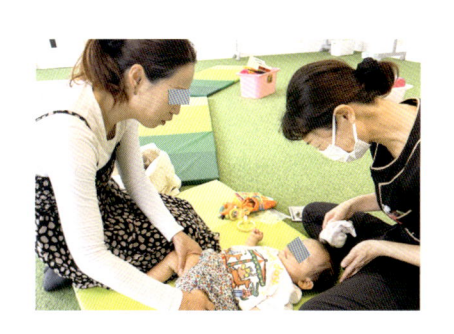

●歯科での介入

　口の動きの変化や生活リズムなどが崩れやすい時期になることを考え，ヒアリングし成長発達に合った食事を取れる環境を作るように介入．

図26　今後の介入について．離乳食開始時期であり，今後もさまざまな変化が予想される．歯科専門職だけではなく，助産師による姿勢の確認など多職種による支援を継続する方針としている．

●口腔機能発達不全症の指導のポイント

口腔機能発達不全症の検査・診断後は，個別指導と集団指導に振り分けて指導を行っています．ほとんどの方が集団指導ですが，臨床症状により離乳食指導や生活環境に関する指導を要すると判断した場合は個別指導を最初に行っています．個別指導の際は，乳幼児指導室（**図27**）を使用し，個々の状況や問題を養育者とともに整理して可視化し，指導計画を立案しています（**図28**）．

養育者への指導でもっとも大事なのは，養育者への負担を最大限減らすようにし，配慮を怠らないことです．乳児を養育するのは養育者であり，われわれはサポーターの一人でしかありません．理想ばかり養育者へ要求することは，かえって養育者の負担になり，乳児への取り組みがうまくいかないことも少なくありません．理想の押しつけにならないように心がけています．

また，必要に応じて，医師，助産師，理学療法士，作業療法士，言語聴覚士とも連携し，発達に際し必要な指導をしてもらうことがあります．乳児は口腔機能が単独で改善することはほとんどなく，多方面からのアプローチが必要です．よって，さまざまな専門家と連携して対応することが重要と考えています．

集団指導では，養育者への口腔機能に関する啓蒙および教育を行うために，養育者指導を中心に行います．集団指導は3〜6つの家族を集めて集団指導室（**図29**）で実施しています．集団指導では個々の対応について多くの時間を割くことができませんが，その代わり育児環境が近い養育者同士の交流ができ，育児方法や普段の生活に関する情報共有の場にもなっています．歯科は生活の医療ともいわれ，比較的に通いやすい医療機関です．地域社会でコミュニティが減少している現在では，歯科医院が育児コミュニティの役割を果たすことが求められていると感じています．

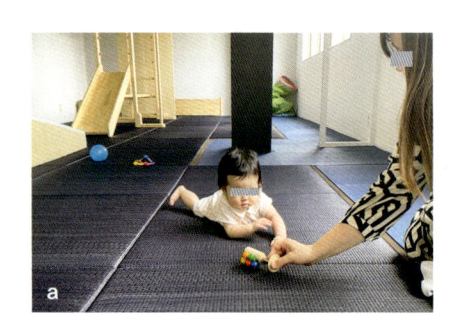
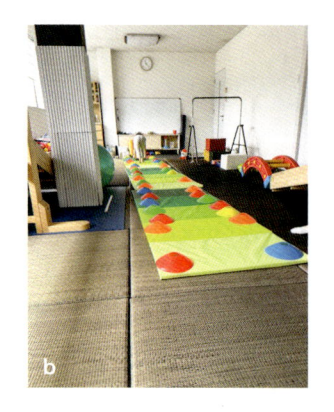

図27a, b　乳幼児指導室．個別指導は乳幼児指導室で実施している．

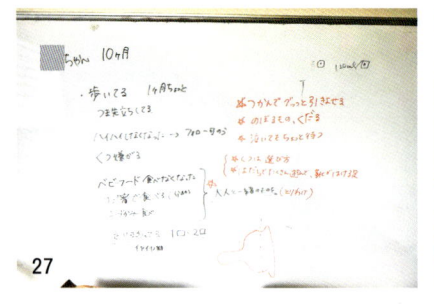
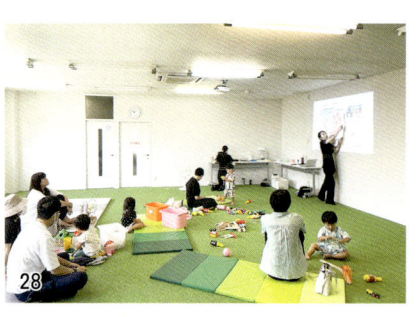

図28　個別指導時の現状整理．個々の状況や問題を整理して書き出すことで可視化し，養育者とともに指導計画を立案している．
図29　集団指導の風景．集団指導は単なる口腔機能の発達に関する指導の場ではなく，地域の育児コミュニティの役割ももつ．

まとめ

　口腔健康管理(**図30**)[5] という概念の中で，歯科専門職には歯科治療や口腔ケアだけではなく，食べる機能や話す機能など口がかかわる機能の管理を行うことが求められています．歯科が口腔機能に関する管理や予防をすることで，生活の質を向上させることができます．高齢期の口腔機能低下をできるだけ防ぐためにも，口腔機能の管理の始まりとなる「離乳完了前」の口腔機能へのアプローチは，人生100年時代において今後ますます重要になると考えています．

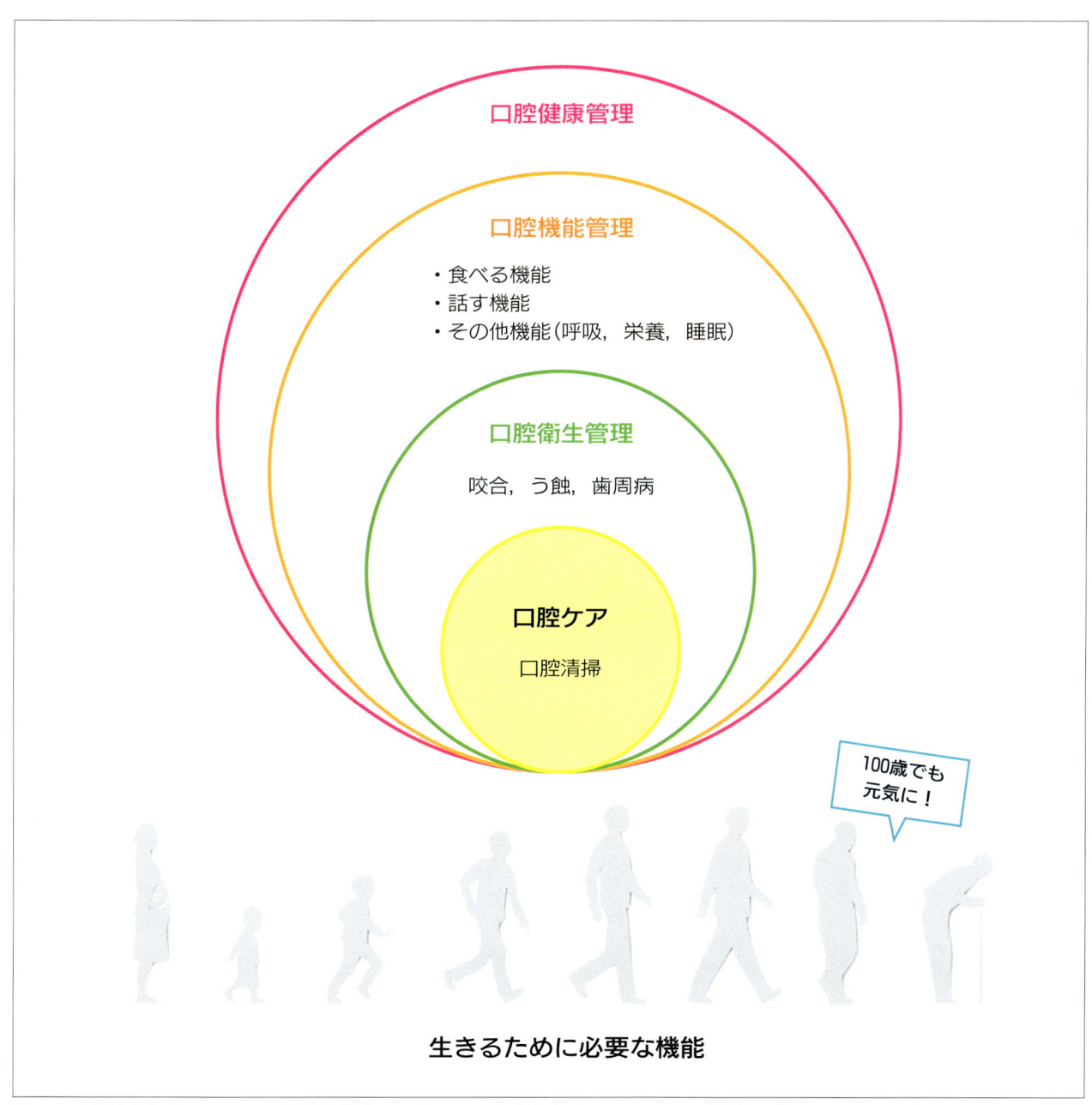

図30　口腔健康管理．われわれ歯科専門職は口腔ケアや歯科治療だけでなく，口腔機能の管理についても求められている(参考文献5より引用改変).

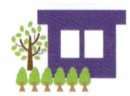 # 当院での口腔機能発達不全症に関する取り組み

医療法人星樹会 はち歯科医院（福岡県大野城市）

●病院概要

　福岡県大野城市は人口約10万人で，隣接する福岡市のベッドタウンです．当院の受診割合は小児55％，成人45％程度で，0歳から100歳までを家族で診ていくクリニックです．当院では小児言語リハビリテーション科の「ことろば」，子育て支援サロン「くちはぐ」を併設しています．はち歯科医院の医療コンセプトは「家族」「教育」「物語」の3本柱で，200年続く医療機関を目指しています（図A）.

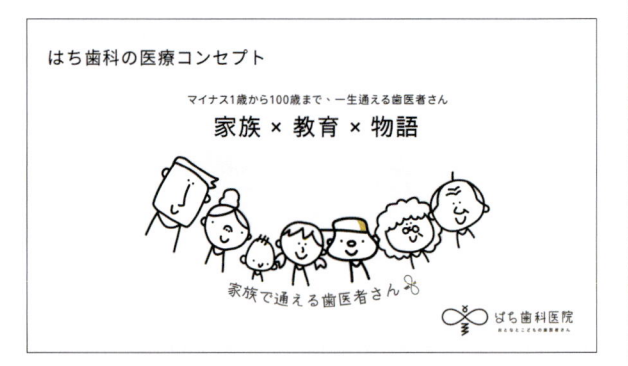

●外来部門のスタッフ構成

歯科医師10名，歯科衛生士18名
管理栄養士10名，言語聴覚士5名
歯科技工士4名，保育士5名
その他5名

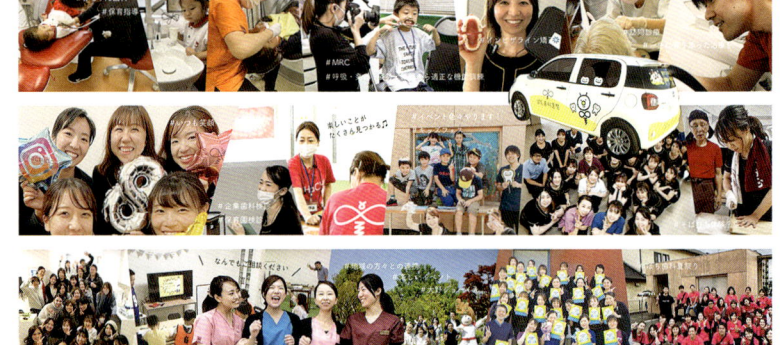

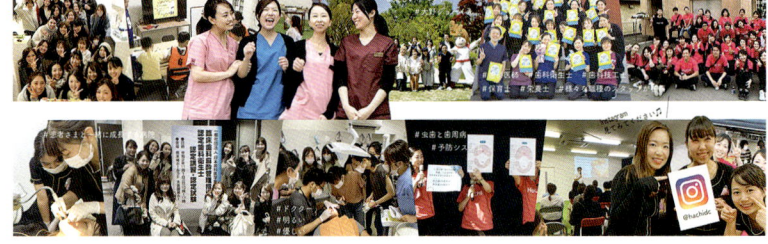

図A　はち歯科医院の医療コンセプト.

One Point アドバイス！

・養育者の指導の際には，乳幼児はもちろんですが，養育者の背景を読み取り，養育者に十分配慮する必要があります．

・歯科職種だけで対応するのではなく，必要に応じて医科やリハ職種とも連携して対応するようにしています．一般歯科診療所ではスクリーニングを中心に行い，口腔機能発達不全症が疑われる場合は対応できる医療機関へつないでいただくことをおすすめします．

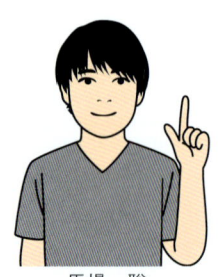

馬場　聡

参考文献

1．厚生労働省．中央社会保険医療協議会　歯科医療について（その1）（平成25年7月31日）．https://www.mhlw.go.jp/file/05-Shingikai-12404000-Hokenkyoku-Iryouka/0000013710.pdf（2024年9月18日アクセス）

2．日本歯科医学会．口腔機能発達不全症に関する基本的な考え方（令和6年3月日本歯科医学会）．https://www.jads.jp/assets/pdf/basic/r06/document-240402-2.pdf（2024年8月19日アクセス）

3．日本歯科医学会．口腔機能発達不全症に関する基本的な考え方（平成30年3月）．

4．浅野大喜．Crosslink basic リハビリテーションテキスト 人間発達学．東京；メジカルビュー社，2021．

5．日本歯科医師会．2040年を見据えた歯科ビジョン—令和における歯科医療の姿—（2020年10月）．vision-all.pdf（jda.or.jp）（2024年9月3日アクセス）

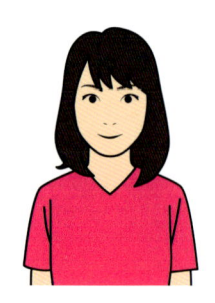

おわりに

　前著『患者さんにしっかり説明できる口腔機能低下症読本』をきっかけに，口腔機能低下症への対応に取り組むことができた，院内での運用が円滑になったというお声をいただきました．多くの方々にお役立ていただいて非常にうれしく思っています．

　私自身，普段は口腔外科中心の診療を行っており，口腔機能低下症の管理が軌道に乗るまでは時間を要しましたが，院内の資料や患者説明ツールを充実させることで，今では多くの患者に口腔機能精密検査を実施しています．しかし，口腔機能精密検査の実施件数が増えてくると，この機能を回復させるにはどんな指導をしたらいいのかな？　指導後はどうやって経過をみたらいいのかな？　とさまざまな疑問が出てきました．本書はそのような疑問に対応できるよう，前書に不足していたところを補う目的で企画しました．口腔機能精密検査の先にある指導や管理を行うにあたって必要な情報について，イラストが豊富な付録にまとめ，スタッフや患者とスムーズに情報を共有していただけるようにしました．また，実際の取り組みや症例経過を参考にしていただけるように，一般歯科診療所の先生による症例集も充実させました．

　さらに，今回は小児の口腔機能発達不全症に関する基本的な知識や，取り組みについてもご紹介し，将来的に口腔機能低下症の発症につながる可能性があるとされている口腔機能発達不全症についても学んでいただけるようにしました．本書の内容だけでは不足している情報も多々あると思いますが，最低限この内容を知っていただくことで口腔機能に対する基本的な指導と管理ができるようになるはずです．器質的な歯科疾患を中心に診療してきた私たち歯科専門職にとっては，口腔機能に関する診断や治療は慣れないことが多いと思います．高齢者の方に対する口腔機能訓練の指導もハードルが高く感じることもあるでしょう．できるだけそのハードルを下げるために，イラストや付録が充実した書籍を企画しました．ぜひ日々の臨床にご活用ください．

　日本は超高齢社会になり，口腔機能の低下した高齢者が日常的に歯科医院を訪れる時代になりました．高齢者対応型の歯科医療においては，口腔機能の管理や維持は必須です．日常臨床で口腔機能低下症への対応に取り組んでいる歯科医療者の方々だけではなく，これから取り組む方にも参考にしていただければ幸いです．

2024年10月

松村香織

索引

■監著者略歴■

●鈴木宏樹（Hiroki Suzuki）

2001年　福岡歯科大学歯学部歯学科卒業
2010年　医療法人井上会篠栗病院歯科 歯科医長
2021年　九州大学大学院修了
2023年　医療法人福和会 高齢者診療部部長
2023年　公立八女総合病院 歯科口腔外科義歯補綴担当

【主な所属学会など】
日本有床義歯学会指導医
日本老年歯科医学会認定医
日本顎咬合学会指導医
日本口腔ケア学会評議員
日本摂食嚥下リハビリテーション学会認定士

●松村香織（Kaori Matsumura）

2005年　九州大学歯学部卒業
2005年　九州大学病院顎口腔外科入局
2011年　九州大学大学院修了
2016年　九州大学病院顎口腔外科助教
2018年　公立八女総合病院歯科口腔外科医長
2024年　公立八女総合病院歯科口腔外科部長

【主な所属学会など】
日本口腔外科学会専門医
日本有病者歯科医療学会専門医
日本化学療法学会抗菌化学療法認定歯科医師
日本栄養治療学会（JSPEN）認定歯科医
日本口腔科学会指導医
日本小児口腔外科学会指導医
日本抗加齢医学会専門医
日本老年歯科医学会認定医

■著者略歴■

●安藤壮吾（Shogo Ando）

2006年　朝日大学歯学部卒業
2007年　愛知学院大学歯学部附属病院臨床研修医修了
2013年　なみき通り歯科開業
2021年　医療法人マイアベニュー なみき通り歯科・矯正歯科移転開業

【主な所属学会など】
日本歯周病学会専門医
European Association for Osseointegration（EAO）認定医
日本臨床歯周病学会認定医・理事
OSSEOINTEGRATION STUDY CLUB OF JAPAN（OJ）
正会員・理事

●相宮秀俊（Hidetoshi Aimiya）

2004年　愛知学院大学歯学部卒業
2004年　医療法人至誠会二村医院勤務
2015年　吹上みなみ歯科開業

【主な所属学会など】
日本顎咬合学会認定医
日本口腔インプラント学会専門医
日本歯周病学会認定医

●押村憲昭（Noriaki Oshimura）

2010年　愛知学院大学歯学部卒業
2011年　敬天堂歯科勤務
2017年　おしむら歯科勤務
2020年　かすもり・おしむら歯科・矯正歯科・口腔機能クリニック開業
2024年　朝日大学歯学部大学院入学

【主な所属学会など】
日本歯内療法学会会員／日本歯周病学会会員
日本臨床歯周病学会会員
日本皮膚免疫アレルギー学会会員
日本糖尿病学会会員

●稲吉孝介（Kousuke Inayoshi）

2011年　愛知学院大学歯学部卒業
2016年　ハピネス歯科こども歯科クリニック開業
2023年　医療×福祉の複合施設を開設
2024年　医療法人良実会 ハピネス歯科おとなこども歯科に名称変更

【主な所属学会など】
日本障害者歯科学会会員／日本小児歯科学会会員
日本口腔インプラント学会専修医
日本顕微鏡歯科学会認定医

●吉岡和彦（Kazuhiko Yoshioka）

2003年　福岡歯科大学歯学部歯学科卒業
2010年　よしおか歯科・こども歯科開業
2024年　九州大学大学院修了

【主な所属学会など】
日本補綴歯科学会会員／日本臨床歯科学会会員
日本顎咬合学会会員

●中尾　祐（Yu Nakao）

2001年　九州大学歯学部卒業
2001年　九州大学病院顎口腔外科入局
2005年　九州大学大学院修了
2007年　九州大学病院顎口腔外科助教
2015年　医療法人福和会 別府歯科医院訪問診療部部長

【主な所属学会など】
日本老年歯科医学会認定医／日本顎咬合学会認定医
日本摂食嚥下リハビリテーション学会認定士

●馬場　聡（Satoru Baba）

2006年　福岡歯科大学歯学部歯学科卒業
2007年　九州歯科大学臨床研修医修了
2012年　医療法人星樹会 はち歯科医院開業
2020年　グロービス経営大学院修了

【主な所属学会など】
日本インプラント学会会員／日本歯周病学会会員
日本小児歯科学会会員／日本小児口腔発達学会会員

●川西真裕美（Mayumi Kawanishi）

2002年　福岡医療短期大学歯科衛生士学科卒業
2015年　医療法人福和会 別府歯科医院外来診療部入社

【主な所属学会など】
日本歯周病学会
EPSDC 診断学認定歯科衛生士

●吉村聡美（Satomi Yoshimura）

2006年　長崎歯科衛生士専門学校卒業
2016年　医療法人星樹会 はち歯科医院入社
2022年　０〜２歳のためのお口を育むために口腔と全身と
環境を整える「くちはぐ」を設立

【主な所属学会など】
日本小児歯科学会

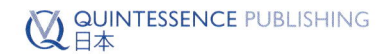

QUINTESSENCE PUBLISHING
日本

患者さんにしっかり説明できる2　口腔機能"実践"読本
口腔機能低下症 & 口腔機能発達不全症
高齢者および小児の口腔機能を正しく理解し臨床に活かす

2024年12月10日　第1版第1刷発行

監　　著　鈴木宏樹 / 松村香織

著　　者　安藤壮吾 / 相宮秀俊 / 押村憲昭 / 稲吉孝介 / 吉岡和彦 / 中尾　祐 /
　　　　　馬場　聡 / 川西真裕美 / 吉村聡美

発 行 人　北峯康充

発 行 所　クインテッセンス出版株式会社
　　　　　東京都文京区本郷3丁目2番6号　〒113-0033
　　　　　クイントハウスビル　電話(03)5842-2270(代表)
　　　　　　　　　　　　　　　　　　(03)5842-2272(営業部)
　　　　　　　　　　　　　　　　　　(03)5842-2273(編集部)
　　　　　web page address　https://www.quint-j.co.jp

印刷・製本　サン美術印刷株式会社

Printed in Japan
ISBN978-4-7812-1044-5　C3047

「食べる」機能が第一！
病院歯科で毎日高齢者と向き合う著者が，高齢者義歯治療に関する臨床的な知識・技術のニーズを踏まえて解説！

● 著 鈴木宏樹

　多くの高齢者にとって必要な歯科医療は，時間をかけてしっかりきれいに治すことではなく，とにかく今「食べる」機能を取り戻すことである．超高齢社会のなか，高齢者の義歯治療を行う機会は増えているが，高齢者はさまざまな問題を抱えており，臨床対応は一筋縄ではいかない．そのようななか，病院歯科で毎日高齢者と向き合う著者が，高齢者義歯治療に関する臨床的な知識・技術のニーズを踏まえ，わかりやすく解説した実践書．

＼ 推薦の言葉 ／
九州大学大学院歯学研究院口腔機能修復学講座
教授　古谷野　潔
「食べる」そして「生きる」ための義歯治療の実践書

＼ 推薦の言葉 ／
ふれあい歯科ごとう代表　五島朋幸
時代の幕開け

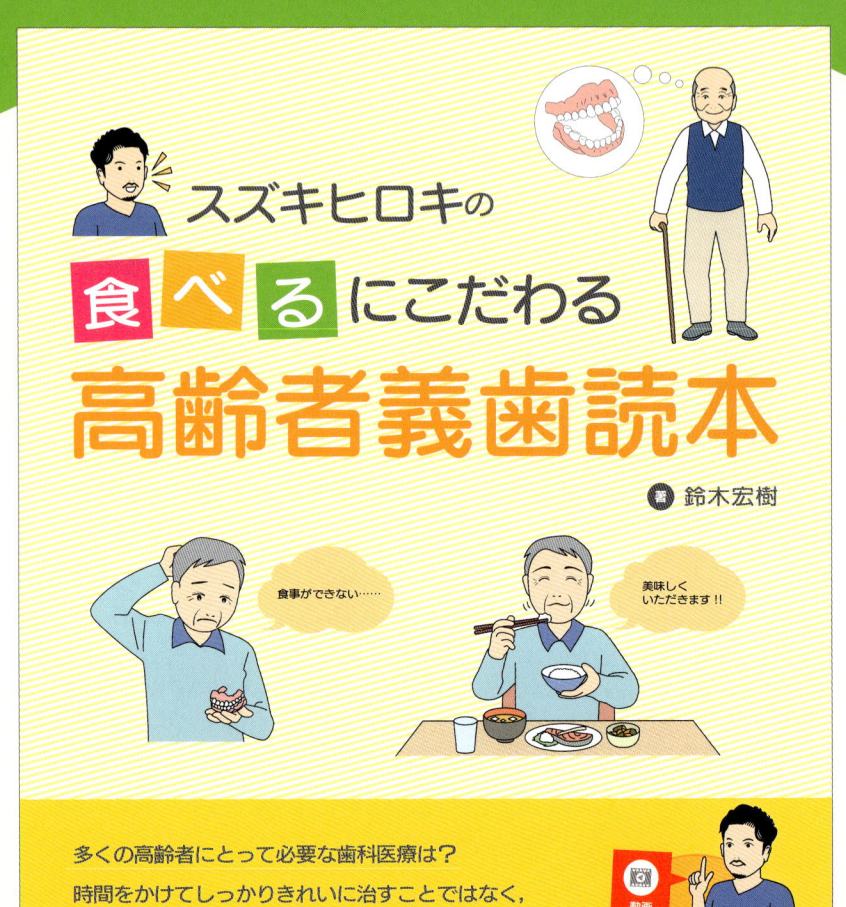

多くの高齢者にとって必要な歯科医療は？
時間をかけてしっかりきれいに治すことではなく，
とにかく今「食べる」機能を取り戻すことです！
高齢者への義歯治療は，高齢者のことを知れば知るほど，
結果が出て喜んでもらえます！

QUINTESSENCE PUBLISHING
クインテッセンス出版株式会社

CONTENTS

Chapter 1	まずは高齢者を知ろう
Chapter 2	義歯はまず噛めなければ意味がない
Chapter 3	舌の働きが大事！　噛めても飲み込めるとは限らない！
Chapter 4	さらに食べやすい義歯にするために高齢者の義歯をイメージしよう！
Chapter 5	作って終わりではない「義歯治療」
Chapter 6	症例を通して学ぶ高齢者における義歯治療と歯科医療の重要性

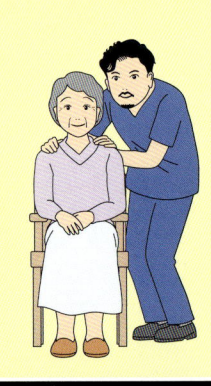

Ⓠ QUINTESSENCE PUBLISHING 日本　　●サイズ：A4判変型　　●112ページ　　●定価6,930円（本体6,300円＋税10%）

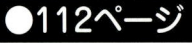

クインテッセンス出版株式会社
〒113-0033　東京都文京区本郷3丁目2番6号　クイントハウスビル
TEL 03-5842-2272（営業）　FAX 03-5800-7592　https://www.quint-j.co.jp　e-mail mb@quint-j.co.jp

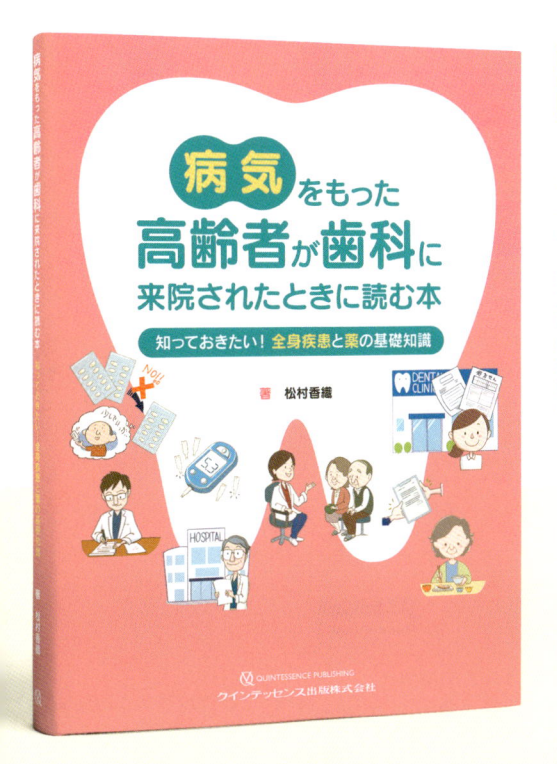
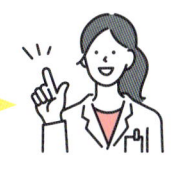

「口腔機能低下症患者」へのアプローチに最適！

切り離して使える**説明用シート**と
検査方法のわかりやすい**解説動画**で，
口腔機能低下症に対する基本対応が歯科医院で実践可能！

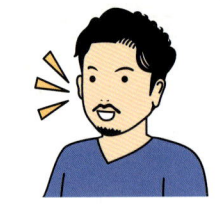

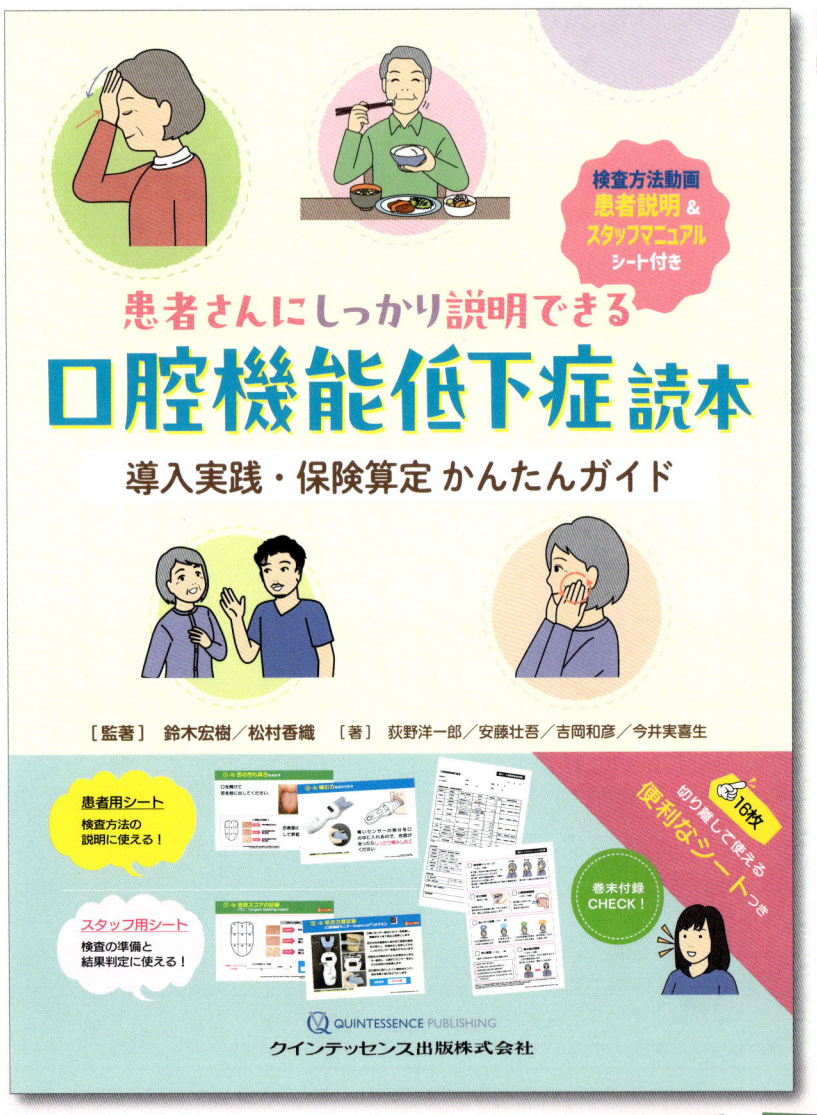

[監著] 鈴木宏樹／松村香織
[著] 荻野洋一郎／安藤壮吾／吉岡和彦／今井実喜生

　口腔機能低下症の可能性がある高齢者の歯科医院への来院が増加しています．

　本書はそんなときに最低限知っておきたい口腔機能低下症の基本知識，検査や保険算定法，口腔機能訓練法をわかりやすく網羅！

　「患者用・スタッフ用の切り離して使える16枚の説明用シート」と「口腔機能精密検査方法の解説動画7本」とともにやさしく理解でき，臨床に即実践できる1冊です．

CONTENTS

CHAPTER 1
口腔機能に目を向けてみよう

CHAPTER 2
口腔機能低下症の保険算定について

CHAPTER 3
口腔機能管理を実践してみよう

CHAPTER 4
口腔機能の維持管理について

CHAPTER 5
医院の状況に応じた口腔機能低下症への対応例

付録 説明用シートなど16枚

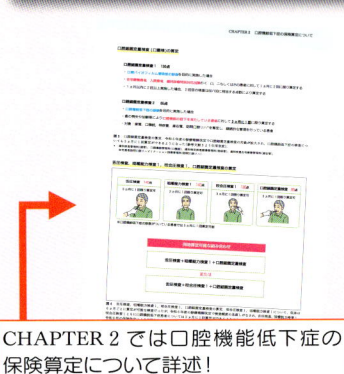

CHAPTER 2 では口腔機能低下症の保険算定について詳述！

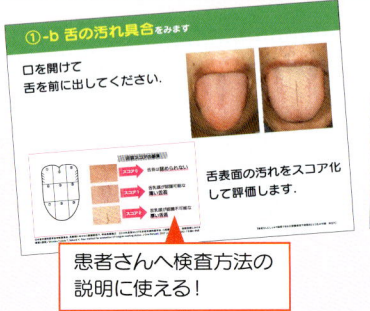

患者さんへ検査方法の説明に使える！

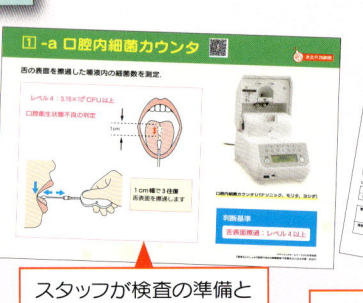

スタッフが検査の準備と結果判定に使える！

資料：口腔機能管理計画書など

巻末には患者さんに説明できる，切り離して使える **16枚** の便利な付録付き！

QUINTESSENCE PUBLISHING 日本
●サイズ:A4判変型　●108ページ　●定価8,250円(本体7,500円+税10%)

クインテッセンス出版株式会社
〒113-0033　東京都文京区本郷3丁目2番6号　クイントハウスビル
TEL 03-5842-2272（営業）　FAX 03-5800-7592　https://www.quint-j.co.jp　e-mail mb@quint-j.co.jp

［監修］鈴木宏樹　松村香織

使い方
本文CHAPTER 3（118〜123頁）を読み、本シートを切り離して、口腔機能発達不全症の診断にご活用ください.

「口腔機能発達不全症」チェックリスト（離乳完了前）

資料1

No.	ふりがな 患者氏名		生年月日	年　　月　　日	年齢　　歳　　ヵ月

A：機能	B：分類	C：項目		D：該当項目	管理の必要性
食べる	哺乳	C-1	先天性歯がある	☐	☐
		C-2	口唇，歯槽の形態に異常がある（裂奇形など）	☐	
		C-3	舌小帯に異常がある	☐	
		C-4	乳首をしっかり口にふくむことができない	☐	
		C-5	授乳時間が長すぎる，短すぎる	☐	
		C-6	哺乳量・授乳回数が多すぎたり少なすぎたりムラがあるなど	☐	
	離乳	C-7	開始しているが首の据わりが確認できない	☐	
		C-8	スプーンを舌で押し出す状態がみられる	☐	
		C-9	離乳が進まない	☐	
話す	構音機能	C-10	口唇の閉鎖不全がある（安静時に口唇閉鎖を認めない）	☐	☐
その他	栄養（体格）	C-11　やせ，または肥満である（カウプ指数で評価）*1 　　現在　　体重＿＿＿＿＿g　　身長＿＿＿＿＿cm 　　出生時　体重＿＿＿＿＿g　　身長＿＿＿＿＿cm 　　カウプ指数：＿＿＿＿＿＿＿		☐	☐
	その他	C-12　口腔周囲に過敏がある		☐	☐
		C-13　上記以外の問題点※		☐	

＊1：カウプ指数（6歳未満の幼児）　｛体重(g)／身長(cm)^2｝×10で評価
※：「上記以外の問題点」とは口腔機能発達評価マニュアルのステージ別チェックリストの該当する項目がある場合に記入する

＜参考資料＞

カウプ指数	判定
22以上	肥満
19〜22未満	肥満傾向
15〜19未満	正常範囲
13〜15未満	やせぎみ
10〜13未満	やせ

「食べる機能」「話す機能」の項目において，2つ以上の該当項目があり，さらにC-1〜9の項目のうち1つを含む場合に「口腔機能発達不全症」と判断します.

日本歯科医学会，口腔機能発達不全症に関する基本的な考え方（令和6年3月）より引用改変
『患者さんにしっかり説明できる口腔機能"実践"読本　口腔機能低下症＆口腔機能発達不全症』とじ込み付録　©QPC

「口腔機能発達不全症」チェックリスト（離乳完了後）

No.	ふりがな 患者氏名		生年月日	年　　月　　日	年齢　　歳　　ヵ月

A：機能	B：分類	C：項目		D：該当項目	管理の必要性
食べる	咀嚼機能	C-1	歯の萌出に遅れがある	☐	☐
		C-2	機能的因子による歯列・咬合の異常がある	☐	
		C-3	咀嚼に影響するう蝕がある	☐	
		C-4	強く噛みしめられない	☐	
		C-5	咀嚼時間が長すぎる，短すぎる	☐	
		C-6	偏咀嚼がある	☐	
	嚥下機能	C-7	舌の突出（乳児嚥下の残存）がみられる（離乳完了後）	☐	☐
	食行動	C-8	哺乳量・食べる量・回数が大きすぎたり少なすぎたりムラがあるなど	☐	☐
話す	構音機能	C-9	構音に障害がある（音の置換，省略，歪みなどがある）	☐	☐
		C-10	口唇の閉鎖不全がある（安静時に口唇閉鎖を認めない）	☐	☐
		C-11	口腔習癖がある	☐	☐
		C-12	舌小帯に異常がある	☐	☐
その他	栄養（体格）	C-13　やせ，または肥満である（カウプ指数*1，ローレル指数*2で評価） 　現在　　体重＿＿＿＿＿g　　　身長＿＿＿＿＿cm 　カウプ指数・ローレル指数：＿＿＿＿＿＿＿		☐	☐
	その他	C-14	口呼吸がある	☐	☐
		C-15	口蓋扁桃などに肥大がある	☐	
		C-16	睡眠時のいびきがある	☐	
		C-17	舌を口蓋に押しつける力が弱い（低舌圧である）	☐	
		C-18	上記以外の問題点※	☐	
口唇閉鎖力検査（　　　　　　　N）				☐	☐
舌圧検査　　　（　　　　　　　kPa）				☐	☐

＊1：カウプ指数（6歳未満の幼児）　　{体重（g）／身長（cm）^{2}}×10で評価
＊2：ローレル指数（6歳以上の学童）　{体重（g）／身長（cm）^{3}}×10^{4}で評価
　※：「上記以外の問題点」とは口腔機能発達評価マニュアルのステージ別チェックリストの該当する項目がある場合に記入する

＜参考資料＞

カウプ指数	判定
22以上	肥満
19〜22未満	肥満傾向
15〜19未満	正常範囲
13〜15未満	やせぎみ
10〜13未満	やせ

ローレル指数	判定
160以上	肥満
145〜160未満	肥満気味
115〜145未満	標準
100〜115未満	やせぎみ
100未満	やせ

「食べる機能」「話す機能」の項目において，2つ以上の該当項目があり，さらにC-1〜6の項目のうち1つを含む場合に「口腔機能発達不全症」と判断します．

日本歯科医学会，口腔機能発達不全症に関する基本的な考え方（令和6年3月）より引用改変
『患者さんにしっかり説明できる口腔機能"実践"読本　口腔機能低下症＆口腔機能発達不全症』とじ込み付録　©QPC

資料

口腔機能発達不全症

［監修］鈴木宏樹
松村香織

使い方　本文CHAPTER 3（118〜123頁）を読み，本シートを切り離して，口腔機能発達不全症の診断にご活用ください．

口腔機能発達不全症

「口腔機能発達不全症」チェックリストの各項目に関する評価基準（離乳完了前）

A：機能	B：分類	C：項目	管理が必要であると判断する基準
食べる	哺乳	先天性歯がある	視診により先天性歯（先天歯，出生歯）の有無を確認する
		口唇，歯槽の形態に異常がある（裂奇形など）	視診により口唇・歯槽の形態異常の有無を確認する
		舌小帯に異常がある	視診により以下の症状の有無を確認する ①舌小帯短縮症を呈している ②舌の挙上時に分葉舌がみられる ③舌小帯の運動制限を認める（舌尖を歯列の外に出すことができない）
		乳首をしっかり口に含むことができない	視診により乳首をしっかり口に含むことができているか否かを確認する
		授乳時間が長すぎる，短すぎる	保護者への問診，視診によりリズミカルな吸啜運動ができているか，適切な授乳時間（15～20分）で哺乳できているか否かを確認する
		哺乳量・授乳回数が多すぎたり少なすぎたりムラがあるなど	保護者への問診により月齢に応じた哺乳量と授乳回数について確認する
	離乳	開始しているが首の据わりが確認できない	首が据わってから離乳が開始されているか否かを確認する
		スプーンを舌で押し出す状態がみられる	保護者への問診，視診により適切な離乳食の与え方をしているか否かを確認する
		離乳が進まない	保護者への問診，視診により適切な離乳食の与え方をしているか否かを確認する ①9～11ヵ月で，離乳食摂取時の口唇の動きを確認し，左右への舌と口角の偏位がみられない場合，すりつぶし機能の獲得が遅れていると判断し，離乳食の形状（量・硬さ）を調整する ②12～18ヵ月では，離乳食摂取時の口唇閉鎖，舌の動きを観察し，前歯でのかじりとりや側方でのすりつぶしが行えているかどうか確認し，食形態の調整を行う
話す	構音機能	口唇の閉鎖不全がある（安静時に口唇閉鎖を認めない）	視診によりずっと口を開けている所見がみられるか否かを確認する
その他	栄養（体格）	やせ，または肥満である	（カウプ指数：{体重（g）/ 身長（cm）²}×10で評価） 　現在　　体重＿＿＿＿g　　身長＿＿＿＿cm 　出生時　体重＿＿＿＿g　　身長＿＿＿＿cm 　カウプ指数：＿＿＿＿ やせ，または肥満でないか確認する
	その他	口腔周囲に過敏がある	鼻や頬，顎などの口の周辺，口の中に触れた途端に顔をそむける，全身に緊張がみられる場所があるか否かを確認する
		上記以外の問題点	

・嚥下時に，鼻腔に食物・水分の漏れがみられる（鼻咽腔閉鎖不全）か否かを確認する
・嚥下前後，嚥下時のムセの有無を確認する
・原始反射，特に口腔周囲の口唇探索反射（口の周囲に乳首などが触れるとその方向を追いかけるように顔をそむける）や，吸啜反射（乳首などが口に入ると，舌で包み込むようにして吸おうとする）などが残存している

算定要件

　カルテにチェックシート，管理計画表，写真，指導記録，検査値を送付し，患児（保護者）に管理計画表の写しを提供します．写真の撮影は初回に必ず実施し，その後は少なくとも管理料を3回算定するにあたり1回以上行います（JSPP社会保険検討委員会資料より抜粋）．

［監修］鈴木宏樹　松村香織

使い方　本文CHAPTER 3（118～123頁）を読み，本シートを切り離して，口腔機能発達不全症の診断にご活用ください．

日本歯科医学会，口腔機能発達不全症に関する基本的な考え方（令和6年3月）より引用改変
『患者さんにしっかり説明できる口腔機能"実践"読本　口腔機能低下症＆口腔機能発達不全症』とじ込み付録　©QPC

「口腔機能発達不全症」チェックリストの各項目に関する評価基準（離乳完了後）

A：機能	B：分類	C：項目	管理が必要であると判断する基準
食べる	咀嚼機能	歯の萌出に遅れがある	次の3つの条件，①～③のいずれかを満たした未萌出の歯がある場合を"歯の萌出に遅れがある"と判断する（X線検査などでその原因が先天性欠如と判明している場合も含める） ①平均的な歯の萌出時期を過ぎている（乳歯では6ヵ月以上，永久歯では1年以上遅れている） ②平均的な歯の萌出順序から考えて，次に萌出する歯がすでに萌出している ③反対側同名歯の萌出から12ヵ月以上遅れている ＊歯の萌出時期については，日本小児歯科学会の報告「日本人小児における乳歯・永久歯の萌出時期に関する調査研究Ⅱ―その1．乳歯について―」，「日本人小児における乳歯・永久歯の萌出時期に関する調査研究Ⅱ―その2．永久歯について―」を基準とする
		機能的因子による歯列・咬合の異常がある：乳歯列完成後（3歳以降）に評価	＊下記の異常のうち，明らかに機能的因子（口腔習癖や口呼吸，機能的顎偏位など）が原因となっており，口腔機能の管理・指導により改善が見込まれるものを対象とする 1．乳歯列では，小児歯科学会からの提言，3歳児歯科健康診断における不正咬合の判断基準に準ずる．①反対咬合，②上顎前突，③過蓋咬合，④開咬，⑤叢生，⑥交叉咬合 2．混合歯列，永久歯列では，日本学校歯科医会の具体的な咬合判定「2」の基準に準ずる ①下顎前突，②上顎前突，③開咬，④叢生，⑤正中離開，⑥その他：これらの状態で特に注意すべき咬合ならびに特記事項（たとえば過蓋咬合，交叉咬合，鋏状咬合，逆被蓋：たとえ1歯でも咬合性外傷が疑われる場合や，歯肉退縮，動揺の著しいもの）
		咀嚼に影響するう蝕がある：離乳完了後（1歳半以降）に評価	視診によりC3以上の重症う歯，歯髄に関する破折歯がある，または喪失歯がある（外傷歯も含む）
		強く噛みしめられない：乳歯列完成後（3歳以降）に評価	左右頬部（咬筋相当部）に触れ「強く噛みしめて」と指示しても咬筋の盛りあがりが触知できない，口筋の盛りあがりに左右差がある
		咀嚼時間が長すぎる，短すぎる：離乳完了後（1歳半以降）に評価	ほぼ適正な咀嚼回数25～30回を目安．「長すぎる」とは，口に入れてから嚥下完了までの所要時間がおおむね1分以上のもの．「短すぎる」とは，咀嚼回数5回未満，口に入れてから嚥下完了までの所要時間がおおむね5秒未満のもの
		偏咀嚼がある：乳歯列完成後（3歳以降）に評価	食べ物を左右のどちらか片方で極端に噛んでいるか否かを問診と左右頬部の触診から判断する
	嚥下機能	舌の突出（乳児嚥下の残存）がみられる：離乳完了後（1歳半以降）に評価	唾液嚥下を指示したときに，下記のいずれかに該当する ①上下顎歯列間に舌が介在している ②上下前歯舌面に舌を圧接させて嚥下する ③歯列の側方に舌を突出させて嚥下する所見がある
	食行動	哺乳量・食べる量・回数が多すぎたり少なすぎたりムラがあるなど	保護者への問診によって月齢に応じた哺乳量・哺乳回数であるか，食べる量，回数，ムラ食べの有無を判断する
話す	構音機能	構音に障害がある（音の置換，省略，歪みなどがある）	5歳（発音の完成期）以降において，発語の際に音の置換，省略，歪みなどがある．カ・タ・サ・ナ・ラ行を言わせてみて，音の置換，省略，歪みなどの有無を判断する
		口唇の閉鎖不全がある（安静時に口唇閉鎖を認めない）：乳歯列完成後（3歳以降）	保護者への問診，視診からずっと口を開けている所見がみられる．視診で口腔周囲筋，口唇の筋緊張の有無を判断（無力唇）する．口唇閉鎖を指示した際にオトガイ部に緊張がみられる．安静時に口唇閉鎖を認めず，口が開いている
		口腔習癖がある（吸指癖，舌突出癖，弄舌癖，咬唇癖，吸唇癖など）	乳歯列完成期以降（3歳以降）において，吸指癖，舌突出癖，弄舌癖，咬唇癖，吸唇癖などが頻繁に認められる
		舌小帯に異常がある（舌挙上時の分葉舌など，舌小帯の運動制限を認める）	舌小帯短縮症を呈している 舌の挙上時に分葉舌がみられる 舌小帯の運動制限を認める ①舌尖を歯列の外に出すことができない ②開口時に舌尖で口唇に触れることができない ③前方運動，垂直運動，側方運動，ポッピングなどが困難である

算定要件

　カルテにチェックシート，管理計画表，写真，指導記録，検査値を送付し，患児（保護者）に管理計画表の写しを提供します．写真の撮影は初回に必ず実施し，その後は少なくとも管理料を3回算定するにあたり1回以上行います（JSPP社会保険検討委員会資料より抜粋）．

日本歯科医学会，口腔機能発達不全症に関する基本的な考え方（令和6年3月）より引用改変
『患者さんにしっかり説明できる口腔機能"実践"読本　口腔機能低下症＆口腔機能発達不全症』とじ込み付録　©QPC

「口腔機能発達不全症」チェックリストの各項目に関する評価基準（離乳完了後）

A：機能	B：分類	C：項目	管理が必要であると判断する基準
その他	栄養（体格）	やせ，または肥満である（カウプ指数，ローレル指数で評価）	乳幼児期：カウプ指数が15未満（やせぎみ），または22以上（肥満）である 学童期：ローレル指数が100未満（やせ），または160以上（肥満）である
	その他	口呼吸がある	鼻閉がない状態で口呼吸（習慣性口呼吸）がみられる
		口蓋扁桃などに肥大がある	保護者への問診によって，①物を飲み込みにくそうにしている様子がある，②睡眠時，最初は仰臥位で寝ていてもいつの間にか側臥位やうつ伏せで寝ていることが多い（扁桃の大きい子は仰臥位で寝ると扁桃が舌根部へ落ち込み，無呼吸が起こりやすくなるため自然と呼吸しやすい体位をとる）などの情報を得ると同時に，客観的に山本の分類（注）で第2度以上のもの．幼児期において口蓋扁桃肥大第3度（口蓋扁桃が正中まで達する状態）である．学童期以降で口蓋扁桃肥大第2度（口蓋扁桃が口蓋弓を超える状態）以上である
		睡眠時のいびきがある	鼻閉のない状態で，睡眠時にいびきがみられることが多い
		舌を口蓋に押し付ける力が弱い（低舌圧である）	最大舌圧が低い値（−1SD を cut-off 値としてそれ以下）を示す場合，舌圧が不足していると判断する
		上記以外の問題点	・口唇裂，口蓋裂，唇顎口蓋裂や小帯異常などの口唇，歯槽の形態に異常がある（裂奇形などで形成手術後も含む） ・以下のような誤嚥を疑う所見がある場合など 嚥下時に鼻腔に食物・水分の漏れがみられる（鼻咽腔閉鎖不全） 嚥下前後，嚥下時のムセがある ・保護者への問診から，なかなか飲み込まない，口の中の食物を吸う，遊びながら食べる，飲料で流し込んで飲み込む，食べこぼしが多いなど ・話し方に問題がある（話がゆっくりすぎる，早口すぎる）など
口唇閉鎖力検査			年齢別平均値と比較して1SD以上低い
舌圧検査			各年齢の cut-off 値以下

（注）口蓋扁桃肥大の分類
・第1度（軽度）：前後口蓋弓を結ぶ想定面から軽く突出したもの
・第2度（中等度）：前後口蓋弓を結ぶ想定面から強く突出したもの
・第3度（高度）：両側扁桃が正中線で接触する程度のもの
切替一郎（原著），野村恭也（監修），加我君孝（編）．新耳鼻咽喉科学　改訂11版．東京：南山堂，2013；440より引用

＜参考資料：乳歯と永久歯の萌出開始年齢および萌出順序＞

歯種		男児		女児	
		萌出開始年齢	萌出順序	萌出開始年齢	萌出順序
上顎	A	9ヵ月	2	9ヵ月	2
	B	11ヵ月	3	11ヵ月	3
	C	1歳5ヵ月	7	1歳6ヵ月	7
	D	1歳4ヵ月	5	1歳4ヵ月	5
	E	2歳6ヵ月	10	2歳6ヵ月	10
下顎	A	7ヵ月	1	8ヵ月	1
	B	1歳0ヵ月	4	1歳0ヵ月	4
	C	1歳5ヵ月	7	1歳6ヵ月	7
	D	1歳4ヵ月	5	1歳4ヵ月	5
	E	2歳3ヵ月	9	2歳3ヵ月	9

歯種		男児		女児	
		萌出開始年齢	萌出順序	萌出開始年齢	萌出順序
上顎	1	7歳2ヵ月	3	6歳11ヵ月	3
	2	8歳4ヵ月	6	7歳11ヵ月	6
	3	11歳0ヵ月	10	10歳3ヵ月	10
	4	10歳4ヵ月	8	10歳0ヵ月	8
	5	11歳9ヵ月	12	11歳6ヵ月	11
	6	7歳3ヵ月	4	7歳1ヵ月	5
	7	13歳3ヵ月	14	13歳0ヵ月	14
下顎	1	6歳3ヵ月	1	6歳0ヵ月	1
	2	7歳3ヵ月	4	6歳11ヵ月	3
	3	10歳3ヵ月	7	9歳6ヵ月	7
	4	10歳5ヵ月	9	10歳1ヵ月	9
	5	11歳8ヵ月	11	11歳8ヵ月	12
	6	6歳8ヵ月	2	6歳3ヵ月	2
	7	12歳6ヵ月	13	12歳6ヵ月	13

日本小児歯科学会．日本人小児における乳歯・永久歯の萌出時期に関する調査研究Ⅱ−その1．乳歯について−．小児歯科学雑誌，2019；57（1）：45-53および日本小児歯科学会，日本人小児における乳歯・永久歯の萌出時期に関する調査研究Ⅱ − その2．永久歯について−．小児歯科学雑誌，2019；57（3）：363-73から作成

資料　口腔機能発達不全症

［監修］鈴木宏樹　松村香織

使い方　本文CHAPTER 3（118〜123頁）を読み，本シートを切り離して，口腔機能発達不全症の診断にご活用ください．

日本歯科医学会．口腔機能発達不全症に関する基本的な考え方（令和6年3月）より引用改変
『患者さんにしっかり説明できる口腔機能"実践"読本　口腔機能低下症＆口腔機能発達不全症』とじ込み付録　©QPC

口腔機能訓練 患者説明シート

[監修]
鈴木宏樹
松村香織

使い方
本文 CHAPTER 1（22頁）を読み、本マニュアルを切り離して、患者への口腔機能訓練の説明時にご活用ください。

訓練項目一覧

A	舌ブラシによる舌清掃
B	唾液腺マッサージ
C	あいうべ体操
D	口唇閉鎖訓練
E	パタカラ体操
F	早口言葉
G	ペコぱんだ®による舌のトレーニング
H	舌回し
I	頬の抵抗訓練
J	開口訓練
K	嚥下おでこ体操
L	咀嚼訓練
M	ブローイング

評価項目と訓練項目

評価項目	検査項目	患者の訓練項目
口腔衛生	舌苔付着	A G
口腔衛生	細菌数	
口腔乾燥	口腔湿潤度	B H L
口腔乾燥	唾液量	
咬合力	咬合力検査	C I J
咬合力	残存歯数	
舌口唇運動	オーラルディアドコキネシス	C D E F G H L
舌圧	舌圧検査	C G J
咀嚼機能	咀嚼能力検査	C L
咀嚼機能	咀嚼能率スコア法	
嚥下機能	嚥下スクリーニング検査	C E G I J K M
嚥下機能	自記式質問票	

日本歯科医学会. 口腔機能低下症に関する基本的な考え方 令和6年3月より引用改変

口腔機能訓練　患者説明シート

A　口腔衛生

舌ブラシによる舌清掃

［監修］鈴木宏樹　松村香織
［イラスト］吉田真琴

使い方　本マニュアルを切り離して、患者への口腔機能訓練の説明時にご活用ください。

舌を前に出し
鏡を見ながら
舌表面に軽くブラシを当てます。
その際、強くこすらないようにします。

舌ブラシもしくは
やわらかい歯ブラシを使用します。

1〜2日に1回

POINT!

こすりすぎると
痛みが出る原因になります！

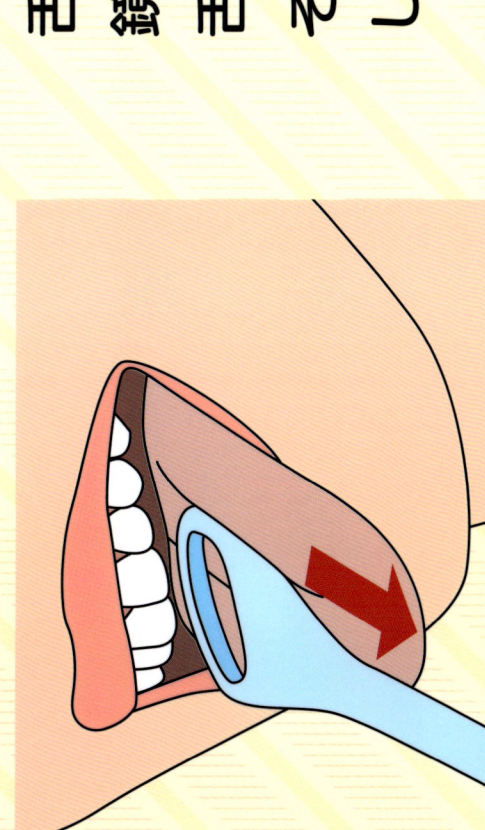

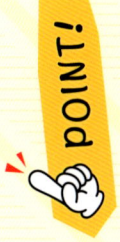

口臭の防止に
BREATH BALANCE
舌フレッシュ（ジーシー）

平野浩彦、飯島勝矢、渡邊裕、菊谷武、戸原玄（編）．実践！オーラルフレイル対応マニュアル．東京：東京都福祉保健財団，2016
『患者さんにしっかり説明できる口腔機能低下症＆口腔機能発達不全症』にじみ付録　©QPC

患者用

口腔機能訓練　患者説明シート

[監修] 鈴木宏樹
[イラスト] 吉田真琴
関上絵美・晴香

使い方　本マニュアルを切り離して、患者への口腔機能訓練の説明時にご活用ください。

B 唾液腺マッサージ

口腔乾燥

唾液腺の表面から圧迫するようにマッサージすることで唾液分泌を促進します。

耳下腺

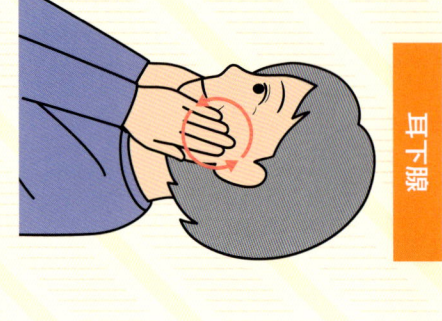

耳の付け根に手を当て、円を描くようにマッサージします。

舌下腺

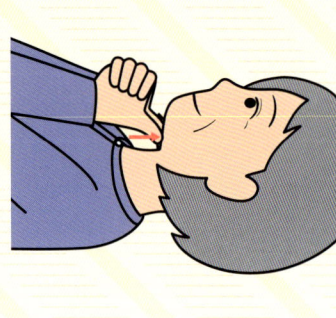

両手の親指を揃え、顎の真下からぐっと圧迫します。

顎下腺

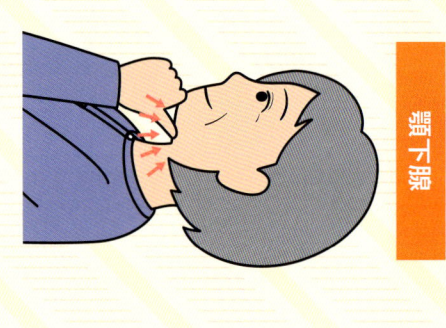

下顎の骨の内側の柔らかい部分に親指を当て、骨に沿って後ろから前に向かって押します。

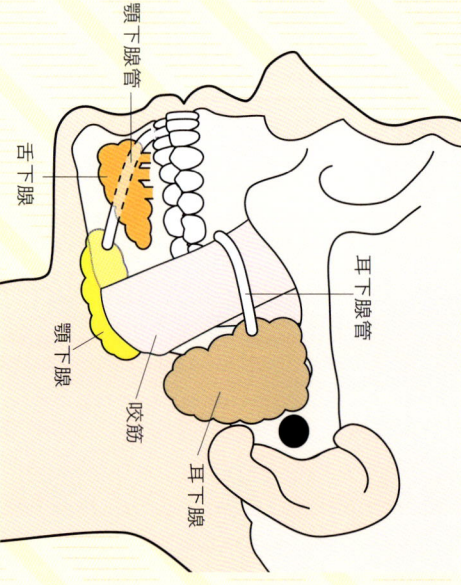

顎下腺管
舌下腺
顎下腺
咬筋
耳下腺
耳下腺管

1日に5～10回

👉 POINT!　食事の前にマッサージするのもおすすめです。
強く押しても分泌が促進されるわけではありません。
強く押しすぎないように注意しましょう！

日本歯科医師会、オーラルフレイル対策のための口腔体操、https://www.jda.or.jp/oral_frail/gymnastics/（2024年8月26日アクセス）。
平野浩彦、飯島勝矢、渡邊裕、戸原玄（編）、実践！オーラルフレイル対応マニュアル、東京：東京都福祉保健財団、
「患者さんにしっかり説明できる口腔機能・実践読本　口腔機能低下症＆口腔機能発達不全症」に込み込み稿
©QPC

口腔機能訓練　患者説明シート

咬合力・舌口唇運動・舌圧
咀嚼機能・嚥下機能

C　あいうべ体操

[監修] 鈴木宏樹
松村香織
[イラスト] 関上絵美・晴香

使い方
本マニュアルを切り離して、"患者への口腔機能訓練"の説明時にご活用ください。

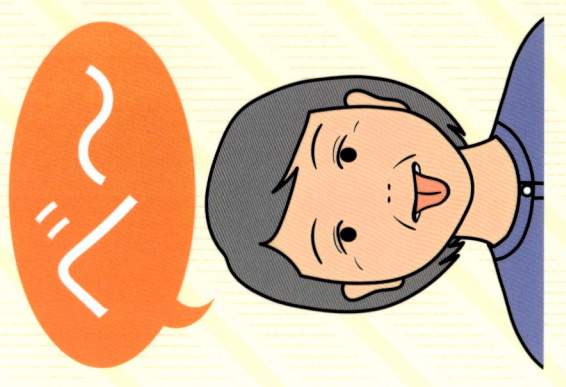

「～」
舌の先をしっかりと伸ばします。

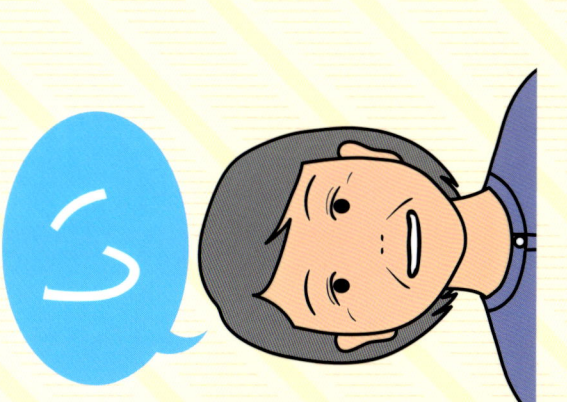

「う」
くちびるを前に突き出すようにとがらせます。

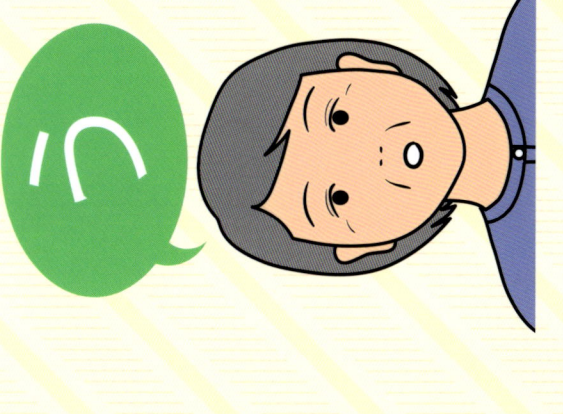

「い」
口角を大きく横に引きます。

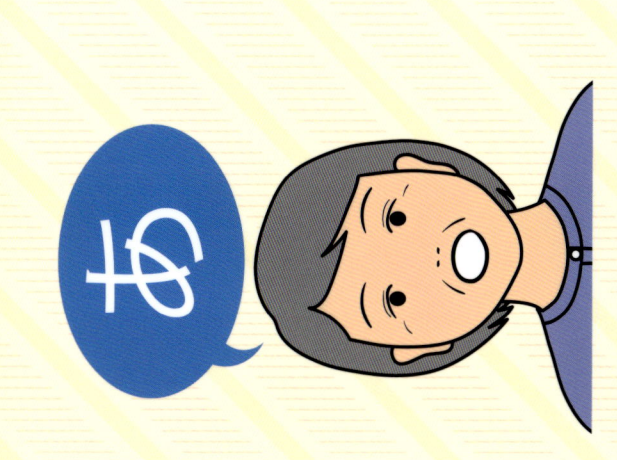

「あ」
のどの奥が見えるくらい大きく口をあけます。

1日20～30セット

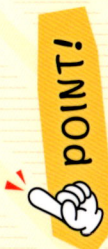
POINT!

口の周りや舌の筋肉をきたえることで滑舌が良くなります。大きく口を動かすと効果的です！

今井一彰、鼻呼吸　歯医者さんの知りたいところがまるわかり．東京：クインテッセンス出版，2020より引用改変
『患者さんにしっかり説明できる口腔機能"実践"読本　口腔機能低下症＆口腔機能発達不全症』に込み付録 ©QPC

口腔機能訓練　患者説明シート

[監修]鈴木宏樹
松村香織
[イラスト]吉田真琴

使い方 本マニュアルを切り離して、患者への口腔機能訓練の説明時にご活用ください。

D 口腔閉鎖訓練

舌口唇運動

くちびるの裏に紐を通じたボタンもしくは専用の訓練器具を入れます。

くちびるを閉じた状態で紐を引っ張ります。

リップとれーなー
（松風）

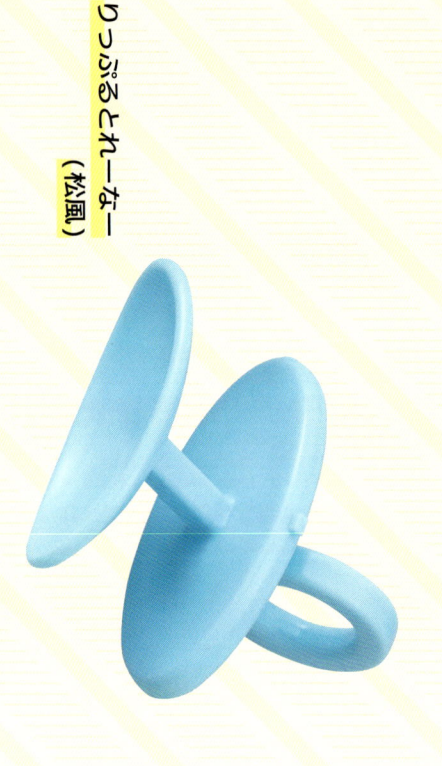

POINT!

ボタンを使用する場合は
サイズを徐々に小さくすると
強度がアップします。

引っ張る

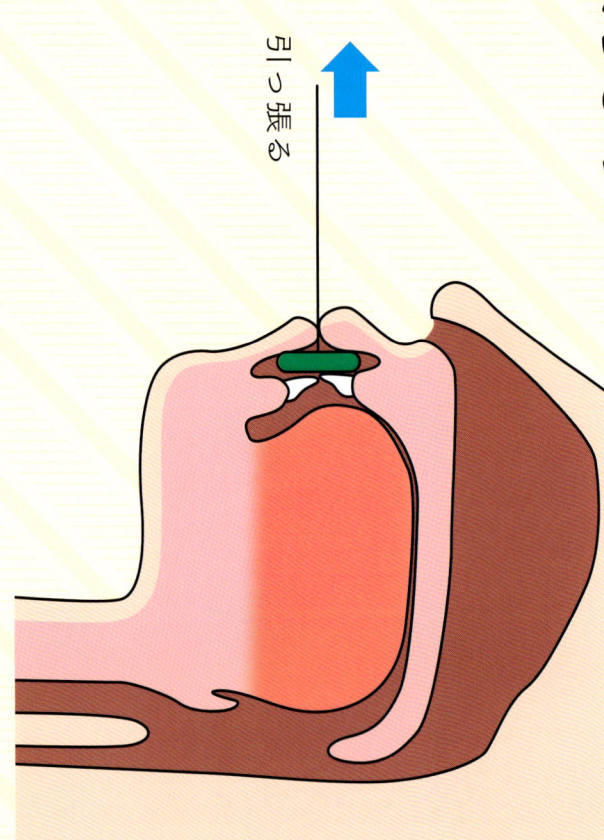

1日10〜20回

日本摂食嚥下リハビリテーション学会医療検討委員会．訓練法のまとめ（2014年版）．日摂食嚥下リハ会誌，2014；18（1）：55-89.より引用改変
菊谷武，チェアサイドオーラルフレイルの診かた第2版．東京：医歯薬出版，2022.より引用改変
『患者さんにしっかり説明できる口腔機能“実践”読本
口腔機能低下症＆口腔機能発達不全症』にじみ付録　©QPC

口腔機能訓練　患者説明シート

E　パタカラ体操

舌口唇運動　嚥下機能

［監修］鈴木宏樹
［イラスト］松村香織　関上絵美・晴香

使い方
本マニュアルを切り離して、患者への口腔機能訓練の説明時にご活用ください。

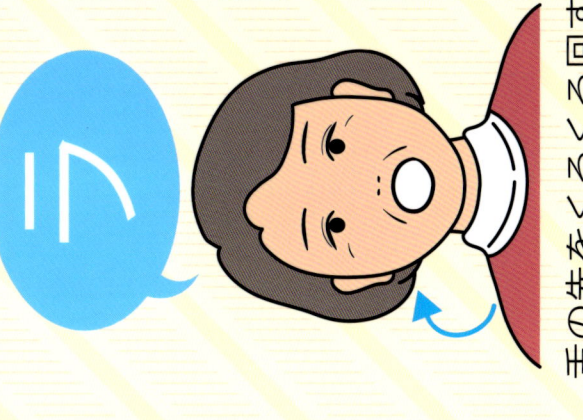

ラ　舌の先をくるくる回すイメージで

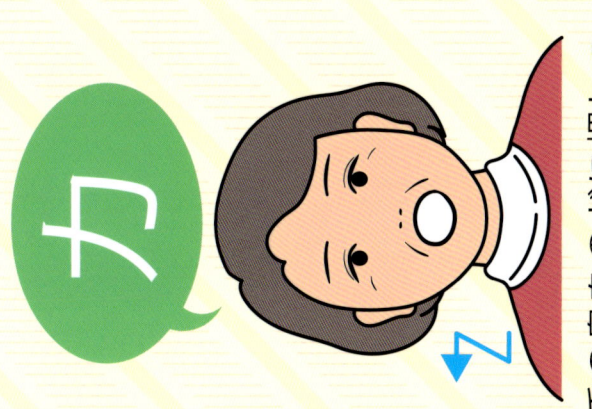

カ　舌の奥をのどに押しつけるように

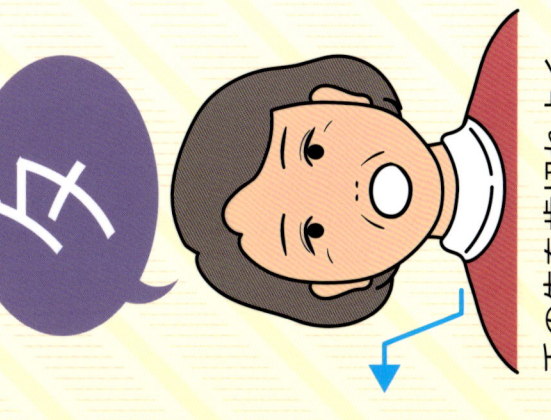

タ　舌の先を歯切れよく

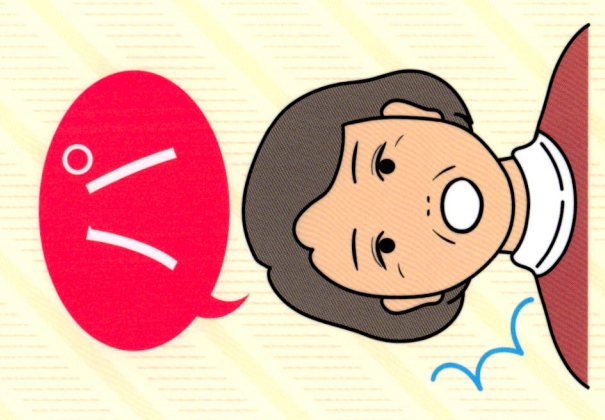

パ　上下のくちびるを破裂させるように

各発音8回を2セット

POINT!
舌やくちびるの動きを良くして、滑舌や嚥下機能の改善を目指します。くちびる、舌をしっかり動かすように意識すると効果的です。

平野浩彦、飯島勝矢、菊谷武、渡邊裕、戸原玄（編）. 実践！オーラルフレイル対応マニュアル. 東京：東京都福祉保健財団，2016
日本歯科医師会. オーラルフレイル対策のための口腔体操. https://www.jda.or.jp/oral_frail/gymnastics/（2024年8月26日アクセス）
口腔機能低下症＆口腔機能発達不全症「実践」読本　口腔機能低下症＆口腔機能発達不全症」にじみ付録　©QPC
『患者さんにしっかり説明できる口腔機能"実践"読本

F　早口言葉

口腔周囲運動

1語ずつできるだけ丁寧に発音します。

- ばず がす はくはつ
- とうきょうとっきょきょかきょく
- なまむぎ なまごめ なまたまご
- となりのきゃくはよくかきくうきゃくだ
- うらにわにはにわにわにはにわにとりがいる

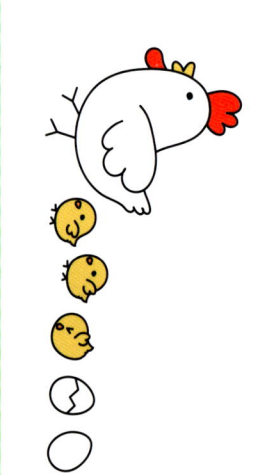

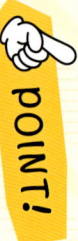

POINT!

はじめはゆっくりはっきり、大きな声で
→徐々にスピードを速くします！

1日10〜20回

口腔機能訓練　患者説明シート

[監修] 鈴木宏樹
松村香織
[イラスト] 吉田真琴

使い方

本マニュアルを切り離して、"患者への口腔機能訓練"の説明時にご活用ください。

舌口唇運動・舌圧

嚥下機能

口腔衛生

Ｇ　ペコぱんだ®による舌のトレーニング

ペコぱんだ®のトレーニング部分を舌の上に乗せ、位置決め部を咬んで安定させてから舌で繰り返し押しつぶします。

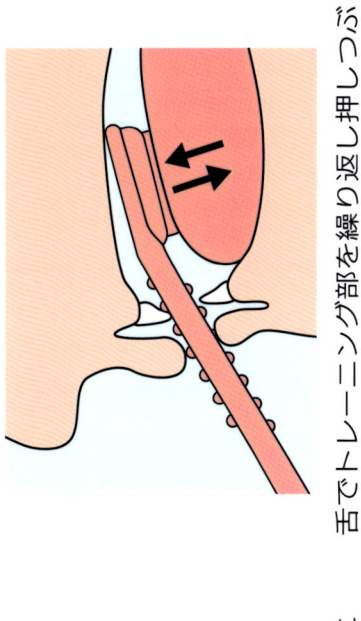

使用する前にトレーニング部を指で2〜3回押しつぶします。
※清潔な手で使用してください。

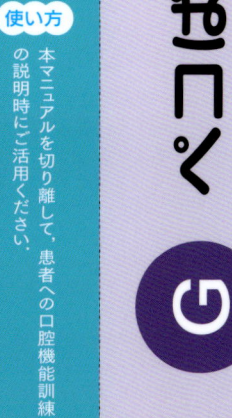

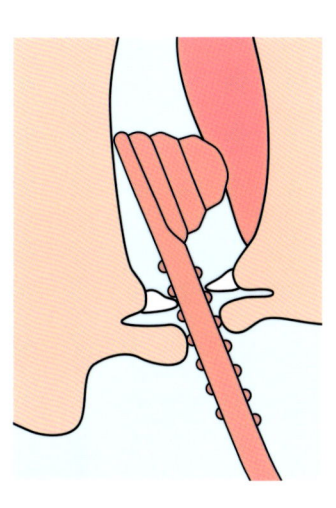

ペコぱんだ®のトレーニング部を舌の上に乗せて位置決め部を歯でくわえます。

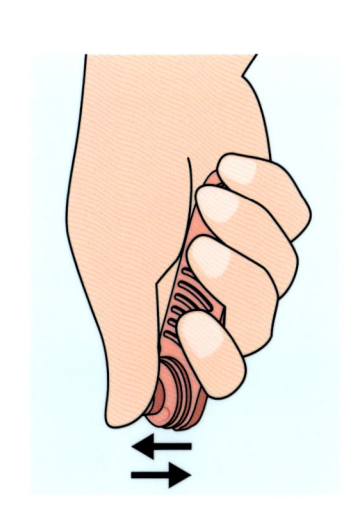

舌でトレーニング部を繰り返し押しつぶします。

ジェイ・エム・エスのホームページより引用改変

1セット5回、1日3セット程度

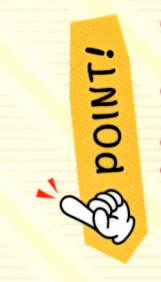 POINT!

筋力をつけたい場合はなんとかつぶせる硬さ、
持久力をつけたい場合は簡単につぶせる硬さを選びます。

菊谷武．チェアサイド オーラルフレイルの診かた．第2版．東京：医歯薬出版．2022より引用改変
『患者さんにしっかり説明できる口腔機能"実践"読本　口腔機能低下症＆口腔機能発達不全症』にとじ込み付録　©QPC

口腔機能訓練　患者説明シート

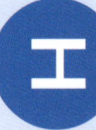

[監修] 鈴木宏樹

松村香織

[イラスト] 関上絵美・晴香

使い方　本マニュアルを切り離して、患者への口腔機能訓練の説明時にご活用ください。

口腔乾燥　舌口唇運動・舌圧

H 舌回し

舌口唇運動・舌圧

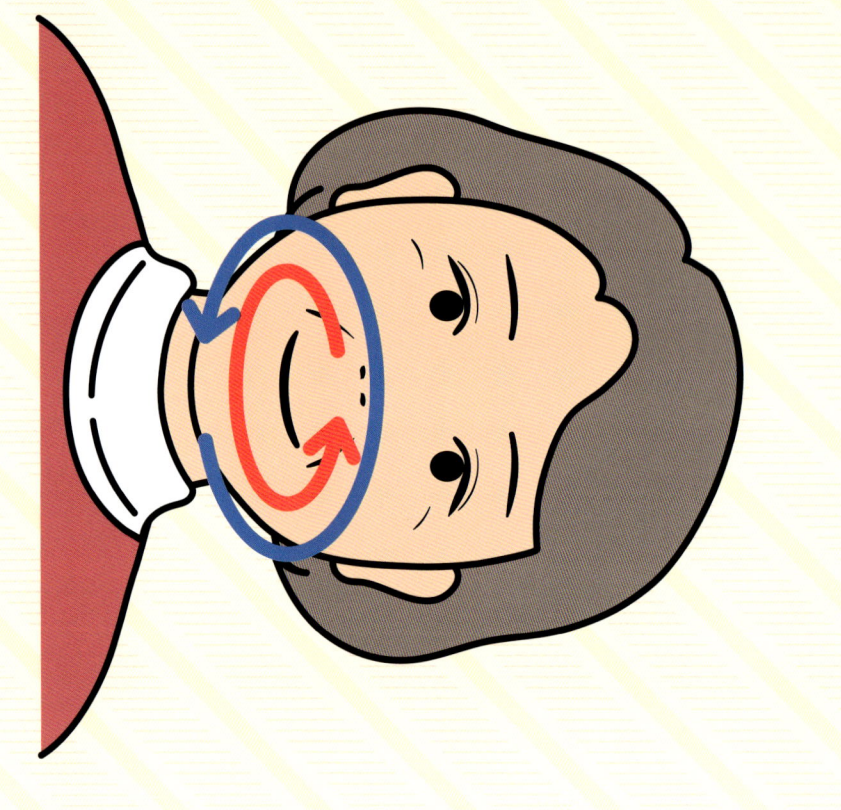

口を閉じた状態で舌を歯に沿わせて
ゆっくりと10回まわします。

1日10〜20回

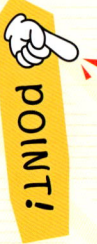
POINT!

舌の動きが良くなり、
舌圧の向上に有効です。
ゆっくりと動かしましょう！

咬合力

嚥下機能

I

頬の抵抗訓練

[監修] 鈴木宏樹

[イラスト] 関上絵美・晴香

松村香織

使い方　本マニュアルを切り離して、"患者への口腔機能訓練"の説明時にご活用ください。

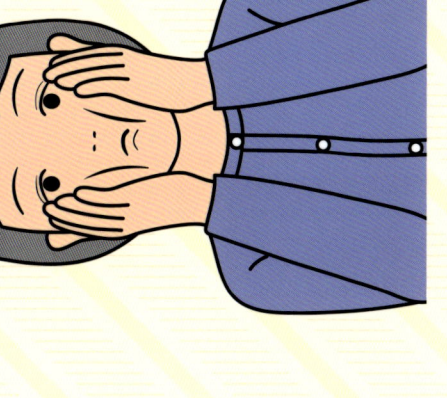

1日10〜20回

① 頬をふくらまし、それに抵抗するように手で頬を圧迫します。

② 口をとじたまま、頬をへこませます。

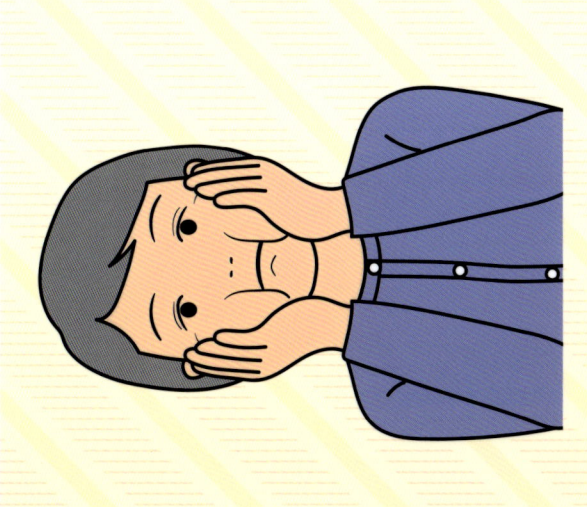

菊谷武．チェアサイド オーラルフレイルの診かた 第2版．東京：医歯薬出版．2022より引用改変

日本摂食嚥下リハビリテーション学会医療検討委員会．訓練法のまとめ(2014年版)．日摂食嚥下リハ会誌．2014；18(1)：55-89より引用改変

『患者さんにしっかり説明できる口腔機能低下症＆口腔機能発達不全症』実践"実践"読本　口腔機能低下症＆口腔機能発達不全症』に込み付録　©QPC

患者用

口腔機能訓練　患者説明シート

【監修】鈴木宏樹　松村香織
［イラスト］吉田真琴　関上絵美・晴香

使い方：本マニュアルを切り離して、患者への口腔機能訓練の説明時にご活用ください。

J 開口訓練

咬合力 / 嚥下機能

開口訓練

閉口　めいっぱい口を開き、10秒キープを繰り返す。

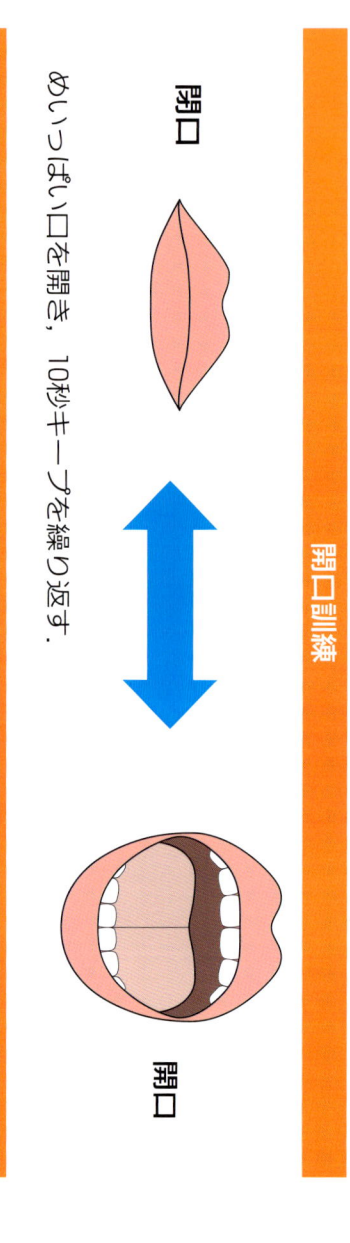

抵抗運動をともなう開口訓練

閉口　顎を押さえながらめいっぱい口を開き、10秒キープを繰り返す。

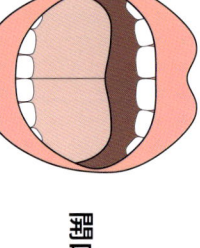

開口

5回1セット、1日2回

POINT!

座るか横になった姿勢で口をめいっぱい開けると、顎の下の筋肉（舌骨上筋群）が強く収縮していることがわかります。その状態を10秒キープして、その後10秒休憩します。

菊谷武、チェアサイドオーラルフレイルの診かた第2版、東京：医歯薬出版、口腔機能低下症＆口腔機能発達不全症は「これでわかる！」

「患者さんにしっかり説明できる口腔機能"実践"読本　口腔機能低下症＆口腔機能発達不全症」より引用改変、2022より引用改変　©QPC

口腔機能訓練　患者説明シート

嚥下機能

K 嚥下おでこ体操

[監修] 鈴木宏樹
松村香織
[イラスト] 関上絵美・晴香

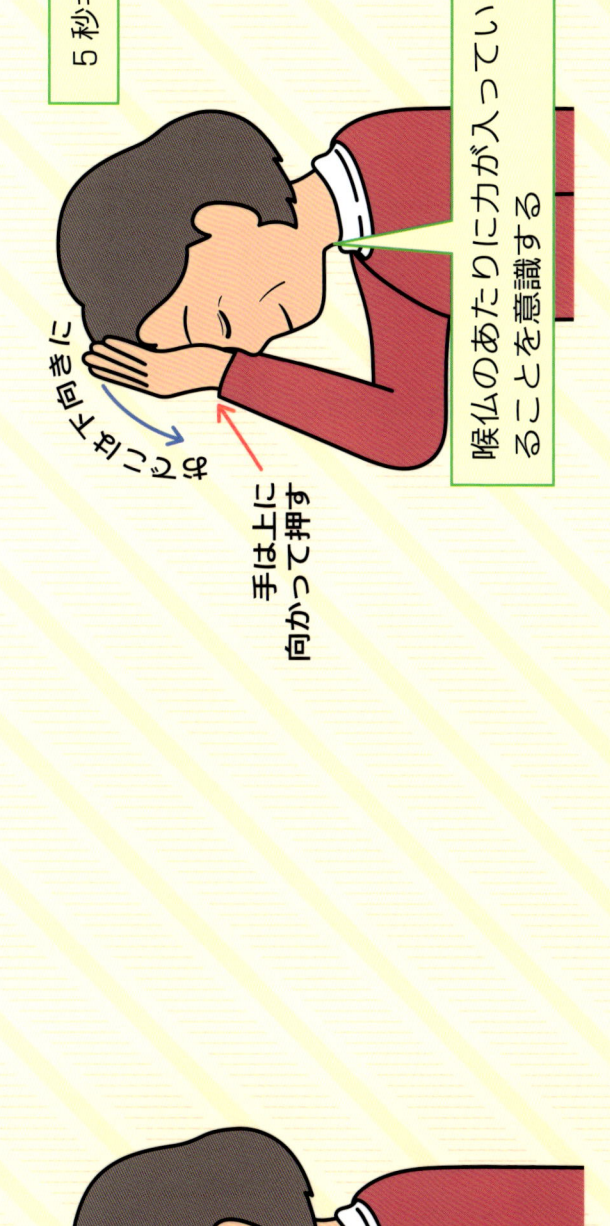

5秒キープ

おでこ下向きに

手は上に向かって押す

喉仏のあたりに力が入っていることを意識する

①おでこに手根部（手の付（け根）を当てます

②おでこを下に向け、手のひらは上に向かっておでこを押し戻すようにして5秒キープします.

5回1セット、
1日2〜3セット

日本摂食嚥下リハビリテーション学会医療検討委員会 訓練法のまとめ(2014年版). 日摂食嚥下リハ会誌. 2014;18(1): 55-89より引用改変　菊谷武. チェアサイド オーラルフレイルの診かた 第2版. 東京：医歯薬出版. 2022より引用改変
『患者さんにしっかり説明できる口腔機能"実践"読本 口腔機能低下症＆口腔機能発達不全症』とじ込み付録　©QPC

口腔機能訓練 患者説明シート

[監修] 鈴木宏樹
松村香織
[イラスト] 関上絵美・晴香

使い方　本マニュアルを切り離して、患者への口腔機能訓練の説明時にご活用ください。

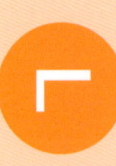

L 咀嚼訓練

口腔乾燥　舌口唇運動　咀嚼機能 L

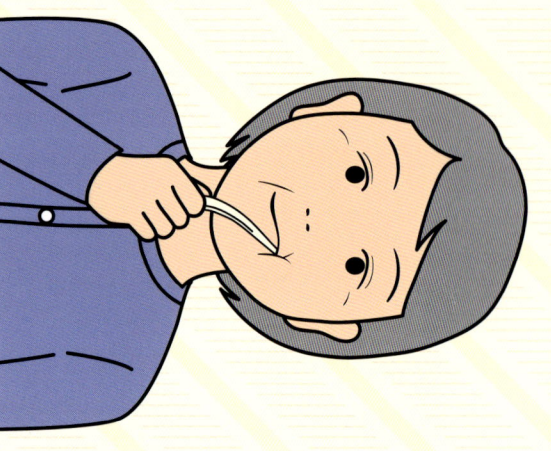

さきいかや、するめなどの、
唾液に溶けず噛み切りにくい
食べものを準備します。

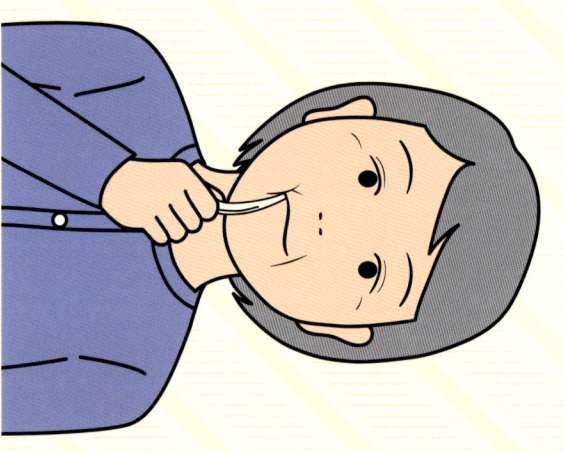

さきいかや、するめなどの食べものを一部口の中に入れます。
舌で奥歯の上に持っていき、軽く噛んだら舌で反対側の奥歯の上に
持っていきます。

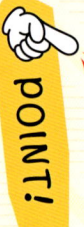

POINT!

手で食べものを誘導せず、舌とくちびるだけで動かします！

菊谷武、チェアサイドオーラルフレイルの診かた第2版、東京：医歯薬出版、2022より引用改変
『患者さんにしっかり説明できる口腔機能 "実践" 読本 口腔機能低下症 & 口腔機能発達不全症』に込み付録 ©QPC

口腔機能訓練　患者説明シート

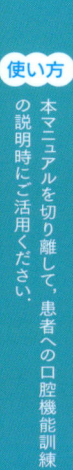

Ⓜ ブローイング

[監修] 鈴木宏樹
松村香織
[イラスト] 関上絵美・晴香

使い方
本マニュアルを切り離して、患者への口腔機能訓練の説明時にご活用ください.

ストローと水の入ったコップやペットボトルを用意します.

ハードブローイング

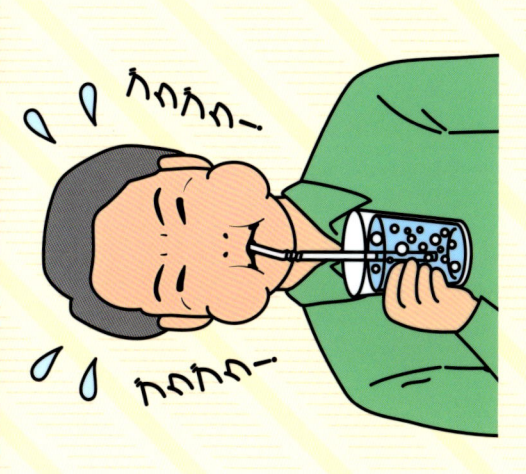

ストローから一気に息を吐き出し、強く泡立てるようにします.

ソフトブローイング

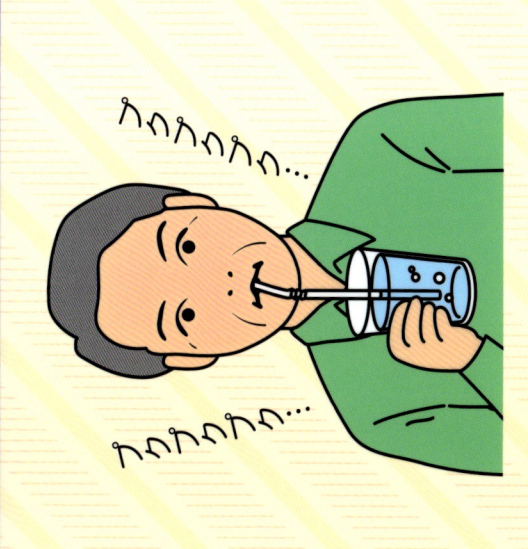

ストローからゆっくり息を吐き出し、なるべく長い時間空気の泡を出します.

菊谷武，チェアサイドオーラルフレイルの診かた 第2版．東京：医歯薬出版，2022より引用改変．『患者さんにしっかり説明できる口腔機能“実践”読本　口腔機能低下症＆口腔機能発達不全症』にとじ込み付録　©QPC